中国的长期封建社会中，创造了灿烂的古代文化。清理古代文化的发展过程，剔除其封建性的糟粕，吸收其民主性的精华，是发展民族新文化提高民族自信心的必要条件，但是决不能无批判地兼收并蓄。

摘自《新民主主义论》

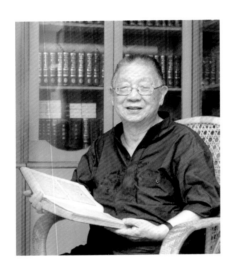

　　李今庸，男，1925年出生，湖北枣阳市人。当代著名中医学家,湖北中医药大学终身教授，国医大师，国家中医药管理局评定的第一批全国老中医药专家学术经验继承工作指导老师。

国医大师李今庸医学全集

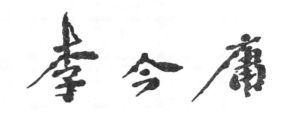

中医思考 读医心得

李今庸 著

学苑出版社

图书在版编目（CIP）数据

李今庸中医思考 读医心得/李今庸著 . —北京：学苑出版社，2018.3
（国医大师李今庸医学全集）
ISBN 978 - 7 - 5077 - 5382 - 0

Ⅰ. ①李…　Ⅱ. ①李…　Ⅲ. ①中国医药学 - 文集　Ⅳ. ①R2 - 53

中国版本图书馆 CIP 数据核字（2017）第 300499 号

责任编辑：黄小龙
出版发行：学苑出版社
社　　址：北京市丰台区南方庄 2 号院 1 号楼
邮政编码：100079
网　　址：www. book001. com
电子邮箱：xueyuanpress@ 163. com
销售电话：010 - 67601101（销售部）67603091（总编室）
印　刷　厂：北京画中画印刷有限公司
开本尺寸：787 × 1092　1/16
印　　张：21. 25
字　　数：316 千字
版　　次：2018 年 3 月第 1 版
印　　次：2018 年 3 月第 1 次印刷
定　　价：80. 00 元

前言

　　中医药学是我国具有民族特色的医疗技术，也是优秀文化，为中华民族几千年来的繁衍昌盛做出了不可磨灭的贡献，同时随着社会实践的发展，其本身也与时俱进逐渐形成为一个"伟大的宝库"。这个宝库，以"天人合一"思想为基础，具有无限包容性，内容丰富多彩，理论体系比较完备，思维方式灵活，经验准确可靠。18世纪以前，它一直走在世界医学的前列。然而，1840年，在世界列强坚船利炮的轰鸣声中，中国沦为了半封建半殖民地社会。由于世界列强残酷的文化侵略，导致中国人产生了严重的民族自卑感，看不起自己的民族文化，出现了嗟叹"百事不如人"的民族虚无主义思想，尤其在医药卫生领域里，有些专家对民族传统中医药文化极端蔑视，他们有的对中医药学理论知识和经典著作极尽攻击、诬蔑之能事；有的怂恿旧政权在全国范围内废止中医；有的主张以西医理论知识改造中医药人员；有的利用手中的权力取消辨证施治大搞"中药加西药"的"中西凑合论"；有的则利用手中的权力阻止中医参与重大传染病的防治；有的在网上大搞签名运动告别中医中药；有的崇洋媚外，对中医药文化造谣中伤而迎合西方文化霸权主义对我分化、西化的策略而误导国人；有的把西医的一套知识当作唯一标准以评判中医药学的是非，等等。这种民族虚无主义，近百年来，对中医药学发展的危害，时起时伏，几乎没有停止过。

　　由于中医药学完备的理论体系和卓越的医疗效果以及其副作用小等优势，使其具有强大的生命力。随着我国改革开放政策的深入人心，中医药学走向了世界，在为世界人民健康服务的同时，也逐渐为世界所认识所理解，赢得了世界人民的欢迎！现在美国也把中医药学从"补充和替代医学（CAM）"中分离出来，认同中医药学与西方主流医学一样，是一门有着完整理论和实践体系的独立科学体系，并指出"传统医学体系是'有完整理论和实践体系、与对抗疗法（西方主流医学传统疗法）独立或平行发展起来'的，有着独特的文化背景。它们具有一些共同的元素，如相信机体有自愈能力，治疗方法也有独到之处"。

然而怀着民族虚无主义思想的一些中国人，至今犹不醒悟"世界文化多样性"的客观规律，促使中医药学依照东方医学科学自身规律从近现代科学的另一知识体系发展，而是把西方医学当作唯一的发展目标，戴着西洋眼镜连篇累牍地发表文章指责中医药学这不科学那不科学，否定自己，西化中医，毁我文化，不以为耻，反以为荣。可见这种思想在我国是不会轻易消失的。我们必须认识到这一点。

随着改革开放政策的发展，近一、二十年来，学术界的思想比较活跃。在医学领域里，改变了"中医不科学论"的一边倒，对中医药学的各种认识基本上得到充分发表！科学界，文化界，哲学史界的专家也参与了讨论，这就对中医药学的实质探讨得到了深入和发展，我从中学到很多知识，受其启发，先后也撰写和发表了一些学术论文，以和学术界进行交流和争鸣。为了能和全国更多学者交流认识，今特将其中论文（包括信件）数十篇汇编成册，重新付梓，言曰《李今庸中医思考》。书中论文，非一年之作，各篇皆可以独立，故各篇某些内容有所重复，也正好用以加深印象，古人所谓"言之不厌于烦也"。

由于我学识有限，谬误之处，在所难免。希望读者提出宝贵意见，是所至盼！

李今庸 2007 年 10 月 25 日

于湖北中医学院①

附记：

《中医思考》一书，在原稿基础上又增录了李老后续年里所写的相关专论共计 50 余篇。书中各篇内容写作的先后年代跨度有 30 余年（1984 年 4 月—2016 年 5 月）。其中，关于"中西医结合"，李老有一个逐步深入思考的过程，最后得出"中西医二者没有同一性"，"中西

---

① "湖北中医学院"于 2010 年 3 月 18 日更名为"湖北中医药大学"。下文不再出注。

医不可能结合"的思想观点，因为"中西医结合"不符合自然科学发展的规律。

《读医心得》一书，曾由上海科学技术出版社于 1982 年出版。书中内容是李老在 20 世纪 60 到 70 年代阅读中医古典著作时，对其中理论部分给予的发陈和创新。这些内容涉及了中医学理论的各个方面：理论体系的形成、阴阳学说、五行学说、藏象学说、营卫气血、经络、病因病机、治法、运气等。该书出版至今，过去了数十年，原纸书已很难看到。今借李老《中医思考》出版之际，将其一并收录，合为一集，以飨读者。

李今庸长女：李琳　记于湖北中医药大学
2017 年 12 月 25 日

目录

中医思考

读医心得

中医思考

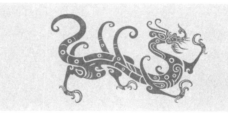

略论祖国医学的历史发展

　　我们的国家，是一个历史悠久、土地辽阔、物产丰富、人口众多的文明古国。我们的民族，是一个勤劳勇敢、聪明智慧的伟大民族。我们的祖国医学，是我们劳动祖先在长期与疾病做斗争的过程中创造出来的；它是我们祖先与疾病做斗争的经验总结；它包含着丰富的实际经验和理论知识；它有着比较完整的理论体系，内容丰富多彩，确实是一个"伟大的宝库"；它数千年来，对我们这个伟大民族的繁衍昌盛起过保证作用，也对世界人民的健康事业做出过贡献；它具有东方医学的特色；1840 年鸦片战争后的近百余年中，它虽然遭受过不断摧残，但由于它的实践价值和科学内容，具有较强的生命力，因而至今它仍然屹立在世界东方。这里我们简略地论述一下祖国医学历史发展的概况。

　　马克思主义者认为，自从有了人类的出现，就有了医疗的活动。我们祖先，在原始社会里，就创造了砭石、火灼以及药物疗法等多种治疗方法。

　　根据地下出土的甲骨文，在 3000 年前的殷商时代，我国已认识到头病、耳病、眼病、鼻病、口病、齿病、舌病、喉病、心病、肠胃病、手病、臂病、关节病、足病、骨病、瘤病、跌伤、妇产科病、小儿科病以及流行病等，认识到人体某些生理现象，如天癸等，出现了针刺治疗法（竹针、骨针），并用文字记录了下来。

　　在周代，我国医师职已开始分科，分为食医、疾医、疡医、兽医等，而且对医师实际了考核制度，确定了考核标准。《周礼》中记载了四时流行病的"首疾"、"痒疥疾"、"疟寒疾"、"嗽上气疾"等，疡科的"肿疡"、"溃疡"、"金疡"、"折疡"等；《周易》中记载了"残疾"、"疑疾"、"受伤"、"流产"、"不孕"以及"勿药"等；《诗经》中记载了"热病"、"疟疾"、"头病"、"昏迷"、"溃疡"、"浮肿"、"顺产"和"逆产"，以及"妊娠小便不利"的治疗，还记载了50余种药品，《尚书》中有"服药瞑眩"的记载。

在周后期的所谓"春秋战国时代"，由于铸铁的发现，促进了我国古代农业、手工业的巨大发展，医学也发展到了一个相当高的水平，医和创立了阴淫寒疾、阳淫热疾、风淫末疾、雨淫腹疾、明淫心疾、晦淫惑疾的"六气病因说"，阐述了阴、阳、风、雨、晦、明等六种致病因素所导致的疾病性质和证候。竹针、骨针发展到铁制金属针，针术发展到九种不同形制的镵针、员针、锓针、锋针、铍针、员利针、毫针、长针、大针，且产生了各种针刺手法，而分别用于治疗各种不同病证。按摩、艾灸、气功、导引等方法，更是非常普及地用于人们的治病和强身。

《黄帝内经》一书的出现，标志着我国医学在当时发展到了一个新的阶段。它阐述了有关人体的解剖、生理、病因、病理、诊法、治疗和摄生等等方面的基本理论，讨论了伤寒、中风、温病、疟疾、痢疾、霍乱、偏枯、瘖痱、积聚、痿证、痹证、疠风、疠疫、鼓胀、浮肿、呕吐、泻泄、惊痫狂证、癫痫、瘰疬、痔疮、痈疽、黄疸、脾瘅、胆瘅、消渴、肠痈、浸淫疮、瘾疹、疣赘、劳风、厥证、癃闭、遗溺、癫疝、狐疝、咳嗽、关格、阴痿、溢饮、失精、脱营、鼻渊、痓病、大腹水肿、跌坠损伤、疝瘕、石瘕、肠覃、血枯、经闭、血崩、胎前瘖疾、产后中风、食侏、失眠、嗜卧、噎膈、蛕虫病、出血证以及诸痛等数百种病证，记载了砭石、针法、灸焫、汤液、汤药、药酒、丸剂、膏法、熨法、浴法、熏蒸、薄贴、束末、按摩、导引、行气以及腹部放水和手术切除等治疗方法的应用。它已经形成了比较完整和比较系统的理论体系。《山海经》一书，则比较大量记述了药物的产地和功效。医缓、医和、义姁、扁鹊等都是这一时期很有成就的名医。

云梦秦简所载，秦代已对麻风病人有了隔离措施。根据篆文，至迟在秦代，我国对脑的部位形态和功能就有了认识，如"䐗"、"思"、"虑"等字所示。

在汉代前期，即所谓"西汉"，据《汉书·艺文志》记载：有医经7家，即《黄帝内经》18卷，《黄帝内经》37卷，《扁鹊内经》9卷，《扁鹊外经》12卷，《白氏内经》38卷，《白氏外经》36卷，《旁经》25卷，共216卷；有经方11家，即《五脏六腑痹十二病方》40卷，《风寒热十六病方》26卷，《秦始黄帝扁鹊俞拊方》23卷，《五脏伤中十一病方》31卷，《客疾五脏狂颠病方》17卷，《金创疭瘛方》30卷，《妇人婴儿方》19卷，《汤液经法》32卷，《神农黄帝食禁》7卷，共274卷。现在这些文献除《黄帝内经》一书外虽然都已散失，但此记载已足以说明这时的经验总结和理论创造都有了发展，出现了"痹"、"疝"、"瘅"、"伤中"、"狂颠"、"金创疭瘛"以及"妇人婴儿"等病治疗的各个专门方书，特别是对精神病、破伤风等病有了治疗方法，认识到妇人婴儿病的独立性，更是可贵的是。长沙马王堆汉墓出土了多种医书，其中一部《胎产书》是论述妇人胎产疾患的专科文献。西汉宫廷中还设有专职产科医生。《史记》记载了仓公淳于意的"诊籍"25则，表明了这时已开创了病历的书写，记录了医案。

在汉代后期，即所谓"东汉"，出现了阐发《黄帝内经》中疑难问题的专门著作《八十一难经》。专门论述五运六气而载于今本《素问》中的"运气七篇"，第一次全面阐述了我国古代的气象病理学说，讨论了气候反常导致人体发生的数百个病证以及对这些病证的治疗原则。甘肃琥威出土了一部完整的"汉简医方"。到东汉末叶，我国古代伟大的外科学家华佗发明了"麻沸散"，使病人在全身麻醉的情况下抽割积聚进行手术治疗而无疼痛之苦；他还利用情志活动作为治疗手段以愈病人。伟大的医学实践家张仲景，勤求古训，博采众方，在自己医疗实践的基础上，写出一部划时代的医学著作"伤寒杂病论集"，创造了理、法、方、药全备的辨证施治体系，以六经或病名为纲，指出了外感热病急性病和内、外、妇、儿等科疾病的治疗。此书不仅在国内至今还为人们所称赞，而且尤其还为日本现代汉医学家所推崇。因为它在指导人们医疗实践上仍然在发挥着重要的有益的作用。

在两晋，王叔和《脉经》，总结前人脉学经验，提出了"浮"、"芤"、"洪"、"滑"、"数"、"促"、"弦"、"紧"、"沉"、"伏"、"革"、"实"、"微"、"涩"、"细"、"软"、"弱"、"虚"、"散"、"缓"、"迟"、"结"、"代"、"动"等24脉及其各个脉的形状，并列出了八组相类的脉，提起人们注意辨别；他还说明了切脉的方法和必要的知识，使我国古代脉学归于系统化，促进了我国古代脉这的发展并影响到国外，对世界医学作出过贡献。《针灸甲乙经》之书，是皇甫谧撰集《针经》、《素问》、《明堂孔穴针灸治要》三部，使"事类相从，删其浮辞，除其重复，论其精要"而成的。他根据针灸专著化的需要，将上述三书内容按解剖、生理、病理、诊断、治疗进行条理；确定了穴位总数654个，其中单穴48，双穴308（此据《目录》所载数。据其各线所列数统计，只有625穴），并分别确定了身体各线的穴位数及其穴位名称；论述了针灸的操作手法、宜忌、顺逆和治疗各种疾病的取穴，为我国第一部比较系统、完整而又理论联系实际的针灸学专著。葛洪《抱朴子·内篇》里有《金舟》、《仙药》、《黄白》三卷，专门论述炼丹。它指出丹砂长烧立成水银，积变又还成丹砂。这表明硫化汞制水银，我国在公元二世纪就做了记录。葛洪还观察到铁与铜盐的取代作用，又制成外表像黄金和白银的几种合金。他在前人的基础上，把炼丹的理论系统化，把炼丹的方法也具体化了。他在旬古代化学史上个有承先启后的作用。葛洪《肘后备急方》，在世界上第一个记载了"天花病"，还记载了"马鼻疽"、"沙虫病"以及"瘄病"的传染，并记疯犬咬伤用该犬之脑敷其咬伤处的治疗方法。

《神农本草经》一书，亦当为这一时期的著作。它用上、中、下三品的归类方法，记述了365种药物的生长环境和治疗作用。

在南北朝时期，梁代陶弘景（公元452～536年）对《神农本草经》原有365种药物进行了整理，用"红"字书写，又搜集了365种药物加进去，用"黑"字书，共730种，进一步奠定了本草学的基础。北齐徐之才，根据祖国医学方剂学的规律，提出了"宣"、"通"、"补"、"泄"、"轻"、"重"、"滑"、"涩"、"燥"、"湿"等十剂，并指出这十剂分别作用：宣可去壅，通可去滞，补可去弱，泄可去闭，轻可去实，重可去怯，滑可去著，涩可去脱，燥可去湿，湿可去枯。这种调剂学的精密分类，揭示了药物治疗上一个治疗用药的新规律。他还对妇人妊娠十月提出了"逐月养胎"的理论和方法。

这时一部外科专著《刘涓子鬼遗方》也问世了。从而发展了疮疡的理论和治疗。

在隋代，我国第一部病因病理学专著诞生了（公元610年），即巢元方等所撰的《诸病源候论》一书。全书共计50卷，分病源为67门，更证候1720条。它较详细地论述了天花、霍乱、伤寒、中风、疟疾、痢疾、水肿、黄疸、虚劳、消渴、风湿痹、咳嗽上气、疫疠、寄生虫病、痈疽……以及妇产科病、溢和病等各个病候的病因、病机、证候、诊断和预后。表明了我国在7世纪已差不多较全面地掌握了内科、外科、妇科、儿科、五官科、神经精神科等各种疾病的知识。它提出了传染性疾病是感"乖戾之气"发生的，"病气转相染易，乃至灭门，延及外人，"必须预先服药和设法防免，用预防的方法加以控制。

这时，全元起对《黄帝内经素问》进行了全面注释，从而出现了我国第一部《黄帝内经素问》注释本。

在唐代，孙思邈于唐高宗永徽三年（公元652年）写出了《千金方》，稍后又写出了《千金翼方》。两书各30卷。在《千金方》里，继承了初唐以前的医学理论，总结了初唐以前的医疗经验，也吸收了外来文化，同时提出了人命贵于千金，医生必须知识广博、医德高尚、不分贫贱，不贪钱财，不辞辛劳，才能成为一个"大医"，执行医生业务。《千金方》全书共分232门，合方论5300首。其中载有"食治"、"养性"两个专章，突出地体现了注重饮食卫生和精神调摄的医学思想。它还记载了"导尿法"和治疗金创肠出的"缝合术"。它论述的范围，包括了预防医学、诊断学、治疗学以及针灸学等。在《千金翼方》里，对张仲景《伤寒杂病论》中治疗急性热性病资料，以"方证同条，比类相附"的原则，进行了重新整理。对本草，在上、中、下三品分类的基础上，作了进一步比较细的分类，且补充了一些初唐以前《本草》中没有收载的药物。

王焘《外台秘要》一书，写成于唐玄宗天宝十一年（公元752

年），共 40 卷，分 1104 门，都是先论后方，秩序井然有理。它论述了有关内科、外科、骨科、妇产科、小儿科、精神病科、皮肤科、眼科、耳鼻喉科、牙科、以及中毒、螫咬伤、急救等等的病源和治疗。从所论伤寒、天行温病、疟疾等所占的大量篇幅，足以说明当时对传染病所掌握的知识已有相当程度。它还记载了"人工急救"的有关"护理"方面的处理方法。它保存了许多古书的内容。它不仅在医学学术上贡献很大，而在医学历史价值上，也是相当大的。

《千金方》、《外台秘要》二书，对朝鲜、日本的影响极大。朝鲜的《医方类聚》、日本的《医心方》，不仅以此二书为重要参考资料，而且在体裁编制方面，也是仿照此二书。

杨上善《黄帝内经太素》一书，旧题著于隋代，实际是写于唐高宗乾封元年之后，它糅合了《素问》、《针经》两书的内容，重新编撰，全面注释，是《黄帝内经》的一个全面注释本。王冰《黄帝内经素问》次注本，成书于唐肃宗宝应元年（公元 762 年）。它对《素问》的内容进行系统整理，且据其先师张公秘本补填了《素问》之遗缺，提出了"冲为血海，任主胞胎"，"人动则血行于诸经，人卧则血归于肝"，"益火之源，以消阴翳；壮水之主，以制阳光"等理论，补充了《素问》之不及。从而促进了"内经学"的发展，和发展了中医学的基本理论。

昝殷《经效产宝》三卷，论述了妇人胎前和产后的诸种病症的治疗，共 41 论，252 方，是一部产科的专门著作。

《新修本草》，李勣奉勅修撰的，使药物增加到了 847 种，在唐高宗显庆四年（公元 659 年），由政府颁布，是我国第一部国家药典，也是世界第一部国家药典。

私人撰述的本草著作，有孟诜《食疗本草》，陈藏器《本草拾遗》、郑虔《胡本草》、肖炳《四声本草》、杨损之《删繁本草》甄立言《本草药性》、殷子严《本草音义》、王方庆《新本草》、李珣《海药本草》及苏敬《本草音》、《本草图经》等、《新修本草图》、表明了唐代本草学有了很大成就。

在唐玄宗天宝年间，鉴真和尚被邀过海到日本传授医学，至今日本人尊之为传授医学的始祖。这时中国医学还传到了印度、波斯等国家。

在宋代，宋徽宗大观二年（公元1108年），唐慎微把历史本草正文与图经合而为一，且在每药之的附入制药法及古今单方，收入药品达1558种，各为《经史证类备用本草》，使中国本草具有了现代药草物学的情势。

《太平圣惠方》，是由王怀隐、王祐、郑彦、陈昭遇等，广泛搜集唐以前的方书，仿照《外台秘要》分1670门，共载16834方，于宋太宗淳化三年（公元992年）完成。至宋仁宗庆历六年（公元1046年），令何彭将此书精简编为《圣惠选方》，作为标准医书，且用作教科书。

《圣济总录》，乃宋徽宗赵佶组织海内名医，根据《圣惠方》，并出御府所藏禁方秘论辑而成。其书共收录2万多药方，分为200卷，有200多万字。

陈无择《三因极一病证方论》18卷，为病因学专著。它把病因分为三类：喜、怒、忧、思、悲、恐、惊等七情为内因，风、寒、暑、湿、燥、火等六淫为外因，饮食饥饱、叫呼伤气以及虎狼毒虫金疮压溺之类为不内外因。每类有论有方，类分180门，得方1500余首。

王惟一《铜人腧穴针灸图经》3卷，乃在宋仁宗时（公元1023～1063年）奉敕所撰，与其所铸铜人相辅而行。铜人全像以青铜为一，府藏无一不具，外表用金字书写穴名在孔穴旁边，凡背、面二器相合，便浑然全身。用此法试验医生时，外涂黄蜡，中实以水，使被试者以分寸按穴试验，针入而水出，若部位稍差，则针不能入而无水出。这对我国针灸学，无疑是做出卓越的贡献。另外尚有不著撰人姓氏的《铜人针灸经》7卷，《西方子明堂灸经》8卷。

陈自明《妇人大全良方》24卷，乃一部妇产科学专著，共分8门：首调经，次众疾；次求嗣，次胎教，次妊娠，次坐月，次产难，次产后。每门数十证，总260余证，论后附方案。于妇产科证治，颇为详备。另有朱端章《卫生家宝产科备要》8卷，乃集诸家产科经验方面而成帙。

钱仲阳《小儿药证直诀》3卷，乃一部儿科学专著。其书上卷言证，中卷叙其治病，下卷为方。它第一次论述了小儿五脏补泻的证治。陈文中《小儿痘疹方论》1卷，董及之《小儿斑疹备急方论》1卷，为我国最早的斑痘专书。

陈直《寿亲养老新书》4 卷（第一卷为陈直撰，第二卷以后乃元代邹铉续增），为一部老年学专著。它提出了老年人的精神休养，娱乐活动，饮食营养以及疾病的饮食治疗等。

宋慈《洗冤集录》，宋理宗淳祐七年（公元 1076 年）成书，为我国法医学专书的创始，也是世界上第一部法医学专著。

庞安常《伤寒总病论》，许叔微《伤寒发微论》、《百证歌》，朱肱《南阳活人书》，韩祗和《伤寒微旨》，杨士瀛《伤寒活人总论》，郭雍《伤寒补亡论》等等，都对张仲景的伤寒学说进行了研究整理，或阐述其意义，或补述其方药，促进了伤寒学的发展。

据《医宗金鉴》，宋真宗时就有峨眉山人为丞相王旦之子进行种痘。

在金元时代，我国医学出现了学术争鸣，产生了医学派别，《四库全书提要·医家类》说："儒之门户分于宋，医之门户分于金元。"刘、张、朱、李等所谓"金元四大家"的不同学术主张，正表明了金元医学流派的学术争论。

刘完素《素问玄机原病式》1 卷，举 288 字，注 2 万余言，阐明六气皆可化火之理，又著《宣明论方》3 卷，其用药多主寒凉，以降心火、益肾水为主，故后人称之为"寒凉派"。

张子和《儒门事亲》，主张治病在祛邪，邪去则正安。善用汗、吐、下法，尤其对下法更为注重，故后人称之为"攻下派"。

朱震亨《格致余论》、《局方发挥》，创"阳常有余，阴常不足"之说，治疗疾病主重滋阴，故后人称之为"养阴派"。

李杲《脾胃论》，根据土方万物之母，治病多主补脾益胃，发明补中益气和升阳散火之法，故后人称之为"补土派"。

上述刘、张、朱、李四家，在学术各有发明，各从一个方面发展了医学，通过争鸣，促进了当时医学的发展。

成无己《注解伤寒论》，阐明了《伤寒论》中所载证候的机理和方药的理论原则，是一部最早的《伤寒论》注释本。

齐德之《外科精义》2 卷，为外科专著。上卷为论辩及方法 35 篇，下卷为汤丸膏丹 145 方，附以论炮制诸药及单方主疗疮肿方法等。它对于痈疽诊候，将护忌慎，述之颇详。窦汉卿《疮疡经验全书》12 卷，论述痈疽的色脉、逆顺、吉凶、浅深、亦颇明晰。

忽思慧《饮膳正要》，成书于元文宗天历二年（公元 1330 年），为一部营养学专著。它讲求正常人的膳食，先述一般卫生法则，如夜晚不可多食，食后漱口、清早刷牙不如夜晚刷牙以及齿疾不生等；次述妊娠食忌和乳母食忌；再述各种点心、果肴和烹调方法；最后论述营养治疗、饮食卫生及食物中毒等。还附有版画 20 余幅。

危亦林《世医得效方》，专辟《正骨兼金镞科》之章，论及骨折、脱臼和整复方法，并记有整复所用器械如剪、刀、铁钳、麻线、桑白线等，其正骨麻醉止痛药，为乌头、曼陀罗、乳香、没药等。

赵大中《风科集验各方》28 卷。其方 632，分为 10 集，共 77 类。赵素订补增至 242 类，续添 1347，通计 1979 方。风科诸方，于此略备。

倪维德《原机启微》2 卷，附录 1 卷，是一部眼科学专著。上卷为论凡 18 长，下卷为君臣佐使逆从反正说及方药，附录为论 10 条。

在明代，李时珍《本草纲目》52 卷，总为 16 部，60 类，1892 种药，附方 11096 首，插图 1109 幅。每药以正名为纲，释名为目，次集解，辨疑，正误；详述生长环境、形态、气味、主治、附方等等。它所载的内容及其内容的分类方法，不仅对中医药学有很大的指导作用，而且对于研究植物学、植物分类学、动物学、古代矿物学以及化学、生物化学、甚至社会学，都有一定的参考价值。近百年来，它已被译成多种文字在国外流传，成为世界上的有名著作，对世界科学做出了贡献。李时珍像也被嵌刻在苏联莫斯科大学的廊壁上。

王肯堂《证治准绳》，集明以前医学之大战，包括内外妇儿各科，于寒温攻补，无所偏主。

楼英《医学纲目》40 卷，特创按人体内脏分类法：阴阳脏腑部 9 卷，肝胆部 6 卷，心小肠部 5 卷，脾胃部 5 卷，肺大肠部 2 卷，肾膀胱部 2 卷，又伤寒部 4 卷，妇人部 2 卷，小儿部 4 卷，运气部 1 卷。每部之中，病证治法方药，又各有区别。治法皆以正门为主，支门为辅。其叙述最有条理。

洪瑾《名医类案》12 卷，为我国第一部医案专著。共分 25 门，搜罗繁富，多所辨证，很有参考价值。此外，尚有《石山医案》、《孙氏医案》和《薛氏医案》。

吴有性《瘟疫论》2 卷，《补遗》1 卷，撰于明思宗崇祯十五年（公元 1642 年）。提出了伤寒从毛窍而入，中于脉络，从表入里，所以传经有六，从阳到阴，以次而深，瘟疫是疠气从口鼻而入，伏于膜原，在不表不里之间，其传变有九，或表或里，各自为病，有但表而不里者，有表而再表者，有但里而不表者，有里而再里者，有表里而分传者，有表里分传而再分传者，有表胜于里者，有先表而后里者，有先里而后表者。其中有与伤寒相反十一事，又有变证兼证种种不同，并著论制方，一一辨别。对流行性传染疾病的认识，有了进一步的发展。

卢之颐《博爱心鉴》2 卷，这痘疹而作。上卷为图说方论，下卷为证治。提出治痘用药，在始出之前，宜开和解之门；既出之后，当塞走泄之路；痂落以后，清凉渐进，毒去已尽，补益莫疏。郭子章《博集稀痘方论》2 卷，分为二门，并附以痘疹辨论。其以婴孩之病，惟痘最厉，防之不豫，待其发而后为之，未必其成全也。乃搜集稀痘方论，辑以成帙，间以饮未痘儿，辄饮辄效。明穆宗隆庆年间（公元 1567 ～ 1572 年），发明了人工种痘法，以预防天花。这是一个伟大的发明。这个方法，后来传到欧洲，成为西方牛痘的始祖。

薛己《疠疡机要》3 卷，是一部治疗麻风病的专书。上卷分本证、变证、兼证类证治法和治验；中卷为续治诸证，大多为治验；下卷为各证方药。条分缕析，颇为详尽。沈之问《解围元薮》一书，明确指出了麻疬（即麻风）是传染病，而大风子有治愈麻风病的疗效。

陈司成《霉疮秘录》，是我国第一部治疗梅毒的专书。其论述梅毒病证和治法都设为问答之辞。接受了以前医书治疗梅毒的经验，采用水银、轻粉作为涂布、吸剂和熏剂，并且提出了用砒制剂治疗梅毒，这是世界上最早采用砒毒治疗梅毒的。

龚居中《红炉点雪》，为治疗肺痨病的专书。在此前后，已认识到空气、日光、环境、休养等在治疗上的重要，如李梴《医学入门》等；也提出了不与肺痨患者及其衣物接触，以防传染，如徐春甫《古今医统大全》等。

葛可久《十药神书》，内载 10 方，以十天干之序排列，体现其治疗出血病证的原则，为一部治疗血证的专书。

汪机《外科理例》、薛己《外科枢要》，陈实功《外科正宗》，陈文治《疡科选粹》等，都是中医外科学专著，表明了外科学的进一步发展。《外科正宗》还记载了气管缝合法、下颌骨脱臼整复法等。

傅仁宇《审视瑶函》6 卷，乃眼科学之专著，首为统论 2 卷，次为一百又八证以隶治法及方 4 卷。

这时内经学的研究也有了发展，如马莳《灵枢注证发微》、《素问注证发微》，张介宾《类经》、李念莪《内经知要》，杨慎《素问纠略》等。

在清代，吴鞠通《温病条辨》，内容多采自《临证指南医案》一书中温热病传变的浅深轻重，为温病学的一部专著。王孟英《温热经纬》一书，以《内经》及张仲景论温病者为经，以《温热论治》、《湿热条辨》及陈平伯、余师愚之论为纬，集温热病学之在成。还有周杓元《温证指归》，柳宝诒《温热逢源》等等。清代温热病学得到了巨大的发展，有成效地指导了中医治疗急性热病的临床实践。

清张宗良《喉科指掌》6 卷，为我国最早的一部喉科专著。郑梅涧《重楼玉钥》4 卷，第一卷总论证，第二卷论方药，第三四卷论针法，刊于清宣宗道光十九年（公元 1839 年）。金德鉴《喉科枕秘》、赵振沅《喉科方论》等等也都是喉科专书。

耐修子《白喉忌表抉微》，乃治白喉专书，然其内容实是从《重楼玉钥》诸书中取出的。陈耕道《疫痧草》一书，写成于清仁宗嘉庆六年（公元 1801 年），确立了疏达、清散、清化、下夺、救液诸法，完备了白喉的治法。还有张振鋆《痧喉正义》等。

赵学敏《本草纲目拾遗》，成书于清高宗乾隆三十年（公元 1765 年）左右，对《本草纲目》一书作了详尽的补充。吴其濬《植物名实图考》38 卷，列植物计 1714 种；《植物名实图考长编》22 卷，列植物计 838 种，对世界药物学和植物学都有一定贡献。另有周岩《本草思辨录》、姚澜《本草分经》、费伯雄《食鉴本草》等等。

张銮《幼科诗赋》，许佐延《活幼珠玑》，冯汝玖《惊风辨误三篇》等，均是儿科专著。

陈念祖《女科要旨》，单南山《胎产指南》，刘文华《保产金丹》，倪东溟《产宝家传》，傅山《女科》等，均是妇产科专著。

王文选《外科切要》，何景才《外科明隐集》等，均是外科专著。

赵廉《伤科大成》，为伤科专著。

陈国笃《眼科六要》，黄庭镜《目经大成》等，均为眼科专著。

唐宗海《血证论》，大大发展了《十药神书》治疗血证的理论和经验。

熊笏《中风论》、曾超然《脚气刍言》均为一病之专论。

张振鋆《厘正按摩要术》，为按摩学专著。

还有研究内经学、伤寒学、金匮学以及医案、医话等方面的许多专门著作。在清代，中医药学也确有很大的发展。

然在清宣宗道光二十年，即1840年鸦片战争以后，帝国主义侵入了中国，使中国沦入了半封建半殖民地。由于帝国主义侵略政策的结果，中国出现了一个买办阶级，他们一方面倡导民族虚无主义的"中国文化外来说"，一方面极力主张"废止中医"，甚至在1929年南京政府向全国发布了"废止中医令"。中医界有志之士，除一部分人按我国传统医学思想继续发展中医学术、努力实践为病人解除疾病痛苦外，另一部分人则努力运用西医学知识来论证中医学理论和解释中医临床现象，如唐宗海、张锡纯、陆渊雷等，企图说明中医学术科学性或使中医学术科学化，以使能够存在而不被废止，这就是我国医学历史上的所谓"中西汇通派"。中西汇通派因为没有辩证唯物主义的思想指导，自然而然地对两种完全不同理论体系的中西医学要采取牵强附会，生搬硬凑，因而没有使人们对医学的认识能够向前跨进半步。

新中国成立后，党中央和老一辈无产阶级革命家都非常重视祖国医学，把"团结中西医"作为我国卫生工作的四大方针之一。由于贺诚同志的错误思想，1950年在全国卫生工作会议上通过了余岩《改造旧医实施步骤草案》即40年消灭中医的计划，使中医严重受到限制，普遍存在着轻视、歧视、排斥中医的现象。党中央发现后，于1954年在全国公开点名批判了贺诚同志错误思想，撤销了贺诚同志卫生部党组书记职务，中医工作开始有了起色，先后创办了中医高等教育，建立了中西医结合医院，促进了中医事业和中西医结合工作的发展。但由于在继承发扬祖国医学上对中医信任不够，使中医长期处于从属地位，没有充分调动中医的积极性而真正发挥中医自己的作用，因而中医问题始终没有得到根本解决；加之在十年动乱期间中医又受到严重摧残，这就必然导致了中医乏人而又乏术的严重局面。

党的十一届三中全会以来，拨乱反正，为中医工作下了文件和召开了多次会议。1978 年发出（56）号文件，提出了解决中医后继乏人的问题；1980 年在北京召开了全国中医、中西医结合工作会议，提出了"中医、西医、中西医结合这三支力量都要发展，长期并存"的方针，消除了中医的从属地位，而使中医有了独立发展的可能；1982 年在衡阳召开了中医高等教育和中医医院工作会议，提出了"保持和发扬中医特色"，明确了中医独立发展的方向。同时，发展我国传统医学，也已写入了我国宪法。中医工作形势一派大好！但是，"冰冻三尺，非一日之寒"。在发展中医事业上还有很大的阻力，有那么一些人对中医药学总是怀着严重的偏见。因此，希望各级领导同志，能以改革的精神，狠抓中医政策的落实，采取切实有力的具体措施，真正解决中医问题，以促成中医事业的发展。否则，工作会无成效，而中医事业不是不会衰落的。中医果真衰落了，则我们就愧为一个炎黄子孙，对不起祖先，对不起后代；且目前国外的"中医热"正方兴未艾，整个中医学术有可能和人工种痘法一样在国外得到发扬，那时我们再向国外"进口"中医，就不能不说这是我们这个民族的奇耻大辱了！

总之，振光中医，发扬中医，是我们这一代人的光荣任务，我们务必抓紧现在的这个大好形势，排除干扰，克服阻力，把中医事业推向前进，为开创我们省中医工作新局面贡献出自己的力量！

1984 年 12 月

略论祖国医学的历史发展

中医中药不可分割

　　中医药学是伟大中华民族的一份宝贵财富，它有着悠久的历史，对中华民族的繁衍昌盛做出了巨大贡献。现在它正以自己的医疗效果和科学价值走向世界，我们必须把它发扬光大。

　　药，本作"藥"，《说文·艸部》说："藥，治病草"。一些草木，本是先于人们发现其治病作用而存在。但只有当人们发现其治病作用并利用其治病作用而为人体治疗疾病时，它才是药物，否则，它仍然只是草木。俗所谓"认得它，是个宝，不认得它，是个草"。在人们运用它为人体治疗疾病时，也就是在进行"医"的活动。而"医"也就在其中，故其"医"（不含非药物疗法的医疗活动）与"药"是一对孪生兄弟，不可分割。医，原作"醫"，《说文·酉部》说："醫，治病工也。"其"药"为"治病草"，而"医"为"治病工"，二者在"治病"活动的基础上紧密地联结在一起。没有"医"就无所谓"药"；没有"药"，也就不成其为"医"。只有医术高明，才能发挥药物的更大效能；只有药物质优，才能保证医疗的更高水平。"医"与"药"二者一出生就互相联结，相互依赖，互相促进，同呼吸，共命运，存则俱存，伤则俱伤。在我国社会发展的长期过程中，医疗的发展，促进了药物的丰富和发展；药物的丰富和发展，促进了医疗范围的扩展和医疗水平的提高。它们互相促进，共同提高。二者分工不分家，总是在相互合作，同步发展。中医中药都代有发展，代有著述，就是一个很好的说明。在南京政府统治时代，出现了一个所谓"废医存药"现象。然而既废中医，其存中药何为？实际上，所谓"存药"者，乃把中药加以改造，变成西药，纳入西医药学系统，作为西药的补充。根据人民健康事业对医药的需要，补充西药，原未可厚非。但是，废止中医中药则是荒谬的，必然失败！

中华人民共和国成立后，中央虽然把"团结中西医"作为我国卫生工作四大方针之一，但卫生部门在相当一段时间内没有把中医摆在和西医同等重要的地位，使中医药的发展屡受波折，未能取得应有的成就。导致了中医中药的严重脱节和中医中药后继乏人、后继乏术的严重局面，且以中药为甚。祖国的这一宝贵财富受到了巨大的损害，出现了中药品种奇缺，质量低劣，伪药充斥，医疗水平下降，效果欠佳。近来中央有鉴于斯，在决定改变中医从属地位、让中医独立发展的基础上，又决定成立了国家中医药管理局，以统一管理中医、中药事业，改变中医、中药的脱节状况，使其二者密切配合，互相促进，同步发展。这无疑将对我国中医药事业产生积极的影响。然而，遗憾的是，现在却有人说什么"中药西药没有区别"。如果中药、西药真的没有区别，那么，试问：在我们日常生活中何以有"中药"、"西药"之称？在我国医药行业里又何以有"药材公司"、"医药公司"之分？这是客观存在的事实。谁都知道，中药多是稍事加工的天然药物，而西药则是化学制品，何谓"没有区别"？无论从其形态、生产、保管、调剂以及理论等方面二者都是不同的。况且从学术上讲，中药的使用，是在中医理论体系指导下才能发挥其较好效用；而西药的使用，是在西医理论体系指导下，才能发挥其较好效用。换言之，在中医理论体系指导下用以治病的药物，叫作中药；在西医理论体系指导下用以治病的药物，叫作西药。二者有着明显的区别。然而在中央决定把中医中药实行统一管理的时候，制造出"中药西药没有区别论"，以支持某些人为了本部门利益，无视中医药事业发展和人民保健的需要，把中药的教育、研究、经营机构并入西药机构内，对我国统一管理中医中药造成了障碍，干扰了中央决策的顺利实行，这是非常有害的，应该迅速予以纠正。并尽快理顺地方的中医药管理体制，为中医药事业的发展和走向世界奠定良好基础。

1989 年 3 月

中医中药不可分割

论我国"崇洋媚外"思想的产生及其对我国民族传统医药学的危害

　　江泽民总书记在党的十三届四中全会的讲话中指出："几年来……计较个人私利而不顾国家、民族整体利益，鄙薄自己的祖国和人民而崇洋媚外思想倾向滋长了……"崇洋媚外必然不顾国家、民族整体利益，必然鄙薄自己的祖国和人民，看不起自己民族的文化和科学技术，主张推行"全盘西化"。过去曾经称它为"殖民地奴化思想"、"民族虚无主义"和"洋奴哲学"等。现在我们来追溯一下它在我国产生的历史及其对我国民族传统医药学的危害，或许不是没有益处的。

　　本来，我们的国家，是具有数千年文明史的一个伟大的东方文明古国；我们的民族，是创造了灿烂的中国古代文化并为世界人民做出过一定贡献的一个伟大的中华民族。但是近一百多年来产生了崇洋媚外思想，并时起时伏，一直没有得到彻底的肃清。

　　我国历史悠久，地大物博，人口众多，为我国人们的社会实践、创造经验和积累经验准备了优越条件。我们伟大中华民族的一份宝贵财富——中医药学，就是在这个条件下产生和发展起来的，它是我国民族的传统医药学。

　　中医药学是我国古代劳动人民在长期与疾病做斗争中创造出来的，是我国古代劳动人民长期与疾病做斗争的经验总结。它包含着我国人民与疾病做斗争的丰富经验和理论知识，具备比较完整而独立的理论体系，内容丰富多彩，具有东方医学的特色，是一个伟大的宝库。几千年来，它保证了我国民族的繁衍和昌盛，受到了实践的严格检验，并在这个严格检验过程中，得到了巩固、丰富和发展，它总是随着时代的前进，吸取时代的养料一步一步地把自己推进到一个新的高度，它是在我国民族的临床医疗实践中创造和发展起来，符合我国民族医疗的实际，同时它在一千多年以前也开始了走出国门去，为世界一些国家的人民健康服务，并不断地对一些国家民族中符合中医药学需要的有关医药内容加以吸收消化而充实了自己，这表明中医药学从来就具有不断发展的观点和开放的性质。但由于我国历史条件的限制，长期没有产生现代科学，从而使它没有可能和现代科学结合，而在理论体系上仍然保持着中国传统医学的面貌。虽然如此，但其理论是从大量临床实践的基础上总结出来的，有牢靠的临床实践基础，又长期有效地指导了临床实践，证明了它是具有科学内容的，因为实践是检验真理的最可靠标准。然自1840 年鸦片战争后，帝国主义侵入了中国，使中国沦为半封建半殖民地社会，而由于帝国主义侵略的结果，在中国产生了一个买办阶级。他们同帝国主义一道，在中国人民群众中推行奴化教育，灌输奴化思想，宣扬什么"中国有的，外国都有，中国所没有的，外国所独有。"竭力鼓吹帝国主义文化，诬蔑和摧残我国民族文化，因而在满清末季就开始出现"废除中医"的荒唐主张，继之以余云岫为代表的我国医学界的民族败类，大肆攻击我国民族的中医药学，竟无耻的说出保存中医是什么"国耻"，且必欲消灭中医而后快。至1929 年，旧政权南京政府竟颁布了一个违背人民心愿、损害民族利益的所谓"废止中医令"，企图一举在全国范围内把中医废除掉，结果遭到了全国中医药界的强烈反对，不得不取消这个短命的"废止中医令"，于是，他们就对中医采取听之任之不问不闻，让其自生自灭的态度，使中医事业陷于无人过问而逐渐衰落的境地。至1949 年10 月1 日，中华人民共和国建立了，结束了国民党南京政权的统治，改变了我国半封建半殖民地的社会面貌和社会性质，建成了社会主义的社会，党中央和中央人民政府对我国民族的中医药事业十分重视，提出"团结新老中西各部分医药卫生工作人员，组成巩固的统一战线，为开展伟大的人民卫生工作而奋斗"，并把"团结中西医"列为我国卫生工作四大方针之一，制订了中医政策，中医药事业有了待兴的希望。但是，殖民地奴化思想却也在一定程度上遗留下来了，而且影响很坏。1950 年，在第一届全国卫生工作会议上，余云岫等三人联合提出了一个"四十年消灭中医"的计划，即所谓《处理旧医实施步骤草案》，旋而在全国得到了贯彻执行，采用登记、审查、考试（西医学）的方法，对中医淘汰多数，留下少数，加以改造，变成西医；王斌也发表了《在一定的政治经济基础上产生一定的医药卫生组织形式与思想作风》的文章，诬蔑中医为"封建医"，"只能在农民面前起到精神上有医生治疗的安慰作用"，而对中医采取了轻视、歧视和排斥的政策，造成了极坏的影响。于是，党中央遂撤销了贺诚同志中央卫生部党组书记的职务，开展了公开批判贺诚同志错误思想，崇洋媚外在医药卫生系统的思想影响得到了一定程度的清算，中医药工作发展了，陆续创建了"中医研究院"、"中医学院"和"中医医院"；西医综合医院也设立了"中医科"。中医有了自己的教学、医疗和科研机构，有了活动的舞台。然而，不幸的是，看不起中医药学的崇洋媚外思想影响并没有完全肃清，它总是时隐时现，阻碍着中医政策的彻底贯彻，他们在中医药事业前进的道路上设置重重障碍，限制发展，中医始终被放在从属地位，由别人支配着命运，不让中医药学独立发展。有的人经常批评中医"保守"、"不科学"，而中医要求其拨款买科学仪器时，他们又说"中医还买什么仪器？"拒绝拨给此项经费。有的人否定中医治疗效果，说中医治病，是"鸡叫天亮，鸡不叫天也亮"，对中医治好的病，说是"自然转归"，而不是治好的；对中医治好疑难病症而不能说是自然转归时，则说是自己以前的论断错了，也不承认是中医治好的；对不能否认其诊断的，则说"只是近期疗效，远期疗效靠不住"。有的人把大量西医人员塞进中医事业机构内，并占据领导位置，用西方的观点和标准，强使中医进行西医化，如中医提出意见，坚持中医特点，就被斥之以"保守"，"故步自封"，以致中医学院附属医院的中医，感到自己走路都比别人矮一截，出现了"西医外科昂头走，西医内科摇头走，中医低头走"现象。有的人在中医教育上，借口让学生掌握科学知识，塞进大量西医课程的内容，几乎占有整个学习专业学时的一半，以致学生在六年学习过程中，除政治、体育、劳动、放假和毕业实习外，实际学习中医药专业知识时间不到两年。有的人对待中药，则是象踢皮球一样，踢来踢去，不愿管理。有的人在十年动乱中，更是严重摧残中医药事业，大砍中医医院，拆拼中医学院，批斗中医药人员，致使我国中医药事业出现后继乏人，后继乏术严重局面。党的十一届三中全会后，党中央拨乱反正，重申了中医政策，下达了"（78）56号文件"，提出解决中医队伍后继乏人的问题；全国中医、中西医结合工作会议确定了"中医、西医、中西医结合这三支力量要大力发展，长期并存"的方针；全国中医医院和中医高等教育工作会议又决定"保持和发扬中医特色"，党中央和国务院还决定和批准成立了"国家中医药管理局"，以统一管理中医药，改变中医、中药长期分离的状态，中医有了独立发展的机会，有了明确的发展方向，也有了自己的管理机构，从而开始了恢复和发展。中医医院得到了恢复和较普遍的建立，中医高等教育机构也得到了恢复，中医队伍人数也有了上升，并随着中央要求"干部四化"的落实，在中医专业机构里，基本改变了"西医在朝，中医在野"的状况。

近些年来，世界药源性疾病猛烈增多，数百种化学药品被禁止使用，这就显示了我国民族中医药学的无比优越性。现在我国中医药学正以它自己的治病效果和科学内容大踏步地走向了世界，受到各国人民的欢迎，引起了各国医药学家的浓厚兴趣，开展了积极学习和认真研究。作为中医药学发源地的中国，本应该切实地贯彻党和政府的中医政策，大力扶植中医药事业，用现代科学知识和方法，根据中医学内部规律认真研究中医学，积极发扬中医药学的特色，使之迅速走向现代化。这既有利于中医药学在我国人民的保健事业上发挥更大作用和为世界人民健康服务，也可在培养我国民族自豪感，提高我国民族自信心和消除我国民族自卑感方面，产生积极的作用。但是，"冰冻三尺，非一日之寒"，而我们中华人民共和国建立的时间还很短，才只有四十年，经济基础薄弱，吃饭的人有十亿之多，加上前些年代的极"左"路线，出现了所谓"大跃进"和"文化大革命"的折腾，致使我国建设事业没有得到应有的发展，科学技术和人民生活水平，同西方发达国家比较，还存在一个很大的差距，这样给崇洋媚外思想留有栖身场所，不能把它完全肃清。一些人对待民族的中医药学仍然怀有严重的偏见，在中医药事业发

论我国『崇洋媚外』思想的产生及其对我国民族传统医药学的危害

展的规模和经费上，受到的歧视依然如故；有的人在领导评定技术职称和科研成果时，对中医不组织同行评议，而是绝大多数西医专家参加投票表决；有的人对中医教育，把只有一知半解中医药学知识的人送上大学讲坛，讲不出中医内容时，就大讲西医药学，人们讥之曰这是"粮食少，瓜菜代"；有的人利用课堂教学、临床教学、学生思想调查，散布中医理论不科学，动摇学生的专业思想；有的人根本不懂医学，也借教育改革之机，骂中医药学是"封建"，大叫要塞进这门课程那门课程，以挤压中医药学的内容；有的人根本就不知道"科学"为何物，也装腔作势地指责中医"不科学"；有的人骂中医，又打着中医牌子冒充中医向上级有关部门骗取经费；有的人身为省卫生行政领导之一，为了严格控制中医，而诬蔑从事中医高等教育的老年中医为"复古势力"，中年中医为"中毒太深"；有的人厌恶老中医，竭力贬低老中医在发展中医药事业上的作用，说什么"发扬中医药学，靠老中医是不可能的"，导致了中医学院排挤老中医现象的出现。尤其《中国医药学向何处去》一文和《近代中西医论争史》一书，露骨地攻击了民族的中医药学，辱骂中医和否定中医政策，代表性的反映了我国医药卫生系统内当前崇洋媚外的心理。

这种看不起自己民族传统医药学的人，或许是少数，但能量却很大，他们在党政干部之间有，在青年学生之间有，在科技人员之间有，在西医药人员之间有，在中西医结合人员之间有，在中医药人员之间也有。

根据上述，可以看出我国中医药学一直是在艰难曲折的道路上发展，故其教学、医疗、科研等各种专业机构普遍都是起步晚，规模小，底子薄，设备简陋，经费不足。加之自己的管理机构至今还是一座"空中楼阁"，有头无脚，而一个好端端的中医药学的整体又被"肢解"成两半。以致疗效不高，作用不大，步履艰难，困难重重，这种影响，是根本无法激发起我国人民的民族自豪感。相反，它却能使人民失去民族自信，产生民族自卑感。中医学院的学生专业思想不巩固而捧着厚本西医书读，中医学院附属医院有的中医大夫感到自己走路都比别人矮一截，可能就是这种心理的反映。因此，我国应加强对中医药事业的领导，给以必要的支持和扶植，以促进其得到较快的发展，并加强对中医药学的宣传，提高人们的认识，以改变对中医药学的看法和态度，这样将从一个侧面有利于我国人民的思想建设。

1989 年 8 月 8 日

附：中共湖北省委员会副书记钱运录同志的批件

转南鹏同志及李清泉同志阅处。李今庸教授的意见值得重视，望请研究，在卫生工作中要十分重视中医。当今世界许多国家出现"中医热"，如果我们自己看不起中医，岂不是笑话？请酌。

钱运录
10 月 20 日

论中医药学理论体系的
构成和意义

　　我国传统医药学——中医药学，是我们中华民族的一份宝贵财富。它历史悠久，内容丰富。早在两千年前，就已具有了自己独特的比较完整和比较系统的理论体系。这个理论体系，在我国社会发展的过程中，受到了医疗实践的严格检验，并在这个严格检验的过程中，得到了丰富和完善。

　　所谓中医药学"理论"，是关于医学世界客观事物运动的基本规律的知识，而阐明医学世界客观事物诸方面运动的基本规律的理论相互区别、相互补充、相互联结而成为一个系统的知识整体，这就是中医药学"理论体系"。这个理论体系，由"阴阳学说"、"五行学说"、"藏象学说"、"经络学说"、"营卫气血学说"、"神志学说"、"津液学说"、"七情学说"、"六淫学说"、药物的"四气五味"、"升降浮沉"以及组方的"君臣佐使"、"大小缓急奇偶复"等等所构成，并以具有古代朴素辩证法思想的"阴阳学说"和"五行学说"为其哲学基础。这就使这个中医药学理论体系在认识和解说医学世界客观事物上具有了统一观和变动观，阐明医学世界各个事物都是在相互联系、相互依存和不断发展、不断变化的，从而规定了在中医药学临床医疗活动中，必须随着疾病的不断发展变化而改变自己的认识和治疗意见，必须对具体问题进行具体的分析，"病万变药亦万变"。这就是中医药学的"特色"，就是中医药学的"辨证施治"。

　　所谓"辨证施治"，它并不是中医药学的理论，而是中医药学理论体系指导临床医疗活动的思想方法，是中医药学在临床医疗工作中的活的灵魂，是唯物辩证法"具体问题具体分析"原则在临床医疗实践中的体现。中医药学由于这一"特色"的存在，使它和其他医学就具有了质的区别。辨证施治这一思想方法，使中医药学的临床医疗工作生机勃勃，在临床医疗活动中，贯彻了"实践第一"的观点，客观世界的不断变化促进着人们主观认识的不断发展，避免了"胶柱鼓瑟"、"刻舟求剑"、"守株待兔"和"病变而药不变"的机械观念和死板方式，发挥了中药治疗疾病的较大效用。在 20 世纪 50～60 年代，武汉某一研究机构，对一百多味常用的中药进行了实验研究，研究的结果表明，这一百多味中药中除"黄连"一药外，其余中药概无抑制细菌作用，而这些中药在中医药学理论体系指导下，用辨证施治观点加以配方使用，却治愈了包括细菌性疾病在内的许多疾病，已是不可辩驳的事实。如肺炎球菌引起的肺炎病人，在其出现某一特定证候的某一发展过程，则为麻杏石甘汤所治愈。

50 年代后期，四川某一医学院，曾对"黄连"一药从栽培到临床应用作了全面的综合性研究，结果发现黄连也有"抗药性"，然据辨证施治和配方使用，数千年来以至现在的医疗活动，则从未见其有"抗药性"出现。我们还曾用不含钙类药物的"温胆汤加石菖蒲、僵蚕"和"涤痰汤加僵蚕、远志"治愈了不同证候的缺钙患儿，等等。

在临床医疗工作中，有病人头痛、项强、身体疼痛、发热、微恶寒、喘气、咳嗽、口渴、苔薄黄、脉浮数，为温病在表，治宜辛凉发散，主以麻杏石甘汤；其迁延未愈，病邪传里，如其太阳阳明相传，邪入阳明之里者，证见壮热、心烦、口渴引饮，苔黄、脉洪大而数，为邪热内传阳明之经，治宜甘寒撤热，则主以白虎汤；如其太阳少阴表里相传，邪入少阴之里者，证见微热、心烦、精神萎靡，欲寐而又不能睡、呼吸气弱、口舌干燥、苔黑、脉微细数，为热盛阴伤，水火不交，治宜养阴清热，交通心肾，则主以黄连阿胶汤。此温病发展的不同过程，而治以不同方药，表明了中医药学辨证施治的高度灵活性；同时，此温病发展过程中的不同三方证，又决不能互易其方药，从而又表明了中医药学辨证施治的高度原则性。辨证施治对疾病的认识与处理，灵活性与原则性，都是建立在中医药学理论体系的基础之上的。没有中医药学理论体系的存在，就没有辨证施治这一特色的出现。

众所周知，医学世界有着无比的复杂性。许多疾病用现代检查手段，查不出或一时查不出其病的原因而束手莫治，中医药学却在其理论体系指导下，给以辨证施治则做到了对疾病的早期治疗，明显地减少了疾病治疗上"迁延时日"，"贻误病机"的可能性。

中医药学正是由于具有自己独特的比较完整而系统的理论体系，长期保持和丰富了辨证施治这一特色而具有无限生命力，在世界一些古医学都已消亡的今天，它却仍然屹立在世界东方，并还正在以自己的治疗效果和科学内容走向世界。

中医药学理论体系，虽然是在医学世界规律性变动不居的基础上产生而具有十分丰富的辩证法思想内容，但是它产生于数千年前的我国古代，由于历史条件的限制，未能也不可能和现代科学结合，使其没有能够得到现代科学的阐释，缺乏现代科学的语言和特征，保持了我国传统医药学的面貌。这样，对于没有中国民族文化素养的人来说，不易理解，很难学通，妨碍了中医药学对人类保健作用的充分发挥，也难以赶上时代的步伐。在现代科学飞速发展的今天，实有必要在保证和提高中医药学疗效的原则下，以辩证唯物主义和历史唯物主义为指导思想，运用现代科学的知识和方法，根据中医药学理论体系的内部规律对中医药学理论体系进行客观地切实认真地研究，以便将其纳入现代科学的轨道，推动中医药事业的发展。在这里，要求中医药学理论体系西医化，或对中医药揠苗助长，都是有害的，不可取的。

1990 年 2 月

正确对待民族传统医药学

　　我国民族传统医药学——中医药学，是一门具有数千年历史的古老的医学科学。它经验丰富，疗效确切，理论系统，文献充实，蕴藏着不可估量的内容，具有东方医学的特色。在世界一些古医学都早已消亡的今天，中医药学以独特疗效和科学价值正在显示出强大生命力。

　　然而由于近100多年来半封建、半殖民地奴化思想的影响，使一些人思想深处潜伏着一种民族自卑的心理，看不起自己的民族文化，鄙视我国民族传统的中医药学。新中国成立后中央制订了中医政策，创建了中医医疗、教学和科研机构，中医有了活动的舞台，中医药学有了独立发展的可能；1982年提出了"保持和发扬中医特色"，明确了中医药学发展的学术方向，1986年建立了国家中医管理局，使中医药学独立发展有了管理体制的保证；1988年组成国家中医药管理局，实行中医中药统一管理，为中医中药紧密结合、同步发展创造了有利条件。加之新中国成立后40多年来中医药学的社会实践，使一些人清楚地看到了中医药学的卓越疗效和强身保健的作用，而改变过去认为"中医治病是鸡叫天亮、鸡不叫天也亮"的错误看法。但是，在承认中医药学确有疗效的同时，仍然认为中医药学"不科学"，某些科学家，一直认为中医药学是一种"经验医学，不是科学"。这些科学家对待我国民族传统中医药学的态度似乎是非常不科学的。中医药学来源于长期社会实践，除有丰富实际经验外，还有完整的理论体系，有正确的思维方法。这何以谓之"不是科学"？何以只是一种"经验医学"？诚然，中医药学产生于我国古代，由于我国古代社会历史条件的限制，它未能也不可能和现代科学结合，因而其理论术语仍保持了固有的面貌，而缺乏当代的时代特征，其学术上也有不足之处。但是，绝不应该因此就得出结论说中医药学只是一种"经验医学，不是科学"。这种结论，是不符合唯物史观的。我们认为，应该说中医药学是一门古代科学，是不属于现代科学概念的科学。如果说古代科学不算是科学，只有现代科学算科学，那么，众所周知，现代科学是在西方十五世纪以后出现了实验科学才有的。如此，则对世界科学史的研究，就只能从十五世纪开始，而研究中国科学史，又只能从 1840 年鸦片战争以后帝国主义侵入中国时开始。而英国科技史学家李约瑟所写的《中国科学技术史》中记载的大多是在此之前的中国科学技术。显然，这种说中医药学"不是科学"的观点，实在是很不正确的。然而令人遗憾的是，正是这种很不正确的观点，却在一部分人中有着较大的市场。他们对中医药学始终抱着严重偏见，总认为中医药学"落后"、"不科学"。我们从不隐讳，中医药学产生于数千年前的古代，没有能够得到现代科学的阐释，缺乏现代科学的语言和特征，不易为人们所理解、所掌握、所利用，妨碍了中医药学对人类保健作用的充分发挥，且难以赶上时代的步伐。因此，有必要在保证和提高中医药学疗效的原则下，运用现代科学的知识和手段，根据中医药学内在规律，对中医药学的理论知识和实际经验进行客观认真地研究，使其进入现代科学的营垒，促进中医药学的迅速发展。这是中医药学发展的正确方向，也是我们应该长期努力的目标。充分发挥中医药学的作用和优势，是体现民族感情和爱国主义的一个方面。中西医学各有所长，也各有所短，一些人长期鄙薄民族传统医药学，40 多年来一直不把中医放到与西医同等重要的地位，对中医药学百般挑剔和限制，很少扶植，还一味地指责说："解放 40 年了，中医还是那么落后……"这里姑且不论新中国成立后 40 年里中医有没有变化，但指责不会使之变成"科学"。作为炎黄子孙，对历史造成民族文化中的不足之处，应该积极地去作扶植工作。

有些人在患病时要请中医治疗，但对中医药事业却不屑一顾和不支持。例如：一位患糖尿病的干部，就医于某中医老教授，却以一个只掌握风湿病秘方为人治病而根本不是中医的走江湖设擂台的骗子作为例子来说明中医"保守"和"落后"，表明了这些人对中医药学的极不正常的态度。尤其令人愤慨的是，许多钱被一些人挥霍浪费或因各种"关系"而送了人情，甚至通过"转化程序"进入私囊，而发展中医药学的事业却经费紧张。中医药学现代化，必须通过现代科学手段才能实现。这是一个普通的常识。笔者从事中医药学工作达 50 余年，要求配置 1 台国外已属淘汰产品、只价值几千元人民币的计算机，竟拖了 10年还是得不到。没有适当的事业经费，缺乏必要的科研设备和先进手段，中医药学怎能"现代化"？中医药学现代化是一项严肃的科研课题，不是"吹糖人"可以"一吹而就"，必须用科学态度来对待。它没有先进的科学手段和相应人才，在指责声中、吹嘘声中是达不到现代化的。要实现中医药学现代化，人们必须转变观念，提高对继承发扬民族传统医药学在我国人民思想建设和医学科学发展方面的重要意义的认识，克服偏见，认真贯彻党的中医政策，根据中医药学自身规律和我国中医药事业发展的实际，制订措施，增加投入，加强领导，端正方向，讲求实效，脚踏实地一步一个脚印地前进，完成这项光荣而艰巨的任务！

1991 年 6 月 10 日

正确对待民族传统医药学

发扬中医药学特色和优势提高
民族自信心和自豪感

　　毛泽东主席在《新民主主义论》一文中指出："中国的长期封建社会中，创造了灿烂的古代文化。清理古代文化的发展过程，剔除其封建性的糟粕，吸收其民主性的精华，是发展民族新文化提高民族自信心的必要条件。"江泽民总书记在庆祝中华人民共和国成立四十周年大会上的讲话中提出："要积极吸收我国历史文化和外国文化中的一切优秀成果，坚决摒弃一切封建的、资本主义的文化糟粕和精神垃圾。当前在这个问题上，要特别注意反对那种全盘否定中国传统文化的民族虚无主义和崇洋媚外思想。"因而我们今天有必要提高对我国民族传统医药学"中医药学"的认识，以便消除人们对它的偏见，从而采取积极态度和正确、得力的实际有效措施，对它加以认真的继承，并进而发扬光大之。

　　辩证唯物主义的认识论告诉我们："实践的观点是辩证唯物论的认识论之第一的和基本的观点"，"一切真知都是从直接经验发源的。"我国历史悠久，地大物博，人口众多，为我国人们的社会实践创造经验和积累经验，准备了优越无比的条件。我们伟大中华民族的一份宝贵财富"中医药学"，就是在这个条件下产生和发展起来的。

　　早在原始社会里，先民们在生活生产活动中，为了保持健康、战胜疾病，在长期实践的基础上创造了"砭石疗法"、"灸焫疗法"、"药物疗法"以及"按摩"、"导引"和"气功"。在商代甲骨文里，开始用文字记载了"首疾","目疾"、"齿龋"和"蛊疾"等等疾病，并记述了"治疗疾病"的情况。"殷"字的甲骨文，就是表明"医生手持针具为一大腹病人进行针刺治疗"的情状；《诗经》记载了"苤苢"（车前）、"莔"（贝母）、"堇"（乌头）、"蓷"（益母草）、"女萝"（菟丝）、"苓"（甘草）、"卷耳"（苍耳）、"茹藘"（茜草）、"果蠃"（括楼）、"蕳"（蕳）、"茨"（蒺藜）、"苕"（凌霄花）、"茑"（寄生）、"蕍"（泽泻）、"杞'（枸杞）、"伊威"（鼠妇）、"勺药"、"青蒿"、"桑黮"和"艾"等等数十种药物名称和"虐"（疟疾）、"噎"、"痛"、"狂"、"瘁"、"疷"等等疾病；《周易》记述了"眇"、"跛""天"（伤额）"（劓）（伤鼻）、"折肱"、"疑疾"、"夷于左股"（伤左腿）以及"女性不孕"和"妇孕不育"等疾病，并指出了某些病"勿药有喜"，不治而自愈；《尚书·说命上篇》提出了治疗上"药弗瞑眩，厥疾不瘳"的论点。《春秋左氏传》记载了人体发病的"六气病因说"等等。表明了我们古代医疗实践经验的逐渐积累和认识的逐渐提高。

《实践论》一文曾经强调指出："人类的生产活动是最基本的实践活动，是决定其他一切活动的东西。"我国历史发展到春秋时代，由于铸铁的出现，使我国古代农业、手工业和冶炼技术得到了巨大的发展，从而促进了我国古代各门自然科学的进步，医学也以前所未有的速度发展到一个新的阶段，因而战国后期就有了《黄帝内经》这一划时代的伟大医学巨著的问世。

《黄帝内经》一书，是我国古代医学家，在当时粗疏解剖的基础上，将其以前长期积累的医疗经验和生活经验以及零星的理论知识，采用当时先进哲学思想为指导加以总结、提高、升华，创造了中医药学系统理论，并记录了"九针"、"艾灸"、"药物"、"汤液"、"药酒"、"按摩"、"导引"、"行气"、'必齐"、"砭石"、"燔针"、"药熨"、"火焠"、"膏涂"、"洗浴"、"腹部放水"、"束扎肢端"、"手术摘除"以及"截肢"等治病方法，为中医药学以后的发展奠定了牢靠的基础。

上述情况表明，中医药学是我国古代劳动人民在长期与疾病做斗争中创造出来的；是我国古代劳动人民长期与疾病做斗争的经验总结。它包含着我国人民与疾病做斗争的丰富经验和理论知识，具备有比较完备

发扬中医药学特色和优势提高民族自信心和自豪感

系统而独立的理论体系，内容丰富多彩，是一个"伟大的宝库"。

中医药学理论体系，是由"阴阳学说"、"五行学说"、"藏象学说"、"经络学说"、"营卫气血学说"、"津液学说"、"神志学说"、"七情学说"、"六淫学说"、和药物的"四气五味"、"升降浮沉"以及组方的"君臣佐使"、"大小缓急奇偶复"等等所构成，并以具有古代朴素辩证法思想的"阴阳学说"和"五行学说"为其哲学基础，这就使这个中医药学理论体系在认识和解说医学世界客观事物上具有了统一观和变动观，阐明医学世界各个事物都是在相互联系，相互依赖和不断发展，不断变化，从而规定了在中医药学临床医疗活动中，必须随着疾病的不断发展变化而改变自己的认识和治疗意见，必须对于具体的问题进行具体的分析，"病万变药亦万变"，这就是中医药学的"特色"，这就是中医药学的"辨证施治"。

所谓"辨证施治"，它并不是中医药学的理论，而是中医药学理论体系指导临床医疗活动的思想方法"是中医药学在临床医疗工作中的活的灵魂"，是唯物辩证法"具体问题具体分析"原则在临床医疗实践中的体现，中医药学由于这一"特色"的存在，使它和其他医学具有了不同质的区别。辨证施治这一思想方法，使中医学的临床医疗工作生机勃勃，在临床医疗活动中，贯彻了"实践第一"的观点，客观世界的不断变化促进着人们主观认识的不断发展，避免了"胶柱鼓瑟"、"刻舟求剑"、"守株待兔"和"病变而药不变"的机械观念和死板方式，发挥了中药治疗疾病的较大作用。在 20 世纪的 50~60 年代，武汉某一研究机构，对一百多味常用中药进行了实践研究，研究的结果表明这一百多味中药中除"黄连"一药外，其余中药概无抑制细菌作用，而这些中药在中医药学理论体系指导下，用辨证施治观点加以配方使用，却治愈了包括细菌性疾病在内的许多疾病，已是不可辩驳的事实，如肺炎球菌引起的肺炎病人，在其出现某一特定证候的某一发展过程，则为麻杏石甘汤所治愈。50 年代下半期，四川某一医学院，曾对黄连一药从栽培到临床运用，作了全面的综合性研究，结果发现黄连也有"抗药性"出现，然据辨证施治和配方使用，数千年来以至现在的医疗活动，则从未见其有"抗药性"出现。我们还曾用不含钙类药物的"温胆汤加僵蚕，石菖蒲"和"涤痰汤加僵蚕、远志"，治愈了不同证候的缺钙抽搐患儿。

在临床医疗工作中，有病人头痛、项强、身体疼痛、发热、微恶寒、喘气、咳嗽、口渴、苔薄黄、脉浮数，为温病在表，治宜辛凉发散，主以麻杏石甘汤；其迁延未治，病邪传里，如其太阳阳明依次相传，邪入阳明之里者，证见壮热、心烦、口渴引饮、苔黄、脉洪大而数，为邪热内传阳明之经，治宜甘寒撤热，则主以白虎汤；如其太阳少阴表里相传，邪入少阴之里者，证见微热、心烦、精神萎靡、欲寐而不能睡，呼吸气弱、口舌干燥、苔黑。脉微细软，为热盛阴伤，水火不交，治宜养阴清热、交通心肾，则主以黄连阿胶汤。此温病发展的不同过程，而治以不同方药，表明了中医药学辨证施治的高度灵活性；同时，此温病发展过程中的不同三方证，又决不能互易其方药，从而又表明了中医药学辨证施治的高度原则性。辨证施治对疾病的认识与处理，灵活性与原则性，都是建立在中医药学理论体系的基础之上的。没有中医药学理论体系的存在，就没有辨证施治这一特色的出现。

众所周知，医学世界有着无比的复杂性，许多疾病在其他医学用现代检查手段查不出或一时查不出其病原因而束手莫治时，中医药学却在其理论体系指导下，给以辨证施治则做到了对疾病的早期治疗，明显地减少了疾病治疗上"迁延时日，贻误病机"的可能性。

中医药学正是由于具有自己独特的比较完整而系统的理论体系，长期保持和丰富了辨证施治这一特色，而具有无限生命力，在世界一些古医学都已消亡的今天，它仍然屹立在世界东方。

中医药学几千年来，保证了我国民族的繁衍和昌盛。它在我国社会发展的漫长过程中，受到了医疗实践的严格检验，并在这个严格检验过程中，得到了巩固、丰富和完善。它总是随着时代的前进，吸取时代的养料一步一步地把自己推向一个新的高度。它是在我国民族的临床医疗实践中创造和发展起来的，因而完全符合我国民族医疗的实际。同时，它在一千多年以前也开始了走出国门外，为世界一些国家的人民健康服务，并不断对世界一些国家民族中符合中医药学需要的有关医药学内容加以吸收消化而充实了自己。这表明中医药学从来就具有不断发展和开放的性质。

今年二月，前卫生部长崔月犁同志，在日本东京举行的"中国中医研究院与日本津村株式会社中医药合作研究 10 周年学术会议"上所做的题为《促进中医药学的国际交流与合作》演讲中说："中医药学作为一门科学，具有独特而完整的理论体系和丰富的实践经验，在防治疾病过程中具有许多独具特色的优点和长处。中医药疗效可靠，适应证广泛，对于某些西医药目前还缺乏有效疗法的疑难疾病及高龄化社会带来的老年病等，在防治上有很大的优势。中药大多是天然动植物产品，没有或很少有毒副作用，并且能减轻或消除某些化学药物所产生的毒副作用，不少中药还具有提高机体免疫功能和保健强身、延缓衰老的作用。中医药学防治疾病的方法丰富多彩，除药物疗法外，还有针灸、推拿按摩、气功等非药物疗法，其特点是通过调动人体固有的自我修复能力治愈疾病，在医疗、康复、保健、预防等方面具有许多优越性。""……中国医药学不仅丰富了人类保健事业的手段，而且在更高的层次上提出了关于人类健康的新思维，开拓了人类生命科学的新领域。"这就阐明了中医药学科学的内涵。

近些年来，世界药源性疾病猛烈增多，数百种化学药品被禁止使用。这就显示了我国民族中医药学的无比优越性。现在它正以自己的治病效果和科学内容大踏步地走向了世界，受到各国人民的欢迎，引起了一些国家医学家的浓厚兴趣，开始了积极学习和认真研究。然而中医药学虽是在医学世界变动不居的医疗实践基础上产生而具有十分丰富的辩证法思想内容，但是它产生于数千年前的我国古代，由于历史条件的限制，未能也不可能和现代科学结合，使其没有能够得到现代科学的解释，缺乏现代科学的语言和特征，保持了我国传统医学的面貌，而且它的辩证法思想也带着朴素的自发的性质，规定了它的基本理论解释医学世界的笼统性，因而不能完全适应医疗工作中"具体问题具体分析"的"辨证施治"的要求。这样，对于没有中国民族文化素养的人们，就不易理解，不易掌握，从而妨碍了中医药学对人类保健事业作用的充分发挥，作为中医药学发源地的中国，应该切实扶植中医药事业，在保证和发扬中医药学疗效的原则下，以唯物主义辩证法为思想指导，运用现代科学的知识和方法，根据中医药学的自身规律，对中医药学进行客观地认真地研究，积极发扬中医药学的特色和优势，使之尽快走上现代化，推动中医药事业的发展，以便中医药学在为我国人民和世界人民的保健事业上发挥更大的作用，在丰富和发展世界科学上做出积极的贡献。这就有益于我国人民的思想建设，有利于从一个侧面提高我国人民的民族自信心和民族自豪感。

1991 年

发扬中医药学特色和优势提高民族自信心和自豪感

切实把握中医药学精髓及其正确发展方向

目的：探讨中医药学的精髓所在及其今后发展的正确方向。

方法：认真研究《黄帝内经》、《伤寒论》和《金匮要略》等经典古籍，正确理解文中之意，不要用文字的今义释其古义。对于书中不一致的问题，要在临床实践中验证孰对孰错；还可根据成书的历史年代分别考察，加以解决；各种典籍中如有不一致之处，就放到中医药学经典著作中考察，合于经典著作学术思想者则是，悖于经典著作学术思想者则非。还应借助现代一切检查手段延伸我们的感官作用，扩展"望闻问切"四诊，以认识人体深层病理变化。

结论：中医药学是我们祖先遗留下来的一份宝贵文化遗产，应学好中医药学经典著作，切勿废医存药或中医西化。

1995 年 5 月

保持中医药学的特色在实践中发展

依据辩证唯物论和历史唯物论的观点："一切真知都是从直接经验发源的"。我国历史悠久，地大物博，人口众多，这就给创造和积累直接经验准备了优越的条件。我们祖先就是在这种优越条件下，在生产斗争与疾病斗争的长期过程中，逐渐积累了大量的直接经验，在朴素辩证法思想指导下，通过对这些大量的医疗经验，生活经验和解剖经验的整理、总结、升华，使之上升到理性阶段，创造了我国独特的中医药学理论体系。

这个理论，来源于人们实践的直接经验，有牢靠的经验基础，在指导数千年医疗实践的活动中，又不断地创造了新经验和完善发展了理论。它以阴阳、五行、藏府、经络、营卫、气血、精、神、津液以及六淫、七情等理论知识，阐明了人体与自然和社会环境的统一性及人体各部组织的相互联系、相互依存、相互制约的整体关系；阐明了人体解剖、生理、病理、病因、发病、诊断、治则、治法、预防、养生等知识；体现了整个医学世界的变动不居。正是这一理论思维，使中医药学的临床医疗工作摆脱了"刻舟求剑"、"守株待兔"的形而上学的羁绊，而变得生动活泼、充满生机。从而构成了中医药学辨证施治的特色，构成了中医药学与其他医学的质的区别，故历数千年而未衰，至今犹屹立在世界医学之林的东方。

然而由于社会历史条件的限制，中医药学未能与现代科学结合。所幸的是，党和国家对中医药事业十分重视，尤其是近几年，对发展中医药学的各种工作都是卓有成效的。

现在大方向都明确了，一个就是继承发扬中医药学术，有继承有发扬，不继承就不好发扬。但继承到什么时候，又怎么发扬呢？现在就有不同看法了。有人认为不能老是继承，有人则一说发扬就是西医。我认为现今的学术，一切要从病人出发，临床上中西医合作完全必要，但决不能代替学术上的中西医结合。学术上的中西医结合必须要在理论上有机地结合在一起，当然这不是在短时间内就能解决或改变的。目前临床上用中药加西药，或用西医的诊断、西医的理论，最后用中药处方，或中药与西药同时使用，这都不是中西医结合。

中医有中医的特点，目前越来越受到世界的欢迎，正说明了它的生命力，这主要是在于它的实践性，它是在实践（多数是通过人实践的）中诞生的，这与西医的实验基础不一样。

客观地讲，动物实验是必不可少的，是需要的，但这只能作为参考，如果把这些等同于人的话就错了。

中医学术越来越为世人所接受、所认识。可以说，科学越发展，则中医越易被认识，越能揭示其内涵。因此我们希望科学更快地发展。中医有不少内容，因受科学发展程度所限而未被揭示，并曾受到批判，现在则不同了，如"五运六气"，以前是被批判的，现在则创造了"气象医学"，又受到重视了。当然这只是一个例子，类似事例还有很多。

中医的确还有不少内容我们还没有认识它，准确地讲是现代科学还未认识它。有学者因此而认为中医是不科学的，这是不妥的。应当说中医学不是现代实验科学的科学，不是现代科学概念的科学。因为谁也不敢说古代科学就不是科学，否则所谓"科学史"不就成了一堆废纸了吗？所以，中医学是科学，是古代科学，它有丰富的科学内容，中医的理论术语保持着原来的固有的科学面貌，在语言上没有现在的时代特征，更有不少词汇现在还找不出相应的词句代替它，这些是需要发展的。

此外，中医的理论可以指导中医的实践，这能不能发展，我认为能发展。因为中医学在古代就是不断发展的，现在仍可以发展，只是目前中医的这种发展太慢了，否则跟不上时代的步伐，别人就不能理解你，更不易掌握。

如何评价这些年来的继承工作呢？学术上是怎样发展的，我认为有以下几方面。

1. 中医要保持特色。中医的特色，简单地讲就是"辨证施治"。"辨证施治"不是中医理论，而是中医临床工作的思维方法，这种方法是非常科学的，要保持。从理论上而言，中医需要发展。中医理论是朴素辩证法，这是中医一大缺陷。主要在于它解释事物笼统，不太清楚。如诊断"肝气郁结"或"肝气不舒"等，可能治疗原则相同，但不同的人开的药物就不会一样，这种情况西医就不存在。我认为，这就是中医理论不能适应实践工作的需要，理论的哲学基础是朴素辩证法，就决定了理论的笼统性。但临床工作中的辨证施治，又要求具体问题具体分析，非常具体，那么理论上的笼统与在临床上要求的具体就很不相适应。中医的理论是来之于临床的，所以搞基础也要搞临床，不然你就不可能对中医有深刻的理解。

就目前而言，发展中医的关键应有两方面内容（或步骤）。

1.1 用中医传统思维观点，把中医的理论系统化。用传统理论思想，又用这个时代的语言来把古代的内容加以系统化，加以整理。同时在传统理论的指导下，继续实践，继续创造经验，不断总结。这样也可以丰富理论，在理论上使它更系统、更完善。

我们完全可以在不违背古代内容的基础上，把它解释得更清楚，说得更明白。只有这一工作做好了，才能为中医现代化创造条件。简言之，你系统化，完善了，又有丰富的理论，那就容易现代化了。

1.2 在实践基础上，在我们的医疗实践工作中，利用现代科学手段，采用现代检查中的一切手段，来为我服务。但既不能为西医所作出的结论牵着鼻子走，更不能不相信它，因为它是客观存在的。

如治疗肾炎、蛋白尿，某些医生只知道用党参、黄芪等中药，不会辨证加减，因而时常效果不好。但当肾炎症状消除了，只有尿蛋白存在时，你又不得不相信病仍未好，有蛋白即是个客观存在。所以，我们有时需要借助现代科学技术，来进一步认识人体内部的变化。即把这种变化当作症状之一，什么时候它占主导地位，什么情况下它是次要的，什

保持中医药学的特色在实践中发展

么情况它根本没有价值。如有的发热或血压高，单纯退热、降压有时无效，而中医辨证用药效果却很好。那么为什么有些西医仪器检查还要用呢？就是要大量积累资料，积累之后，再用中医理论，用中医的辨证思维方法来对这个治疗进行分析，找出新规律，把现代检查纳入到辨证施治中去，以此发展辨证施治，我讲的辨证施治发展，就是这样来发展。

我们的中医院不要怕含西（医）量高，关键是我们要善于利用这些手段、这些设备来丰富中医，而不是被它牵着鼻子走。我们不能因为新东西出现而害怕，中医发展需要这些东西。我们就是要在实践中采用一切西医的检查手段，通过积累的资料和经验，做全面分析总结，肯定能找出新规律，这样才能发展中医，而不是关起门来中西医结合。

2. 中医现代化问题。中医最终要发展，必须以实现现代化。所谓现代化，不是西医化。它是要用现代的科学、技术来对中医的基本理论和实践经验，根据中医药学的内部规律，进行认真的、实事求是的科学研究，通过这样长期的研究，用现代科学揭示中医的科学内容，把它提高到现代科学水平，或者说用现代的科学来进行阐述，这个工作很漫长，我们只能一步一步走。

1997 年 4 月

对实现中医药学现代化的一点看法

　　依据辩证唯物论和历史唯物论的观点："一切真知都是从直接经验发源的"。我国历史悠久，地大物博，人口众多，这就给创造和积累直接经验准备了优厚的条件。我们祖先就是凭借这些优厚条件，在生产斗争以及与疾病做斗争的长期实践过程中，逐渐积累了大量的直接经验。在朴素辩证法思想指导下，通过对这些大量医疗经验、生活经验和解剖经验的整理，总结、升华，使之上升到理性阶段，创造了我国独特的中医药学理论体系，这个理论，来源于人们实践的直接经验，有牢靠的经验基础，在指导数千年医疗实践活动中，又不断创造了新经验和完善发展了理论。它以阴阳、五行、藏府、经络、营卫、气血、精、神、津液及六淫，七情等理论知识，阐明了人体与自然和社会环境的统一性及人体各部组织的相互联系、相互依存、相互制约的整体关系，阐明了人体解剖、生理、病理、病因、发病、诊断、治则、治法、预防、养生等方面知识，也体现了医疗上"病万变药亦万变"的思维方式，体现了整个医学世界的变动不居。正是这一理论思维，使中医药学的临床医疗工作摆脱了"刻舟求剑"、"守株待兔"形而上学的羁绊，而变为生动活泼，充满生机。从而构成了中医药学辨证施治的特色，构成了中医药学与其他医学质的区别，故历数千年而未衰，至今犹屹立在世界医学之林的东方。然而由于社会历史条件的限制，中医药学未能与现代科学结合，理论、术语现仍保持着古代的原有面貌，缺乏现今时代特征，且其理论的哲学基础为朴素辩证法，虽然阐释了医学世界的整体性和变动性，但在说明医学世界的具体事物时则嫌笼统，不甚清晰，而临床医疗工作的指导思想则又要求对于具体问题进行具体分析的辨证施治，于是二者显现了一定程度的距离，指导临床医疗活动的理论不能完全适应临床工作的要求，这就限制了其作用的充分发挥。

为了提高中医药学，使之赶上时代的步伐，充分发挥其作用。为世界人民的健康事业做出贡献，必须以辩证唯物主义和历史唯物主义为指导思想，在保持中医药学特色和疗效的原则下，积极努力地利用现代科学技术促成其快速发展。

任何一门学科总是不断地要有所发展，才能具有顽强的生命力。中医药学是一门古老而又有较大实用价值的学科，其中还蕴藏着许多尚未被现代科学所揭示的科学内容，因而就更需要有所发展，其实千百年来中医药学也从未停止过其发展。在目前，除需要继续推动中医药学沿着传统道路发展外，尤为重要的则是促使中医药学尽快地实现现代化。实现中医药学现代化当从两个方面进行。

第一、借用现代科学仪器的检查，促进中医药现代化。现代科学发展迅速，研制出不少先进科学仪器。随着每一种新仪器的出现，西医学非常敏感的借用过去为其发展服务，促进了西医学的发展。那么中医药学也同样可以借用这些科学仪器，以促进自身的发展，即是说一切现代科学检查手段，如生物学的、化学的、物理学的、光学的、电学的、声学的等等，小到体温计、听诊器，大到 CT、核磁共振等均可以加以利用。众所周知，中医传统诊断疾病的方法，主要是望、闻、问、切四诊，凭借这四种诊断方法开展医疗活动，保障了人体的健康，促进了古代医学的发展。然而也毋庸讳言，有一些更深层次的病理变化，单凭我们的感觉器官是不可能了解的，这就必须借助现代科学技术的检查手段，从而延长我们的感官作用，去了解它们，如同我们眼力所不及，必须借助望远镜一样。问题的关键就在于我们应用什么样的观点去认识用这些科学仪检查出来的结果。中医药学与西医药学是两个决然不同的理论体系。运用中医药学治疗疾病，对于运用现代科学手段检查的结果，自然不能靠西医学上已有的结论去遣方用药，而必须自己积累资料创造经验。如果抛弃中医药学理论知识和临床思维方式，抛弃病人的全部证候而只抓住现代手段检查的结果当作唯一对象，且根据西医学上已有的结论，想当然的拼凑几样中药去消除检查所见者，这样去治疗疾病，自然是不会收到好的治疗效果的。我们曾经看到，一位慢性肾炎患者，化验检查尿蛋白＋＋＋＋，某所谓肾病专家用补脾益气药治疗一年余，服药数百剂，方药未变，尿中蛋白未变，脉证未变，这说明补脾益气药并不是消除尿中蛋白的唯一方药，更不是消除尿中蛋白的特效方药。根据我们的经验，中医药学治疗肾炎，有用辛温发表法消除尿中蛋白者，有用泻肺消肿法消除尿中蛋白者，有用清热利水法消除尿中蛋白者，还可能有用其他中医药疗法消除尿中蛋白者。尿中蛋白只是肾炎病人的临床表现之一，在肾炎病人全部证候中所居的矛盾地位。因而必须将其纳入肾炎病人的全部证候中去辨析，去对待，才有可能对它得到接近正确的认识，从而创造出消除尿中蛋白的有效疗法。所以，依据唯物辩证法的思想方法，是将用现代科学手段检查所获得的结果，看作病人的一个或数个临床证候，同用传统四诊方法所收集到的各种病情资料放在一起，根据中医药学基本理论进行综合分析，辨证治疗，即是将用现代科学手段检查所获得的各种结果，作为临床证候观念入辨证施治的轨道。当病人自觉证候消失，而只剩下用现代科学手段检查的异常结果时，那么这些检查的异常结果这时便上升为主要矛盾。由于受时代的限制，古人没有能够发现这个矛盾，因而也就没有给我们留下解决这类矛盾可代借鉴的经验，这就需要我们不断地通过临床实践，积累新的资料，创造新的经验。总之，我们必须老老实实地，脚踏实地地，不间断地如此积累临床资料，以中医药学传统理论为指导，对资料进行认真细致的分析，找出施治，推动中医药学尽快地实现现代化，为全人类的健康发挥其应有的作用。

第二、运用现代科学的理论、方法和手段揭示中医药学理论的本质。中医药学理论，是指包容在中医药学理论体系中的各种学说，即阴阳、五行、藏府、经络、精、气（包括营气、卫气、宗气、藏府之气、经络之气等）、血、津、液、神、病因、病机、诊断、治则、治法、四气五味、升降浮沉、君臣佐使等等。这些理论是在古代朴素辩证法思想指导下，对大量临床经验的总结和升华，又反过来有效地指导着临床实践，经受了千百年临床实践的检验，这就充分地证明了它具有可靠的科学价值。但这些理论产生于我国古代，因而它没有也不可能同现代科学相结合，时至今日，它仍然保持着古朴原始的面貌，缺乏时代特征。这样就难以为更多的人接受和掌握，同时也限制了其推广与传播，阻碍了其作用的充分发挥。为了医药学发扬光大，让更多的人能够接受它，利用它，并使之能为世界人民的健康有服务，我们应利用一切可以利用的现代科学的理论知识与方法，对中医药学理论知识和实际经验，进行认真、持久深入研究，以揭露中医药学理论的本质，并用现代术语加以阐释，从而使之步入现代科学的殿堂。这是一项有利于中华民族及其子孙的伟业，应当切实抓紧抓好。在进行这项研究工作时，必须十分强调理论对实践的依赖关系，所以我们主张要以实践为基础，离开了实践所形成的理论，就是空洞的理论。其二就是对于一时还不能为现代科学所能解释的中医药学理论，绝对不要随便认为是糟粕而予以轻易地否定，应当将之暂时搁置一旁，以待现代科学进一步发展了，再去揭示其科学的内涵。《老子》说："合抱之木，生于毫末；九成之台，起于垒土；千里之行，始于足下。"实现中医药学现代化，是一项系统、宏伟而又持久的工程，必须从现在做起，从一点一滴做起，我们坚信，经过几代人坚持不懈的努力，这个目的是一定能够达到的。随着中医药学理论之谜的揭示，必将有力地推动生命科学的发展。

最后要指出的是，上述两个研究方法并非是互不相干彼此孤立的，两者之间是相互联系、相互启迪，相互渗透，相互促进，相辅相成的。虽然方式不同，但是目的是一致的，可以说是殊途同归，就是推动中医药学不断地向前发展，进而促使其尽快地实现现代化。

1997 年 6 月

正确利用现代科学技术促进
中医药学辨证施治的发展

——为纪念"3·17"国医节而作

中医药学，是我们祖先在长期与疾病做斗争的医疗实践中逐渐创造出来的。它在我国社会发展中，保证了我们中华民族的繁衍和昌盛，受到了长期医疗实践的严格检验，并在这个严格检验过程中得到了巩固和发展。它有着比较完整的理论体系，有着丰富多彩的医疗方法，经验丰富，疗效可靠，确实是一个"伟大的宝库"。中医药学有着明显的东方医学的特色，是我们祖先遗留下来的一份宝贵的文化遗产，是我们民族的瑰宝。然而在南京政府统治的民国年间，余岩等民族虚无主义者，却对它极尽了诬蔑、攻击之能事，说什么"旧医一日不除，民众思想一日不变，新医事业一日不向上，卫生行政一日不能进展"，必欲消灭中医而后快。1929 年南京政府在其召开的第一次"中央卫生委员会议"上，置民族利益于不顾，竟通过了余岩等提出的所谓"废止旧医以扫除医事卫生之障碍案"，企图在全国范围内消灭中医，激起了全国人民的反对，各地中医药界和一些有识之士纷纷起来组织"请愿团"，并联合推出代表于 1929 年 3 月 17 日向南京政府请愿，迫使南京政府取消了"中央卫生委员会"议决的这一消灭中医的法案，全国中医得以保留下来，在九百六十万平方公里的土地上争得了生存空间，但南京政府则从此对中医不问不闻，而听其自生自灭，余岩等犹不甘心其自己失败，在中华人民共和国建立后，于1950年全国卫生工作会议上则变换手法，抛出一个所谓"改造旧医实施步骤草案"，并得到了通过，企图对中医实行"淘汰多数，保留少数，加以改造，变为医助"的四十年消灭中医计划。继之在全国开展了中医登记工作，用西医课目考试中医。1954年10月20日《人民日报》发表了《贯彻对待中医的正确政策》的社论，接着公开点名批判了当时卫生部主要领导人轻视、歧视和排斥中医的错误思想，纠正了当时中医工作上的错误做法。于是，中医教学、科研、医疗机构在全国应运而生，中医有了用武之地，在广大人民群众的保健事业上发挥了积极作用，施展了才能。治疗疾病不"刻舟求剑"，坚持着"病万变药亦万变"（《吕氏春秋·慎大览·察今》语）的生动活泼的医疗思想，治愈了"世界上的大夫没有能治好"的病（见《健康报》1955年11月18日第二版），把一个再生障碍性贫血患者，从死亡线上救了回来。对某些现代难治疾病，中医药学都具有一定的治疗优势，尤其在疾病康复和延缓人体衰老方面，更是具有无比优越性。

随着世界药源性疾病的不断增多，人们在医疗和保健上都要求回归自然，中医药学这就首当其选了。它以自己的可靠疗效和安全无害的特点走向了世界一百二十多个国家和地区，分担了世界人民健康事业的责任，受到了各国人民的欢迎。

我们今天纪念国医节，就是要不忘历史，就是要不忘先贤们维护正义，不畏权势，据理力争的操守。保存中医的历史功勋，就是要进一步继承发扬中医药学，把中医药事业推向前进。宋代医学家史崧在《灵枢经·叙》中说："夫为医者，在读医书耳。读而不能为医者有矣，未有不读而能为医者也"。中医药学典籍"出则汗牛马，入则充栋宇"，内容十分丰富，学术博大精深，全国中医药界同仁要勤于读书，勇于实践，认真总结，不断提高，努力挖掘这一"宝库"中的丰富宝藏。在充分发挥中医药传统优势的同时，还应积极吸取现代科学技术的成果，借助现代一切检查手段，来延伸我们的感觉器官，扩展中医药学"望"、"闻"、"问"、"切"的"四诊"，以认识人体深层的病理变化，并在实践中逐渐积累起大量资料，坚持不被别人已有的结论牵着鼻子走，用中医药学理论体系为思想指导，对占有资料进行认真细致的研究分析，找出新的规律，把它纳入辨证施治的轨道上去，从而发展中医药学的辨证施治。不以现代科学技术的知识和方法来发展中医药学，是愚蠢的；而机械地搬用现代科学技术的知识和方法，不进行中医药学的创造性劳动，被别人已有的结论牵着鼻子走，同样是愚蠢的。

中医药学在吸取、利用现代科学技术、走向现代化的过程中，要吸取教训，防止西化，切切不要丢掉了自己的特色和优势，不要丢掉了自己的活的灵魂。应该记住，数十年的经验证明：废医存药，中医西医化是害人害己，是绝对没有出路的。

1999 年 3 月 10 日

正确利用现代科学技术促进中医药学辨证施治的发展

切实把握真正中医药学及其正确发展

　　根据辩证唯物论的认识论观点："一切真知都是从直接经验发源的"（见《毛泽东选集》第 276 页）。中国历史悠久，地大物博，人口众多，这就为创造和积累直接经验准备了优胜条件。我国先民就是在这种条件下，通过与疾病的长期斗争和长期生活实践，积累了大量的直接经验。逮至春秋战国时期，古代医学家们通过对这大量实际经验的总结，创造了比较系统的中医药学理论体系，产生了一部划时代的医学巨著——《黄帝内经》，从而奠定了我国医学发展的牢靠基础，并规定了而后我国医学的发展方向。

　　中医药学，在我国社会发展的长时期里，保证了我中华民族的繁衍和昌盛，同时也受到了长期临床实践的严格检验，并在这个严格检验的过程中，得到了巩固和发展。它有着比较完整的理论体系，有着丰富多彩的医疗方法，经验丰富，疗效可靠，确实是一个"伟大的宝库"。中医药学有着明显的东方医学的特色，是我们祖先遗留下来的一份宝贵文化遗产，是我们中华民族的瑰宝。

　　中医药学理论体系以我国古代朴素辩证法为哲学基础，阐述了医学世界是一个统一的整体，并且是"变动不居"而在不断发展，不断变化。正是基于"医学世界的统一性和变动性"这一理论思维，使中医药学的临床医疗工作摆脱了"刻舟求剑"、"守株待兔"、"砍倒树捉八哥"的形而上学的羁绊，而变为生动活泼、充满生机。"病万变药亦万变"（见《吕氏春秋·慎大览·察今》），从而构成了中医药学辨证施治的特色，并使中医药学理论紧紧依赖于临床医疗实践，医疗上确立了"唯变所适"的治疗原则，构成了中医药学与其他西方医学的质的区别。故历数千年而未衰，近百年来虽经数次摧残，然至今仍然屹立在世界东方，正体现了中医药的科学价值和强大的生命力！

中国在长期社会发展中，由于具有优胜条件的作用，创造和积累了大量的有关医事的直接经验，从而形成了"出则汗牛马，入则充栋宇"的非常丰富的中医药学典籍。前面开头引用过《毛泽东选集》第276页的话："一切真知都是从直接经验发源的"，"但人不能事事直接经验，事实上多数的知识都是间接经验的东西，这就是一切古代的和外域的知识。这些知识在古人在外人都是直接经验的东西……"表明了中医药学各种典籍，记载了中医药学的丰富经验和理论知识，是古人和他人的直接经验。在我虽为间接经验，但毕竟是人类经验，先学之再加以实践验证之，使之变为自己的东西，变为自己的直接经验，变为自己的真正知识。

宋代史崧在《灵枢经·叙》中说："夫为医者，在读医书耳。读而不能为医者有矣，未有不读而能为医者也。不读医书，又非世业，杀人尤毒於挺刃"。欲为医者，除存"治病救人"之志外，必须认真熟究中医药学各家典籍，力求掌握较多的古代医学家的经验知识，以便为自己在这一领域的占有份额和为认识临床、处理疾病打下坚实牢固的基础，坚持理论对实践的依赖关系，坚持理论与实践的统一。要做到这一点，除认真学习《实践论》、《矛盾论》，树立辩证唯物主义和历史唯物主义的正确观点，以武装自己思想外，常言说："察往以知来，博古而通今"，必须首先学好中医药学经典著作。《黄帝内经》包括今世流传的《素问》和《灵枢经》二书。它是我国医学家长期实践经验的总结，是中医药学的理论基础，数千年来指导着中医药学的医疗实践，规定着我国医学的发展方向，还记载着丰富多彩的中医治病方法。依据辩证唯物主义的观点，没有理论的实践，是盲目的实践。学好《黄帝内经》的内容，就能够站在理论的高度。认识实践，把握未来，并从医学理论上和读书方法上为阅读中医药学各种典籍奠定基础。《伤寒论》和《金匮要略》二书，本是后汉张仲景撰著的《伤寒杂病论》一书的两个部分，在流传过程中逐渐形成为二书的。它突出地体现了中医药学的辨证施治思想体系，比较系统地论述了临床医疗工作中辨证施治，要求治病必须"随证治之"，做到"病万变药亦万变"，给了人们医疗工作以正确的思维方法。为了正确有效地继承发扬中医药学，应当诚实的学好中医药学经典著作，以利于对中医学术的正确掌握和准确利用。然中医药学经典著作的成书年代都较早，距今已有一千七、八百年甚至两千多年的时间，随着社会历史的发展，书中不少文字的义训也发生了很大变化，用文字的今义以释其古义，显然是不大可通的，而且在其长期流传过程中，亥豕鲁鱼者有之，脱落错简者有之，这就需要一定的阅读古书的方法，需要在中医药学基本理论和实际经验基础上，运用训诂学和校勘方法甚至还有古文字学、方言学以及历史学等等求得解决。否则，理论不通，证候谬误，何以辨证而施治？这里且举三例以示之：如《素问·通评虚实论》说："乳子而病热，脉悬小者何如？……""乳子中风，热，喘鸣肩息者，脉何如？岐伯曰：喘鸣肩息者，脉实大也，缓则生，急则死"。其"乳子"一词，有释为"婴儿"者，有释为"妇人哺乳期"者，皆未是。婴儿生病的诊法，只有"望络诊"，没有"切脉诊"。此言"脉悬小"、"脉实大"，与婴儿何与？至于释为所谓"哺乳期"，其时间可长可短，不确切。《说文·乙部》说："乳，人及鸟生子曰乳，兽曰产"，《史记·扁鹊仓公列传》说："菑川王美人怀子而不乳"，司马贞索隐："乳，生也"，是"乳子"，即"产妇"也。再如《伤寒论·辨太阳病脉证并治中篇》说："衄家，不可发汗，汗出必额上陷脉急紧，直视不能眴，不得眠"。此"额上陷脉急紧"，本谓"额角部陷中之脉急紧"，却被人们读为"额上陷，脉急紧"而成了"额部下陷，寸口脉急紧"。试问谁在临床上见过：一个好流鼻血的人有表证，只一发汗就会出现"额骨塌陷"？又例如《金匮要略·五藏风寒积聚病脉证并治》说："问曰：三焦竭部，上焦竭善噫，何谓也？师曰：上焦受中焦，气未和，不能消谷，故能噫耳；下焦竭，即遗溺失便，其气不和，不能自禁止，不须治，久则愈"。此文三"竭"字，皆当读为"遏"，正气阻遏，气机失常，在上焦则噫气，在下焦则遗溺失便，一旦正气和调流畅，气机复常，则其病即愈。如以"尽"字释此"竭"义，则于医理不通矣。

上述中医药学的几部经典著作，一直指导了中医药学的医疗实践，并促使中医学术代有发展，是每个修习中医的必读之书。但其又都是一千七百年前的经验，因而，还应当学习其后的各家医药典籍，以补充后世发展的经验知识。这些经验知识，也跨越有一千七百年之久，故其各种典籍，由于其成书年代不同，地区有别，还有作者的经验知识以及思想方法的差异，学术思想不可能完全一致，甚至还会出现相左之处。如此，何所适从？这似乎可用下列方法取舍之：

一、依据辩证唯物论的观点，"实践是检验真理的唯一标准"。把各典籍中不相一致的问题，放到医疗实践中去进行临床验证，以考察其是非。合乎实践者是，不合乎实践者非，两者皆合乎实践则兼收并蓄之，两者皆不合乎实践则根据"人不能事事直接经验"的规律而予以保留，其明显属于糟粕者则扬弃之。

二、一定历史时期内的文化艺术（包括语言文学），有一定历史时期的特点。把不相一致的问题放在其典籍各自成书的特定时代去分别考察，以求解决。

三、常言说："群言淆乱衷于圣"。各种典籍，都是其作者在《黄帝内经素问》、《灵枢经》、《伤寒论》、《金匮要略》和《神农本草经》等中医药学经典著作的指导下，通过自己的长期实践而总结其实际经验撰著的。在典籍中如遇有不相一致的问题，就放到中医药学经典著作中去加以考察，合于经典著作学术思想者则是，悖于经典著作学术思想者则非。

另外，在广泛阅读各种典籍以求得中医药学的全面知识的基础上，还得选择自己具有兴趣、社会实际需要的一或两个科别作为专攻，认真学习，深刻钻研，对其精读细究，力求占有其科的各个有关方面，达到精专，即有中医药的广博知识，又学有专长。

俗话说："熟读王叔和，不如临证多"，"没有实践的理论，是空洞的理论"。因此，学习中医药学各种典籍，必须与临床医疗实际紧密结合，勇于实践，反复实践，努力把古人的经验知识变为自己的东西，做到学、验俱丰，不盗名，不窃誉，不剽窃别人成就，不占有他人果实，依靠自己辛勤劳动，掌握知识，结出硕果，使自己成为一个名副其实的真正的像样中医，并在继承发扬中医药学的道路上有所前进，为中医药学这个"伟大的宝库"再添几块砖，再加几块瓦，进一步促进中医学术的发展。切忌自暴自弃，人云亦云。

在继承发扬中医药学过程中，要努力挖掘这一"宝库"中的丰富宝藏，充分发挥中医药的传统优势，还应积极吸取现代科学技术的成果，借助现代一切检查手段，来延伸我们感觉器官的作用，扩展中医药学"望"、"闻"、"问"、"切"的"四诊"，以认识人体深层的病理变化，并在实践中逐渐积累起大量资料，坚持"不被别人已有的结论牵着鼻子走"的原则下，积极进行中医药学的创造性劳动，用中医药学理论体系为指导思想，对占有资料进行认真细致的研究分析，找出新的规律，把它纳入辨证施治的轨道上去，从而发展中医药学的辨证施治。在这个过程中，要吸取以往的教训，防止西化倾向，坚持保证和提高中医药学疗效的原则，切切注意不要丢了自己的优势和特色，不要丢掉了自己的活的灵魂。应该记住，数十年的经验证明：废医存药、中医西医化是取消传统医学、危害民族文化、害人害己，是绝对没有出路的。

1999 年 12 月

灵魂不能丢　优势要发扬

——论中医学辨证论治体系

　　我们的祖先通过数千年的生活实践和辛勤劳动，创造了伟大的祖国医学。这个医学，具有浓郁的东方特色，含有精深博大的辩证法科学。这份非常宝贵的文化遗产至今仍有强大的生命活力，我们必须予以继承、整理，并使之发扬光大。

　　我们的祖先为了生存，为了保持健康，在开始掌握劳动技能，有目的地进行生产活动之时，便伴随产生了原始的医疗活动。在长期的临床实践和医疗活动中，他们对医学现象或医学对象进行了缜密细致的观察；通过亿万次医疗经验的积累，发现了病人的每一临床现象都不是孤立存在的，而是与其他各种临床现象有着密切的联系，并且每一临床现象又都有着这种或那种的不同性质，其解除的方法也并不一样。因此，他们认识到：人体各种的疾病，都是由不同致病因素在侵害着人体的不同部位；在疾病发生和发展的各个阶段，人体发生着各种不同的病理变化。因此，必须针对具体问题进行具体分析，即根据不同疾病发展的不同过程分别给予不同的处理方法。他们将这种认识深化以后，在当时的哲学思想指导下，经过精炼提升，逐步把各种疾病发生发展的普遍规律抽象和概括了出来，创造性地确立了我国所特有的阴阳五行、藏府经络、营卫气血以及六淫七情等一整套医学基本理论，从而为中医临床"辨证施治"奠定了牢固的基础。

什么是辨证施治呢？就是在中医学基本理论的指导下；根据病人的临床表现辨别其病症的性质（病机），并依据辨别出来的病机确立治疗方法。这既是中医学的特点，也是其精髓，是其灵魂。中医学认为，人体发病，都有一定的内在因素和外在因素；而发病后人体所表现出来的所有临床现象都不是孤立的，而是与其他临床表现有着密切的内在联系，每一临床征象都不是彼此隔绝、互不关联的，而是互相联结贯穿，各种临床症状的出现，也不是杂乱无章的，而是一个有其发生、发展内在规律的统一体。因此，临床上的"施治"，必须"辨证"，而"辨证"则又必须在中医学的基本理论指导下进行。这就是中医学所讲的整体观念，里面含有非常宝贵的辩证法思想。

根据辩证唯物论的认识论，人们对于客观事物的认识，总是由低级到高级，由感性认识上升到理性认识。感性认识只是人们对事物表面现象的认识，并不能直接揭示和引导人们把握事物的本质，了解事物内部的运动规律。只有人们运用正确的思维方法，通过对事物各方面反映的现象加以分析归纳和综合研究之后，使感性认识上升到理性认识，才能认识事物的本质，真正掌握客观事物运动及其变化的规律。中医学在临床活动中，运用望、闻、问、切"四诊"方法，全面搜集和掌握有关疾病的各种情况，然后以中医学基本理论为指导，对占有资料进行细致的研究分析，找出疾病的本质，并据以确立其治疗疾病的方针。例如，在临床医疗活动中，当收集到头痛、项强、发热、恶风、汗出、脉浮缓等征象时，并不能理解它是一个什么病证，也不了解它的发生原因，只有当我们把它用中医学的理论认真思考一翻，并加以整理、研究之后，我们对它具有了理性认识，才会懂得这是"中风病"，是风邪中于人体太阳经，使太阳经所总统的营卫二气不相和谐的"表虚证"，才能判别它和伤寒病的头痛、项强、发热、恶寒、无汗而喘、脉浮紧的所谓"表实证"的麻黄汤方的证治不同。

唯物辩证法告诉我们，矛盾是普遍存在于事物发展的一切过程中，又贯穿于一切过程的始终，善于抓住主要矛盾，是解决问题的关键。中医学的辨证施治，就是将一切有关的临床资料进行分析研究，并找出和解决疾病主要矛盾的过程。《伤寒论·太阳病篇》第177条："伤寒，脉结代，心动悸，炙甘草汤主之。"在临床上，疾病所表现出来的证象除了脉结代、心动悸外，可能还会伴有头昏、目眩、失眠、多梦以及面色㿠白、肢体无力等证象，但只有心藏真气虚的脉结代、心动悸是主证，是其主要矛盾，所以用炙甘草汤的方法补中焦之汁以资益真气而解除其主要矛盾，其他相关证象的次要矛盾也就迎刃而解了。

表证可以入里，里证可以出表。疾病在发展过程中，总是按照其病变规律在不断地发展或传变。而疾病在其传变或转化时，往往会出现"质"的飞跃，具有了质的改变。因此，在临床工作中，就要随时根据疾病发展或变化了的新情况，采取相应的新的治疗方法。《伤寒论·太阳病篇》第51条："脉浮者，病在表，可发汗，宜麻黄汤。"（按《伤寒论》的一般读法，本条当寓有头疼、体痛、发热、恶寒、无汗、脉紧等等证象在内），同篇第92条："病发热头痛，脉反沉，若不差，身体疼痛，当救其里，宜四逆汤。"前者"脉浮"是伤寒病的太阳表证，用麻黄汤发表泄卫以散寒；后者"脉反沉"，是其病已伏少阴之机，是伤寒病的太阳表证正向少阴里证转化，用四逆汤温里助阳以驱寒。

正虚容易受邪，邪伤必定虚正。一个人患病，即是有邪气的存在，同时也有正气的虚弱。在临床治疗中，必须依据疾病的症状表现进行分析，找出疾病的主要的矛盾方面，即辨别出其病是偏于邪气之盛，抑或偏于正气之衰，从而确定攻邪抑或补正的治疗方法。《伤寒论·辨霍乱病篇》第386条："霍乱，头痛，发热，身疼痛，热多欲饮水者，五苓散主之；寒多不用水者，理中丸主之。"二者都是湿邪混乱于中焦，中焦之气挥霍缭乱所使然。但前者"欲饮水"，标志着其病主要的矛盾方面在外邪偏盛，用五苓散宣阳化气、驱除外邪；后者"不用水"，标志着其病主要的矛盾方面在正（阳）气偏虚，用理中丸温阳助正、调理中气。——攻邪即所以匡正，补正即所以驱邪，邪去则正自复，正复则邪自去，攻也，补也，一而二，二而一也。

《伤寒论·辨太阳病篇》第152条："太阳中风，下利呕逆，表解者，乃可攻之。其人漐漐汗出，发作有时，头痛，心下痞硬满，引胁下痛，干呕，短气，汗出不恶寒者，此表解里未和也，十枣汤主之。"这表明了十枣汤方的主治证，是太阳中风、下利呕逆、漐漐汗出、头痛、心下痞硬满、引胁下痛、干呕、短气等证，但《金匮要略·水气病篇》第11条所载"夫水病人目下有卧蚕，面目鲜泽，脉伏，其人消渴，病水腹大，小便不利其脉沉绝者，有水，可下之"之证，同样适用于用十枣汤方治疗。因为二者总的发病机制都是水邪蓄积体内，三焦受到阻隔，所以都可以用十枣汤方峻攻蓄水为其主治，尽管二者的病证表现不同。

在《金匮要略》一书中，《血痹虚劳病篇》第15条说："虚劳腰痛，少腹拘急，小便不利者，八味肾气丸主之"，《消渴小便利淋病篇》第4条说："男子消渴，小便反多，以饮一斗，小便一斗，肾气丸主之。"二者虽属两种不同的疾病，且小便证状一是"不利"，一是"反多"，但它们的本质却是一个，在发病原因上都是房劳伤肾，在病理机制上都是肾气虚弱，所以都可以用肾气丸方滋阴补阳以蒸化肾气。应该知道，病人的临床症状，只是疾病的现象，而非疾病的本质，一个临床医学工作者，在医疗活动中，只认识到疾病的外在现象，而不深入探究并抓住疾病的本质，是不能真正认识疾病和战胜疾病的。

我们知道，每一疾病在其发展过程的每一阶段，都有各自的一定特点，而许多疾病在其发展的过程中，时常又具有同一的病理机制。因此，在临床工作中，对于一个疾病发展的全部过程不能限于采用单一方法治疗，而对于许多疾病发展至病理机制上同一的某一过程又都可以采用同一的治疗方法。换言之，一个治疗方法，不适用于一个疾病发展的全部过程，如麻黄汤方只适用于伤寒病太阳表证，不适用于伤寒病的少阴里证；而一个治疗方法，却又可以适用于许多疾病发展同一病理机制时的某一过程，如真武汤方既适用于伤寒病中的肾阳虚弱不能制水，又适用于水气病中的肾阳虚弱不能制水。这就是中医学"同病异治"、"异病同治"的客观基础。

众所周知，疾病的发展和变化，是不以人们的意志为转移，而是按照自己的发展规律而变化。因此，我们绝不应该也绝不可能以一种方法套定一个病、一病固定一方地去解决实际问题。中医学的基本理论，就是对各种疾病的普遍规律的总结。掌握了它，就能很好地在临床上辨证施治，就能在辨证施治中正确地认识疾病，从而战胜疾病。

　　理论是重要的，因为它能够指导行动。没有一定的医学理论，就不可能很好地进行正确的医疗活动。例如：在临床上，当病人出现腰以下肿、身重、心悸、小便不利而尿色清白、手足不温、六脉沉迟、舌苔薄白而润等证象时，不以中医学理论为指导，对中医工作者来说，就无法认识这个病证的性质，更无法确定正确的治疗方法。因为在病人身上反映出来的各种证象，不可能与书本上的记载完全相似，只照搬条文是不能解决问题的。然而，只要我们对这个病证运用中医学的理论知识，就完全可以了解这个病证是肾阳虚弱，不能制约寒水而水邪泛滥的水气病，并用真武汤方温阳行水来治疗。

　　依据辩证唯物论观点，实践是理论的源泉，又是检验理论正确与否的唯一标准。中医学的理论，是长期医疗实践经验的积累，又经受过无数次医疗实践的严格检验，并在这个严格检验的过程中得到了巩固和发展。因而它是有着科学的内涵，它在临床实践中具有高度的指导价值。我们有了它，在医疗活动中就能心中有数、方略有术，而且可以左右逢源；我们偏离或对其不甚了了，在临床上就会陷入困惑和茫然不知所措之中。

　　世界上一切事物都不是静止的，而是"变动不居"的，人体的疾病亦然。任何疾病都是不断变化、不断发展的，而任何疾病在其变化发展过程中的每一阶段又都有自己的本质特征和实际内容，因此，疾病治疗必须是"病万变药亦万变"，才能符合疾病发展的实际，才能适应治疗的需要。"守株待兔"、"刻舟求剑"的思维方法是非常错误的。现在有些人主张"辨病施治"，要以西医学的疾病套上中医的一个或几个处方，企图以西医的"辨病"来代替中医学的"辨证"，从而否定中医学理论。说什么"辨病施治，把祖国医学的辨证施治提高到一个新的水平"，什么"辨证施治到辨病施治，是我国医学发展的必须规律"。这是一种非常荒谬的错误论调，是余云岫"废医存药"的翻版，是民族虚无主义在当前形势下的新表现。它只能给人民的健康事业带来危害，给中医学发展设置障碍，除此之外，别无其他。在日本出现用小柴胡汤治病，竟死了几个人，就是不辨证施治的结果，这是一个严重的教训。

　　话再补充说一点。我们今后还要在挖掘、整理和实践中创造、发

灵魂不能丢　优势要发扬

展，以丰富中医学理论，更好地指导临床工作外，也要在临床工作中，利用现代科学技术的一切检查手段，来延伸我们的感觉器官，拓展望、闻、问、切"四诊"，以观察人体深层次的病理变化，从而在中医学理论体系指导下，进行创造性的劳动，通过反复的临床实践，认真的研究分析，寻找出新的证治规律，把它纳入辨证施治中去，以充实和发展中医学辨证施治体系。切切不可被别人已有的结论牵着鼻子走，如果丢掉了中医学的特色和优势，丢掉了中医学的灵魂，那将是一场灾难。

2000 年 12 月

中医药发展必须解决的几个问题

　　中医药学早在两千年前就已具有了自己独特的比较完整的、系统的理论体系。它以统一观（整体观）和动态观来认识和解说医学世界客观事物，强调随着疾病的不断发展变化而改变自己的认识和治疗意见，这就是中医药学的"辨证施治"。"辨证施治"是中医药学理论体系指导临床医疗活动的思想方法，是唯物辩证法"具体问题具体分析"原则在临床医疗实践中的体现。正由于中医药学这一特色的存在，使它和其他医学有了质的区别。20世纪50～60年代，武汉某一研究机构，对一百多味常用的中药进行了实验研究，结果表明，这一百多味中药中除黄连一药外，其余中药概无抑制细菌作用，而这些中药在中医药学理论体系指导下，用辨证施治观点加以配方使用，却治愈了包括细菌性疾病在内的许多疾病，已是不可辩驳的事实。如肺炎球菌引起的肺炎病人，在其出现某一特定证候的某一发展过程，则为麻杏石甘汤所治愈。许多疾病西医用现代检查手段查不出或一时查不出病因而束手莫治，中医药学却在其理论体系指导下，给以辨证施治从而实现了对疾病的早期治疗。中医药学正是由于具有自己独特的比较完整而系统的理论体系，长期保持和丰富了辨证施治这一特色而具有无限生命力，以自己的治疗效果和科学内容走向世界。

　　随着我国加入WTO，中医药学迎来了新的发展机遇，同时也带来了新的挑战。诸多困惑严重影响中医药学的健康发展。中医药学如何发展的问题成为首先必须解决的重要课题。

1. 正确对待民族传统医药学

中医药学是一门具有数千年历史的古老的医学科学。它经验丰富，疗效确切，理论系统，文献充实，蕴藏着不可估量的内容，具有东方医学的特色。然而由于近100多年来半封建、半殖民地奴化思想的影响，使一些人思想深处潜伏着一种民族自卑的心理，看不起自己的民族文化，鄙视我国民族传统的中医药学。新中国成立后党中央制订了一系列的中医政策，创建了中医管理、医疗、教学和科研机构，中医药学有了独立发展的空间。40多年来中医药学的社会实践，使一些人清楚地看到了中医药学的卓越疗效和强身保健的作用，从而改变过去认为"中医治病是鸡叫天亮、鸡不叫天也亮"的错误看法。但是，在承认中医药学确有疗效的同时，仍然有人认为中医药学不科学，某些科学家一直认为中医药学是一种"经验医学，不是科学"。中医药学源于长期社会实践，除有丰富实际经验外，还有完整的理论体系，有正确的思维方法。这何以谓之"不是科学"？何以只是一种"经验医学"？诚然，中医药学产生于我国古代，由于历史条件的限制，未能也不可能和现代科学结合，因而其理论术语仍保持了固有的面貌，其学术上也有不足之处。但是，绝不应该因此就得出结论说中医药学只是一种"经验医学，不是科学"。这种结论，是不符合唯物史观的。中医有不少内容，因受科学发展程度所限而未被揭示，并曾受到批判，如"五运六气"，以前是被批判的，现在则创造了"气象医学"，又受到重视了。中医的确还有不少内容我们还没有认识它，准确地讲是现代科学还未认识它。更有不少词汇现在还找不出相应的词句代替它，这些是需要发展的。

充分发挥中医药学的作用和优势，是体现民族感情和爱国主义的一个方面。中西医学各有所长，也各有所短，一些人一直不把中医放到与西医同等重要的地位，对中医药学百般挑剔和限制。有些人在患病时要请中医治疗，但对中医药事业却不屑一顾，从不支持。没有适当的事业经费，缺乏相应人才、必要的科研设备和先进的科学手段，中医药怎能现代化？在指责声中、吹嘘声中是达不到现代化的。要实现中医药现代化，人们必须转变观念，提高对继承发扬民族传统医药学在我国人民思想建设和医学科学发展方面的重要意义的认识，认真贯彻党的中医政策，根据中医药学自身规律和我国中医药事业发展的实际，制订措施，增加投入，加强领导，端正方向，讲求实效，脚踏实地一步一个脚印地前进，才能完成这项光荣而艰巨的任务！

2. 保持和发扬中医药学的传统特色和优势

前卫生部长崔月犁同志在日本东京举行的"中国中医研究院与日本津村株式会社中医药合作研究 10 周年学术会议"上所做的题为《促进中医药学的国际交流与合作》演讲中说："中医药学作为一门科学，具有独特而完整的理论体系和丰富的实践经验，在防治疾病过程中具有许多独具特色的优点和长处。中医药疗效可靠，适应证广泛，对于某些西医药目前还缺乏有效疗法的疑难疾病及高龄化社会带来的老年病等，在防治上有很大的优势。中药大多是天然动植物产品，没有或很少有毒副作用，并且能减轻或消除某些化学药物所产生的毒副作用，不少中药还具有提高机体免疫功能和保健强身、延缓衰老的作用。中医药学防治疾病的方法丰富多彩，除药物疗法外，还有针灸、推拿按摩、气功等非药物疗法，其特点是通过调动人体固有的自我修复能力治愈疾病，在医疗、康复、保健、预防等方面具有许多优越性。……中国医药学不仅丰富了人类保健事业的手段，而且在更高的层次上提出了关于人类健康的新思维，开拓了人类生命科学的新领域。"这就阐明了中医药学科学的内涵。近年来，药源性疾病猛烈增多，数百种化学药品被禁止使用。这就更加显示了我国民族中医药学的无比优越性。现在它正以自己的治病效果和科学内容引起了世界的关注。任何一门学科总是要不断地有所发展，才能具有顽强的生命力。中医药学是一门古老而又有较大实用价值的学科，其中还蕴藏着许多尚未被现代科学所揭示的科学内容，因而就更需要有所发展。中医学术的继承和发展，我认为要做好两个方面的工作。

2.1　保持中医特色　中医的特色，简单地讲就是辨证施治。辨证施治不是中医理论，而是中医临床工作的思维方法，这种方法是非常科学的，要保持。现在有些人主张"辨病施治"，要以西医学的疾病套上中医的一个或几个处方，企图以西医的"辨病"来代替中医学的"辨证"，从而否定中医学理论。说什么"辨病施治，把祖国医学的辨证施治提高到一个新的水平"，什么"辨证施治到辨病施治，是我国医学发展的必然规律"。这是一种非常荒谬的错误论调，是余云岫"废医存药"的翻版，是民族虚无主义在当前形势下的新表现。它只能给中医事业带来危害。据报道，日本有人用小柴胡汤治病竟死了几个人，这是不辨证施治的结果，是一个严重的教训。中医的理论源于临床，所以搞基础研究者也要搞临床，不然你就不可能对中医有深刻的理解。就目前而言，保持和发展中医特色的关键应有两方面：其一，用中医传统思维观点，把中医的理论系统化。只有这一工作做好了，才能为中医现代化创造条件。其二，在利用现代科学手段来为中医临床服务时，决不能为西医所做出的结论所束缚，更不能不相信它。如治疗肾炎蛋白尿，某些医生只知道用党参、黄芪等中药，不会辨证加减，因而效果常常不好。但当肾炎症状消除了，只有尿蛋白存在时，你又不得不相信病仍未好，有蛋白即是个客观存在。所以，我们有时需要借助现代科学技术，来进一步认识人体内部的变化。即把这种变化当作症状之一，什么时候它占主导地位，什么情况下它是次要的，什么情况它根本没有价值。借助西医仪器检查就是要收集大量的临床资料，再用中医理论，用中医的辨证思维方法来进行分析，找出新规律，把现代检查纳入到辨证施治中去，以此发展辨证施治。不以现代科学技术的知识和方法来发展中医药学，是愚蠢的；而机械地搬用现代科学技术的知识和方法，不进行中医药学的创造性劳动，被别人已有的结论牵着鼻子走，同样是愚蠢的。中医药学在吸取、利用现代科学技术走向现代化的过程中，要吸取教训，防止西化，切切不要丢掉了自己的特色和优势。数十年的经验证明：废医存药，中医西医化是绝对没有出路的。

2.2　正确处理继承和发展的关系　党和国家对中医药事业十分重视，现在大方向都明确了，一个就是继承，一个就是发扬，继承是发扬的基础，发扬是继承的目的和体现。要继承，要发展，首先必须学好中医药学经典著作。宋代医学家史崧在《灵枢经·叙》中说："夫为医者，在读医书耳。读而不能为医者有矣，未有不读而能为医者也。"中医药学典籍"出则汗牛马，入则充栋宇"，学术博大精深。常言说："察往以知来，博古而通今"，学好《黄帝内经》，就能够站在理论的高

度，认识实践，把握未来；《伤寒论》和《金匮要略》二书突出地体现
了中医药学的辨证施治思想体系，给了人们医疗工作以正确的思维方
法。然中医药学经典著作的成书年代都较早，随着社会历史的发展，书
中不少文字的义训发生了很大变化，且在其长期流传过程中，亥豕鲁鱼
者有之，脱落错简者有之，这就需要在中医药学基本理论和实际经验基
础上，运用训诂学和校勘方法甚至还有古文字学、方言学以及历史学等
等求得解决。否则，理论不通，证候谬误，何以辨证而施治？由于中医
典籍成书年代不同，地区有别，以及作者的经验知识和思想方法的差
异，因此，其学术思想不可能完全一致，甚至还会出现相反之处。如
此，何所适从？这可用下列方法取舍之：①把各典籍中不相一致的问题
放到临床去验证；②把不相一致的问题放到其典籍各自成书的特定时代
去分别考察；③常言说："群言淆乱衷于圣"，把典籍中不相一致的问
题放到中医药学经典著作中去加以考察。

3. 中医药现代化的思考

中医最终要发展，必须实现现代化。所谓现代化，不是西医化。它
是要用现代的科学、技术来对中医的基本理论和实践经验，根据中医药
学的内部规律，进行认真的、实事求是的科学研究，用现代科学揭示中
医的科学内容，把它提高到现代科学水平。

3.1 中医药理论现代化 我们应利用一切可以利用的现代科学的
理论知识与方法，对中医药学理论知识和实际经验，根据其内部规律及
其特点进行认真、持久、深入的研究，以揭示中医药学理论的科学实
质，并用现代术语加以阐释，把它纳入现代科学的轨道，以促进现代科
学的发展。在进行这项研究工作时，必须十分强调理论对实践的依赖关
系，以实践为基础，离开了实践所形成的理论，就是空洞的理论；对于
暂时还不能为现代科学所能解释的中医药学理论，绝对不要随便认为是
糟粕而予以轻易地否定，当存之。中医现代化绝对不能以西医学已有的
理论为标准，绝对不能是中医西医化。

现代科学发展迅速，研制出不少先进科学仪器。随着每一种新仪
器、新手段的出现，西医学都非常敏感的借用过去为其发展服务，促进
了西医学的发展。那么中医药学也同样可以这样做。众所周知，中医传

统诊断疾病的方法，主要是望、闻、问、切四诊。毋庸讳言，有一些更深层次的病理变化，单凭我们的感觉器官是不可能了解的，这就必须借助现代科学技术的检查手段，从而延伸我们的感官作用。问题的关键就在于我们应用什么样的观点去认识用这些科学仪器检查出来的结果。中医药学与西医药学是两个决然不同的理论体系。运用中医药学治疗疾病，自然不能靠西医学上已有的结论（或检查结果）去遣方用药。如果抛弃中医药学理论知识和临床思维方式，抛开病人的全部证候而只抓住现代手段检查的结果当作唯一对象，且根据西医学上已有的结论，想当然的拼凑几味中药去消除检查所见者，这样去治疗疾病，自然是不会收到好的疗效的。我们曾经看到，一位慢性肾炎患者，化验检查尿蛋白＋＋＋＋,某所谓肾病专家用补脾益气药治疗一年余，方药未变，服药数百剂，尿中蛋白未消失，脉证未变，这说明补脾益气药并不是消除尿蛋白的唯一方药，更不是消除尿蛋白的特效方药。根据我们的经验，中医药治疗肾炎，消除尿蛋白，有辛温发表法、泻肺消肿法、清热利水法以及其他中医药疗法。尿蛋白只是肾炎病人的临床表现之一，因而必须将其纳入肾炎病人的全部证候中去辨析，才有可能对它得到比较正确的认识，从而创造出消除尿蛋白的有效疗法。所以，依据唯物辩证法的思想方法，是将用现代科学手段检查所获得的各种结果作为临床证候观念纳入辨证施治的轨道。当病人自觉症状消失，只剩下用现代科学手段检查的异常结果时，那么这些检查的异常结果此时便上升为主要矛盾。由于受时代的限制，古人没有能够发现这个矛盾，因而也就没有给我们留下解决这类矛盾可借鉴的经验，这就需要我们不断地通过临床实践，积累新的资料，总结新的经验，找出创新方法。

3.2 中医诊断现代化　在中医临床医疗工作中，除运用中医传统诊断方法外，还要利用现代科学检查的一切手段和方法，以延伸我们的感觉器官，看到人体疾病深层次的病理变化，但绝对不能被西医学已有的结论牵着鼻子走，应大量积累客观资料，然后用中医药学的基本理论作为思想指导，对其进行认真细致的整理总结，以创造性的劳动，找出新的规律，把它纳入辨证论治的轨道，以发展中医药学的辨证论治。

3.3 中药种植现代化　种植每一种中药，都要根据其药的要求，规范种植季节、种子、种植方法、环境条件（山区、平原、水泽）、土壤、气候、浇水、施肥、田间管理、收获等所有环节的要求。

3.4　中药饮片炮制现代化　要建立质量标准体系。根据各种中药发挥最佳效用和传统炮制方法的要求，规范其中药炮制的各自标准；中药饮片加工过程中，对各种质量指标加以规范，以使其外观整洁，质量保证，确保药效。

3.5　中药剂型现代化　中药治病的给药方式，用传统的煎汁服用方法，有诸多不便，应该在保持药物疗效的原则下，积极进行剂型改革，增补新的给药方式。近年生产的中药颗粒剂型，虽服用方便，但疗效欠佳。其原因是：①生产颗粒前的中药原料未曾认真遵古炮制；②各种中药颗粒配方，是数个单味颗粒混合兑冲服用，由于未经全方共煎合煮以充分发生综合变化，故未起到减毒增效作用。且价格较高。

3.6　方剂配伍理论现代化　2001 年 11 月 30 日《健康报·中药方剂配伍初见端倪》报道："……该研究在对六味地黄汤、清开灵等 5 个示范剂配伍的物质基础研究中发现，在饮片不同配伍的情况下，药材中化学成分溶出情况不同，而且有新的峰出现，揭示配伍可能引起药效成分变化，产生新的化学成分，这种新化学成分可能成为配伍疗效的基础。药效研究从整体、器官、细胞水平出发，针对药物对不同的系统、靶位的作用及其原理进行探讨，发现通过饮片配伍的变化，可以起到整体增效减毒的作用"。这项研究证实了中药方剂配伍的科学性，但只是发现了一个苗头，研究工作还要继续深入，要研究各个中药方剂不同配伍的各自特殊功效，要研究相同中药方剂内各药用量比例不同的功效变化，还要研究中药方剂配伍中的"君臣佐使"理论。

4. 中西医结合的思考

在 1956 年，毛泽东主席提出了"把中医中药的知识和西医西药的知识结合起来形成我国统一的新医学、新药学"。约在 1958 年，报纸上首先出现了"中西医合流"的提法，不久又以"中西医结合"取代了"中西医合流"的提法。但"中西医结合"的定义从来没有讨论过，至今概念不清楚，认识不统一，故在实践中带有极大的盲目性。所谓"中西医结合"，在实践中一般有下列几种做法：①中医、西医一起治疗同一病人；②中医或西医用输液加中药，或西药加针灸、按摩、导引、气功、太极拳等；③西医治疗中，先用中药后做手术；④中药西药并用；⑤针刺或中药麻醉西医外科手术；⑥小夹板固定治骨折"动静结合"；⑦所谓"辨病辨证相结合"；⑧西医学病名、理论，附一个中药处方或附分型几个中药处方；⑨几句西医理论术语，再加几句中医理论术语凑合在一起；⑩开办中西医结合专业教育。

《论语·子路》说："必也正名乎……名不正则言不顺，言不顺则事不成。"现在应该"循名责实"了。其实，上列第①④⑥点，是中医西医在临床医疗工作中的合作共事，第②③⑤⑦点，是中医或西医在医疗工作中用两法治病。二者在临床需要时都是对的。但二者都不是学术上的"中西医结合"。至于"中西医结合"的定义，我认为即是毛泽东主席所提的："把中医中药的知识和西医西药的知识结合起来，形成我国统一的新医学、新药学"。上述⑧⑨两点所述中医、西医双方的内容都是毫无内在联系的，与中西医结合毫无共同之处。这种纸上形式的中西医结合缺乏辨证思想内容，于学术、于医疗都是毫无意义的，既无助于提高疗效，也不能促使学术向前跨进半步。

从长远观点和总体上看，"中西医结合"这一提法应该是"创造一种源于中西医和高于中西医的具有辩证思维的新理论体系的新医药学"。但要达到这一目的，根据四十多年的实践经验证明，其为期尚感十分遥远。只有待我国中医、西医的继续发展，两种医学模式的转变，才可能自然进到"瓜熟蒂落"，形成我国真正学术上的辩证的中西医结合。因此，现在过多地强调中西医结合，是没有多大意义的。诚然根据医疗实际的需要，必要的中西两法治病还是可取的，但不应该把它混称为"中西医结合"。绝对不能用西医的一套理论，加上一个或几个中药方，或将中西两个不同理论体系的内容毫无内在联系地拼凑在一起来代替中西医结合。

至于上述第⑩点开办中西医结合教育之事，20世纪70年代初，在"文革"期间所谓"中西医结合是我国医学发展的唯一道路"错误思想影响下，中医学院复课招收工农兵学员，把"中西医结合"作为学员的培养目标。但没有真正中西医结合的学术内容可供开课，只能还是中西医教师各讲各的，中医教师讲中医课，西医教师讲西医课。无怪乎学员反映说："老师堂上各讲各，专让学生来结合"。今又在大学本科教育中开办"中西医结合专业"，实质上还是老一套。这种中西医结合专业的本科教育，实际上是培养掌握"中专水平"的"中西医两套本领"的人才，仅可供目前缺医少药基层需要（即所谓"多面手"）而已。然从医学人才而论，只能算作两个"半瓶醋"。两个半瓶醋若放入一个瓶中装，倒还可以成为一个"满瓶醋"，而医学科学则不然，两个不同理论体系的中西医学的"两个中专"，即使加在一起，也提高不了其任何一种医学理论水平和治疗效果。这种中西医结合专业的本科教育，所得到的"两个中专"水平，虽集中在一人之身，但医学实质仍然是"一中一西"，并不互补。回想20世纪50年代，我国创办的"西医离职学习中医班"，在全国各地抽调具有高等医学院校毕业、临床工作数年取得主治医师以上资格的西医专业人员，脱产集中系统学习中医药理论知识和中医临床实践两年至两年半，以培养专门的高级中西医结合人才，结业后回到医疗单位进行中西医结合工作，有的还集中在一起进行中西医结合的研究。然而至今已时逾四十余年，仍然未出现一个真正的在学术上已经阐述清楚其理论机制的中西医辨证结合的科研成果，医疗效果也并未提高。难怪乎西医学习中医的人员颇有感慨地说："西学中，两头空。"他们感到"用西医方法治病，不如西医专家；用中医方法治病，又不如老中医"。《马克思恩格斯选集》曾明确告诫人们："蔑视辩证法是不能不受惩罚的。"肆无忌惮的违背医学科学发展规律的强行者，终究是要付出代价的！

5. 中医中药不可分割

医与药是一对孪生兄弟，不可分割。没有医就无所谓药；没有药，也就不成其医。只有医术高明，才能发挥药物的更大效能；只有药物质优，才能保证医疗的更高水平。医疗的发展，促进了药物的丰富和发展；药物的丰富和发展，又促进了医疗范围的扩展和医疗水平的提高。它们互相促进，共同提高。在南京政府统治时代，出现了一个所谓"废医存药"现象。然而既废中医，其存中药何为？实际上，所谓存药者，乃把中药加以改造，变成西药，纳入西医药学系统，作为西药的补充。根据人民健康事业对医药的需要补充西药，无可厚非，但废止中医中药则是荒谬的！中华人民共和国成立后，中央虽然把"团结中西医"作为我国卫生工作四大方针之一，但卫生部门在相当一段时间内没有把中医摆在和西医同等重要的地位，使中医药的发展屡受波折，未能取得应有的成就。导致了中医中药的严重脱节和中医中药后继乏人、后继乏术的严重局面，尤以中药为甚，出现了中药品种奇缺，质量低劣，伪药充斥，从而导致医疗水平下降，效果欠佳。国家中医药管理局的成立，改变了中医、中药的脱节状况，使其二者密切配合，互相促进，同步发展。这无疑将对我国中医药事业产生积极的影响。然而，遗憾的是，现在却有人说什么"中药西药没有区别"。谁都知道，中药多是稍事加工的天然药物，而西药则是化学制品，何谓"没有区别"？从学术上讲，中药的使用，是在中医理论体系指导下才能发挥其较好效用；而西药的使用，是在西医理论体系指导下，才能发挥其较好效用。二者有着明显的区别。然而某些人为了本部门利益，无视中医药事业发展和人民保健的需要，把中药的教育、研究、经营机构并入西药机构内，对我国统一管理中医中药造成了障碍，干扰了中央决策的顺利实行，这是非常有害的，应该迅速予以纠正。

6. 从民族文化的角度思考中医药的发展方向

任何一个民族，如果没有自己的民族文化，是不能立于世界民族之林的。中华民族文化，至今已相继绵延了约五千年。而其他诸文明民族所创的古文化，如古埃及文化、古希腊文化、罗马文化等都已中断，唯有东亚大陆崛起的一支文化（中国文化）成为世界史上"连续性文化"的典范。中医药学是我国优秀文化的重要组成部分，它来源于我国民族生活生产实践的直接经验，深深植根于中华文化之中，形成了独特的文化：1. 以人为本。《素问·宝命全形论篇》说："天覆地载，万物悉备，唯人为贵"，《灵枢·玉版篇》说："且夫人者，天地之镇也"。人是天地间最为贵重的观点，确立了人在整个医学世界的主体地位。人在认识自我、人类本身的过程中，首先是将人放在天地万物之中，与天地万物混同为一，以观察人与天地万物的相互关系和相互影响以及人在其中的发展变化，提出了"天人合一"概念，同时，又把人从天地万物中分离出来，对人单独进行专门观察和认识，《灵枢·经水篇》说："若夫八尺之士，皮肉在此，外可度量切循而得之，其死可解剖而视之"。2.
人参天地。人"以天地之气生，四时之法成"，与天地相参，与日月相
应，与四时相符。保证和促进人身生、长、壮、老的正常发展。人身精
气流通、血气循环运行在濡养各部组织过程中，总是在"弃其陈，用其
新，精气日新"，处在新陈代谢的不断变化之中，反映了医学世界的整
体性和变动性。3. 我国古代人民还创建了阴阳五行，藏府经络以及药
物四气五味、"君臣佐使"等中医药学理论体系，阐明人体生理、病
理、诊断、治疗、预防、预后和养生知识，具有丰富多彩的治疗方法，
辨证施治的治疗思想，构成了与世界其他医学的质的区别，体现了东方
医学的特色。

　　1840 年鸦片战争后，中国人看到了西方的文明和进步而自惭不如，
开始向西方学习，有些人坚持中国文化而学习西方，提出了"中学为
体，西学为用"的主张，医学领域里则出现了"中西汇通"或"衷中
参西"；另有些人则严重自卑，产生了民族虚无主义思想，想在西方文
明里寻找真理，一味主张"全盘西化"。他们对中国的落后状况，不责
之于当时的政治腐败，而归罪于我国民族的传统文化，大叫"中医落
后"等。1929 年 2 月国民党政府召开第一次中央卫生委员会议，余云
岫乘机提出了"废止旧医以扫除医事卫生之障碍案"，这一提案竟然在
汪精卫、褚民谊等人支持下获得了通过，将在全国废止中医。当时全国
中医药界和一些有识之士都纷纷起来抗议，蒋介石被迫取消了有关废止
中医的一切法令。中医赢得了继续生存的空间。

　　新中国建立后，毛泽东主席发出了"团结新老中西各部分医药卫生
人员，组成我国巩固的医药卫生统一战线"的号召，并把"团结中西
医"作为我国卫生工作四大方针之一，然在 1950 年第一届全国卫生工
作会议上，余云岫伙同宋大仁、江晦鸣联合提出了一个"四十年消灭中
医"的计划，即所谓"改造旧医实施步骤草案"，妄图彻底取消中华民
族优秀文化的中医药学，取消我国医学科学的特色。中央发现后，严厉
批评了当时卫生部主要负责人轻视、歧视、排斥中医的错误思想，《人
民日报》1954 年 10 月 25 日专门发表了《正确地贯彻党的中医政策》
的社论，确保了中医药文化的延续。在经济趋向全球化的今天，世界各

民族文化必然发生激荡、碰撞、交流，每一民族要在坚持和保护自己民族传统文化的同时，有选择地吸取其他民族的先进文化与自己民族文化融合以发展自己，但要切切防止自己的传统文化受到冲击、伤害而归于消亡。随着我国对外开放的发展，西方腐朽的文化也一起涌了进来，使一些人产生了拜金主义、极端个人主义，无民族感，不顾国家民族利益，在自己工作岗位上推行"全盘西化"，把"中医现代化"曲解为"中医西医化"。他们在"中医不科学论"的思想指导下，把西医一套科研方法，强加在中医科研头上，以取代中医科研的提高；他们用西医理论取代中医理论，如某高等中医教科书《中医基础理论》，竟把"名曰奇恒之府"而具有"藏而不泻"功能而主"决断"的"胆府"理论，说成是"分泌胆汁输入十二指肠帮助消化"，如此，则温胆汤治"胆"何以愈"惊悸不眠"？柴胡加龙骨牡蛎汤治"胆"又何以愈"发狂奔走"？他们还用西医"辨病施治"以取代中医"辨证施治"。这就偷换了中医临床工作的思维方式，取消了我国医学科学的特色。据说国家中医药管理局调查过一个中药系，有 16 个教研室，没有一个研究中药饮片，都在研究开发新药。当年余云岫"废止中医，保留中药，加以改造，变为西药"的主张，而今正在实现着。西医药学是一门现代医学科学，我国发展西医，研制新药，为我国人民健康事业服务，是无可厚非的。但如果只重视发展西医，创造新药，而忽视中医药学优势的充分发挥，则是不妥的，尤其在中医药的教育、医疗、科研系统内强调西医药、削弱中医药，甚至以中西医结合为幌子，抽掉中医药学的灵魂，取消中医药学的特色，使之名存实亡，以实现"全盘西化"则更是错误的。《新民主主义论》一书早已指出："所谓'全盘西化'的主张，是一种错误的观点。形式主义地吸收外国的东西，在中国过去是吃过大亏的。"为什么我们现在还要重蹈覆辙呢？孙晋忠、晁永国在《全球化时代的西方文化霸权》一文中告诫人们："所谓西方文化霸权，就是西方国家把其物质生活方式、人生观和价值观作为一种普世的行为准则加以推行，赋予自己在文化上的支配地位。……在他们眼里别人的文化都是落后的、野蛮的；自己的文化才是文明的、进步的。……广大第三世界国家的本土文化正受到压抑，失去'活性'，处于被西方文化吞噬的危险境地。对第三世界国家而言，捍卫自己的文化主权已经是刻不容缓。"我国某些人在对待中西文化上，存在着与西方文化霸权主义同样的心态，认为只有西方文化的西医是科学的、进步的，而自己民族传统文化的中医药学则是不科学的、落后的，就在自己管辖范围内抬西抑中，以西代中，削弱中医药文化，自己沦为西方文化霸权主义的义务推销员。时至今日，我们不得不对此加以清晰认识和认真对待。因此，我们必须增强民族感情，提高民族意识和抵御西方文化霸权主义的文化渗透能力，确保中华民族优秀文化之一的中医药文化的特色和优势，并根据自己的内部规律运动，有选择地吸取于己有益的其他民族的先进文化以充实发展自己，理直气壮地以东方文化的面貌走向现代化。

2002 年 1 月

中医药发展必须解决的几个问题

关于中西医结合与中医药现代化的思考

　　江泽民总书记在全国政协九届四次会议教育医药卫生联组会上的讲话指出："中医药学是我国医学科学的特色，也是我国优秀文化的重要组成部分。"在经济全球化的今天，世界各民族的文化都要发生激荡碰撞和交流。在这种情况下，各民族都要坚持各自的文化特色，有选择吸收其他民族的先进文化，与自己的传统文化融合，以促进本民族传统文化的发展。

一、有关中西医结合

　　在1956年，毛泽东主席提出了："把中医中药的知识和西医西药的知识结合起来创造中国统一的新医学、新药学"。约在1958年，报纸上出现了"中西医合流"的提法。不久，报纸上又提出了"中西医结合"取代了"中西医合流"的提法。但"中西医结合"的定义从来没有讨论过，至今概念不清楚，认识不统一，故在实践中带有极大盲目性。所谓"中西医结合"，在实践中一般有下列几种做法。

　　（一）临床医疗方面：

　　1. 中医、西医一起治疗同一病人；

　　2. 中医或西医用输液加中药，或西药加针灸导引、行气、太极拳等；

　　3. 西医治疗中，先用中药后做手术；

　　4. 中药西药并用；

5. 针刺或中药麻醉西医外科手术;

6. 小夹板固定治骨折"动静结合";

7. 所谓"辨病辨证相结合"。

（二）书面文字方面:

8. 西医学病名、理论,附一个中药处方或附分型几个中药处方;

9. 几句西医理论术语,再加几句中医理论述语凑合在一起。

（三）教育方面:

10. 开办中西医结合专业教育

按《论语·子路》说:"必也正名乎;……名不正则言不顺,言不顺则事不成",现在应该"循名责实"了。其实,上列临床医疗方面的第1、4、6点,是中医西医在医疗工作中的合作共事,第2、3、5、7点,是中医或西医在医疗工作中用两法治病。二者在医疗工作中需要时都是对的。如只是为了多卖药多得钱,以职权谋私则是不对的。但其都不是学术上的"中西医结合"。至于"中西医结合"的定义,我认为即是毛泽东主席所提的:"把中医中药的知识和西医西药的知识结合起来,创造中国统一的新医学新药学"。所谓"结合"是一个哲学概念,新近人们所曰"融合",它不是把两个毫不相干的东西拼凑在一起,上列书面文字方面的8、9点,所述中医、西医双方的内容都是毫无内在联系而与中西医结合毫无共同之处。这种纸上的中西医结合且又缺乏辩证思想内容,于学术,于医疗,都是毫无意义的,既无助于提高疗效,也不能促使学术向前跨进半步,只是浪费笔墨纸张而已。

"中西医结合",从长远观点和总体上看,这一提法应该是"创造一种源于中西医和高于中西医的具有辩证思维的新理论体系的新医药学"。只是要达到这一目的,根据四十多年的实践经验证明,其为期尚感十分遥远,是三十年,五十年,我不知道。然它必待我国中医、西医的继续发展,两种医学模式的转变,才可能自然进到"瓜熟蒂落"形成我国真正学术上的辩证的中西医结合。因而,现在过多地强调中西医结合,是没有什么好处的。然根据医疗实际的需要,必要的中西两法治病还是可取的,但不应该把它混称为"中西医结合"。绝对不能是用西医的一套理论体系,加上一个或几个中药方,也不能是中西两个不同理论体系的内容毫无内在联系地拼凑在一起。至于上述第 10 点开办中西医结合教育之事，70 年代初，在"文革"期间所谓"中西医结合是我国医学发展的唯一道路"错误思想影响下，中医学院复课招收工农兵学员，把"中西医结合"作为学员的培养目标。但没有真正"中西医结合"的学术内容可供开课，只能还是中西医教师各讲各的，中医教师讲中医课，西医教师讲西医课。无怪乎学员反映说："老师堂上各讲各，专让学生来结合"。今又在大学本科教育中开办"中西医结合专业"，也只是在学制规定年限内，将中医、西医课程比例约各占一半地开设课程，又由中西医教师分别讲授，还是各讲各的专业知识课。这种"中西医结合专业"的本科教育，实际上是培养掌握"中专水平"的"中西医两套本领"的人才，或又叫作"两个中专"水平的人才，可供目前缺医少药基层需要（所谓"多面手"）。然从医学人才，而只能是两个"半瓶醋"而已。其两个半瓶醋，如果倒在一个瓶中装，还可以成为一个"满瓶醋"，而医学科学则不同，两个不同理论体系的中西医学的"两个中专"，即使加在一起，也提高不了其任何一种医学理论和治疗效果，仍然是两个"中专"水平。这种"中西医结合专业"的本科教育，所得到的"两个中专"水平，虽集中在一人之身，但医学实质仍然是"一中一西"而不互补。中西医学"两个中专"的"一加一"并不等于"二"；中西医学"两个中专"的"一加一"，也不等于"一"；实际上中西医学"两个中专"的"一加一"，只是等于"两个零点五"。回想 50 年代，我国创办的"西医离职学习中医班"，在全国各地抽调具有高等医学院校毕业、临床数年取得主治医师以上资格的西医专业人员，脱产集中系统学习中医药理论知识和实际经验两年至两年半，在课程安排上，没有体育、没有外语和其他一些"苛捐杂税"课，政治课也比现在中医本科的政治课为少，以培养专门的高级中西医结合人才。结业后回到医疗单位进行中西医结合工作，有的还集中在一起进行中西医结合的研究。然至今已时逾四十余年，仍然未出现一个真正的在学术上已经阐述清楚其理论机制的中西医辩证结合的科研成果。医疗效果也并未提高。因而，西医学习中医的人员颇有感慨地说："西学中，两头空"。他们感到"用西医方法治病，不如西医专家；用中医方法治病，又不如老中医"。由此可见，我国医学要实现学术上真正的"中西医结合"，还有待中西医两种医学的继续发展，两种医学模式的彻底转变，才有可能。《马克思恩格斯选集》第三卷曾明确告诫人们："蔑视辩证法是不能不受惩罚的"。肆无忌惮的违背医学科学发展规律的强行者，终究是要付出代价的！

二、有关中医药现代化

（一）中医药理论现代化：利用现代科学的知识和方法，根据中医药学的内部规律及其特点，对中医药学理论进行客观的实事求是的认真细致的研究，揭露其内容的科学实质，用现代语言加以阐述，赋予其时代的特征，把它纳入现代科学的轨道，以促进现代科学的发展。对此，绝对不能以西医学的已有的理论为标准。中医现代化，绝对不能是中医西医化。没有真正的保持中医药学特色的现代化，中西医结合是绝对不可能的。

（二）中医诊断现代化：在中医临床医疗工作的实践中，除运用中医传统诊断方法外，还要利用现代科学检查的一切手段和方法，小到体温计、听诊器、化验检查，大到 CT，彩色 B 超、核磁共振等都应加以利用，以延伸我们的感觉器官，看到人体疾病深层次的病理变化，但绝对不能被西医学已有的结论牵着鼻子走，应大量积累客观资料，然后用中医药学的基本理论作为思想指导，对占有的大量资料进行认真细致的整理总结，以创造性的劳动，找出新的规律，把它纳入辨证论治的轨道，以发展中医药学的辨证论治。

在利用现代化科学技术检查手段的时候，切忌西化，切忌被西医学的已有结论牵着鼻子走，而丢掉自己的优势，丢掉自己的思维方式，丢掉自己的灵魂。数十年的经验证明，中医西医化害人害己，是绝对没有出路的，只能断送自己的民族传统文化，而为西方的文化霸权主义服务。

（三）医院管理现代化：

1. 用电脑监控全院：①门诊：医生看病、处方、划价、收费——挂号费、诊治费、检查费及药费，皆输入电脑并输送到有关科室的荧屏上显示，病人即直接到科室检查和取药。②病房：科室医生用电脑监控病房病人，医院可用电脑监控全院各科室病房。③药房：用电脑监控药房和制剂室工作。

2. 根据历史资料找出各地高发病和多发病及其与季节关系的规律，找出各个医院治疗某些疾病的优势所在及其用药规律，以便重点发展其医院的专科专病，并有计划地对其疾病治疗的有关所需药物的提前生产和制备，从而做到按时足量提供。

（四）中药种植现代化：种植每一种中药，就是要据其药的要求，规范种植季节，选择良种，种植方法，环境条件（山区、平原、水泽）、土壤、气候、浇水、施肥、田间管理、收获、初加工、保管（包装、贮存、运输）。

（五）中药饮片炮制现代化：中药材加工饮片过程中：除鲜药外，对其或洗或润或浸泡都需用清洁之水，对所浸泡之药需用多大容器、加多少水和在春夏秋冬一些不同季节里各浸泡多少时间，都应给以规范，并根据不同药物的特点，规范其各药或横切片，或直切片，或斜切片，及每种饮片的或厚或薄和每片的厚薄匀称，以使其外观整洁和煎煮时饮片出汁均匀，确保药效。

根据各种中药发挥最佳效用和传统炮制方法的要求，规范其中药炮制的各自标准，如需炒黄的中药，炒黄到什么程度为好，这就需要规定什么中药，有多大量，用多大锅、多大火，炒多长时间，炒黄到什么程度，也搞"比色器"进行比较，炒出合格中药炮制饮片来。

又如中药需要加辅料炒者，是酒，是醋，是盐水，是蜜，多少药加多少酒或多少醋，或多少盐水，或多少蜜，用多大锅，多大火、炒多少时间，到什么程度，都要加以规范。

（六）中药剂型现代化：中药治病的给药方式，用传统的煎汁服用方法，是有诸多不便，应该在保持药物治病效果的原则下，积极进行剂型改革和增补新的给药方式。近几年投资兴办药厂生产的中药"颗粒"，虽服用方便，但疗效不佳。原因当是：①生产颗粒前的中药原料未曾认真遵古炮制；②各种中药颗粒，是数个单味颗粒兑冲服用，而未经全方共煎合煮以发生综合变化而见减毒增效之用。且中药颗粒之价，高出原汤剂三倍之多，在当前经济情况下，不少人还是有些承担不起，而且是不节约的。

（七）方剂配伍理论现代化：2001 年 11 月 30 日第一版《健康报·中药方剂配伍初见端倪》报道："……该研究在对六味地黄汤、清开灵等 5 个示范剂配伍的物质基础研究中发现，在饮片不同配伍的情况下，药材中化学成分溶出情况不同，而且有新的峰出现，揭示配伍可能引起药效成分变化，产生新的化学成分，这种新化学成分可能成为配伍疗效的基础。药效研究从整体、器官、细胞水平出发，针对药物对不同的系统、靶位的作用及其原理进行探讨，发现通过饮片配伍的变化，可以起到整体增效减毒的作用"。

这项研究证实了中药方剂配伍的科学性，但只是发现了一个苗头，研究工作还要继续深入，还得做大量工作，要研究各个中药方剂不同配伍的各自特殊功效，要研究相同中药方剂内各药用量比例不同的功效变化。还要研究中药方剂配伍中的"君臣佐使"理论。

2002 年 4 月 25 日

关于中西医结合与中医药现代化的思考

从文化的角度论中医药学的发展方向

　　任何一个民族，如果没有自己的民族文化，是不能立于世界民族之林的。

　　世界各个民族，由于各自所处的环境与条件不同，所创造的民族文化有早有晚而且各不相同。中华民族，自炎、黄二帝开创民族文化之源，成为民族的文化始祖，至今已相继绵延了约五千年。其他诸文明民族所创的古文化都已中断，未能延续，如曾经辉煌一时的古埃及文化，于两千年前趋于黯淡；印度河流域的哈拉巴文化被来自中亚的亚利安人扫灭；创建过太阳金字塔的玛雅文化，也衰败于中美洲丛林；光焰万丈的希腊文化，则被罗马所取代；罗马文化又因日耳曼蛮族入侵，而毁灭殆尽，……唯有东亚大陆崛起的一支文化，也即中国文化，却于坎坷跌宕中延绵生发，始终未曾中绝，成为世界史上"连续性文化"的典范，与那些时有中断的"突破性文化"（如苏美尔文化通过巴比伦、希腊、罗马跳跃式地演化为现代西方文化）迥然有别。

　　我国民族的传统文化，能从上古一直传承到现在，上下延续五千年，这绝不是偶然的。它表明了中华文化的强大生命力。中华文化博大精深，优美厚重，内涵丰富，以汉字和图书为载体的中华民族文化典籍，虽在历史上经历多次毁坏散佚，但至今流传于世的至少还有 20 万种以上，承载和凝结着几千年来的中华民族的智慧和语言的精华，其中《周易》、《老子》、《孙子兵法》和《黄帝内经》等，简直是世界奇书。汉字的"象形"、"会意"、"形声"、"指事"的构字文化，开发大脑，挖掘潜能，促进民族智慧的发展，它孕育出了孔子、孟子、老子、墨子、屈原、司马迁、张迁、祖冲之、张仲景、李时珍、文天祥、岳飞、李四光等伟大的思想家、教育家、文学家、史学家、科学家、医药学家和文化巨匠、民族英雄。殷墟甲骨文的研究，敦煌石窟的发现，秦始皇兵马俑的露面，随县擂鼓墩编钟的出土，长沙马王堆汉墓的挖掘，一次又一次地震惊了世界，显现了中国古代文化的繁荣与先进。中国古代"指南针"、"火药"、"印刷术"的发明，促进了中国古代社会的前进和文化的发展，传到西方，使整个世界的面貌和状况发生了改变。中国的炼丹术，是世界化学的先驱，中国发明的人工种痘术传至欧洲，启发了西方免疫医学的萌芽。是中华民族优秀文化，对世界文明的进步，也发挥了积极作用，做出了自己贡献。

江泽民总书记2001年3月4日下午在参加全国政协九届四次会议的教育、医药卫生联组会上讲话时指出："中医药学是我国医学科学的特色，也是我国优秀文化的重要组成部分"。中医药学是我国优秀文化的重要组成部分，它来源于我国民族生活生产实践的直接经验，深深植根于中华文化之中。

一、以人为本。《素问·宝命全形论篇》说："天覆地载，万物悉备，唯人为贵"，《灵枢·玉版篇》说："且夫人者，天地之镇也"。人是天地间最为贵重的观点，确立了人在整个医学世界的主体地位。人在认识自我、人类本身的过程中，首先是将人放在天地万物之中，与天地万物混同为一，以观察人与天地万物的相互关系和相互影响以及人在其中的发展变化，提出了"天人合一"概念，同时，又把人从天地万物中分离出来，对人单独进行专门观察和认识，《灵枢·经水篇》说："若夫八尺之士，皮肉在此，外可度量切循而得之，其死可解剖而视之"。一方面，从人的尸体解剖认识，通过观察并记录人体皮肤、肌肉、经络血脉、经筋、骨骼、脑髓、肓膜脂膏、肝、心、脾、肺、肾、胆、胃、大肠、小肠、膀胱、三焦、脬、女子胞、男子精室等组织结构的部位、形态、大小、坚脆、长短和肠胃常容水谷多少；另一方面，从人的活体认识，切循度量人体皮肉和通过长期观察人体眼、耳、口、鼻和肢体以及人体生理发展和病理变化，认识人体一切组织结构功能活动，尤其五藏六府各自的功能活动特点及其在心神主导下相互为用，提出了

"十二藏之相使"和"主明则下安"、"主不明则十二官危"的概念，体现了东方文化的藏府观。

二、人参天地。人"以天地之气生，四时之法成"，与天地相参，与日月相应，与四时相副。天地万物为一，人与大自然是一个统一的整体，保持生态环境的和谐、平衡、统一、协调，为无为之事而不违反客观规律，思想恬淡，意志清静，呼吸精气，和适寒温，精神内守，真气相从，血气营卫在心神的主导下，通过十四经脉，相谐而循环运行于全身各部组织，使五藏六府、四肢百骸、五官九窍得到血气濡养以产生神用而发挥其各自的功能活动，并通过全身孔窍以与大自然息息相通，而保证和促进人身生、长、壮、老的正常发展。人身精气流通、血气循环运行在濡养各部组织过程中，总是在"弃其陈，用其新，精气日新"，处在"新陈代谢"的不断变化之中，达到养生全形，长有天命，反映了医学世界的整体性和变动性。

三、构建完整的理论体系。我国古代人民还创建了阴阳五行，藏府经络、营卫血气、精、神、津液、七情、六淫以及药物四气五味、升降浮沉等中医药学理论体系，阐明人体生理、病理、诊断、治疗、预防、预后和养生知识，具有丰富多彩的治疗方法，如汤药、药酒、针刺、艾灸、按摩、熨法、行气、导引、膏敷、搐鼻、洗浴、熏蒸、火罐、刮痧、放血、发泡、手术切除、心理疗法等等。

在中医药学领域里，任何一个病证，都不是孤立的、静止的，而是与它周围事物相联系，并且是不断发展、不断变化的，治疗疾病则根据客观实际，因时、因地、因人而辨证施治，病万变药亦万变。这一辩证思维的治疗思想，构成了与世界其他医学的质的区别，体现了东方医学的特色。在我国社会长期发展中，它在保证我国民族繁衍昌盛过程中，受到临床实践的严格检验，并在这个严格检验过程中得到巩固和发展。这表明它是一种以有病的人为实验对象而巩固发展起来的医学，从人类治疗医学来讲，较之以健康的鼠、兔、狗等动物人为制造疾病为实验对象而合理而准确而有效而科学得多。正因如此，它才在千百年前就走出国门，到日本，到朝鲜，到越南，到东南亚，而今走向了世界120多个国家和地区！

然而，1840年鸦片战争后，世界列强用船坚炮利轰开了清帝国的大门，纷纷侵入了中国，带进了他们的文化和商品充斥于中国市场，"洋枪"、"洋炮"、"洋船"、"洋油"、"洋医"、"洋药"、"洋伞"、"洋布"、"洋火"、"洋烟"、"洋笔"、"洋烛"、"洋灯"、"洋线"、"洋锹"等等，真是不一而足。中国沦入了半封建半殖民地社会。中国人睁开了眼睛，看到了西方的文明和进步而自惭不如，开始向西方学习，有些人坚持中国文化而学习西方，提出了"中学为体，西学为用"的主张，办学堂，开工厂，造枪制弹，医学领域里则出现了"中西汇通"或"衷中参西"；另有些人则严重自卑，产生了民族虚无主义思想，制造了"中国文化外来说"的"殖民地文化"，叫嚷"中国有的，外国都有，中国所没有的，外国所独有"，甚至说"外国的月亮也比中国的月亮圆"。他们积极地学习西方，想在西方文明里寻找真理，他们害着"左倾"幼稚病，盲目的看不起自己民族的一切传统文化，一味主张"全盘西化"。他们对中国的落后状况，不责之于当时满清政府的政治腐败，而归罪于我国民族的传统文化，大叫"汉字落后"，"中医落后"等。晚清时代的丁福保和一些士大夫们如吴挚甫、王景沂等就竭力诋毁中医药学理论为虚妄和没有疗效，1914年北平教育总长汪大燮则极力主张废去中医，遭到了余德埙等联合各地中医反对而未果，1922年蒋介石的民国政府为了在全国推行西化，试图取缔针灸，1929年2月国民党政府召开第一次"中央卫生委员会议"，余云岫乘机提出了"废止旧医以扫除医事卫生之障碍案"，极尽诬蔑中医之能事，说什么"旧医一日不除，民众思想一日不变，新医事业一日不能向上，卫生行政一日不能进展"。这一提案竟然在汪精卫、褚民谊等人支持下获得了通过，将在全国废止中医。当时全国中医药界和一些有识之士都纷纷起来抗议，并组织请愿团向南京政府请愿。全国三百多位中医药代表集会在上海总商会礼堂，商讨应对并选出蒋文芳、张梅庵、张赞臣、岑志良、谢利恒、陈存仁等六位代表晋京请愿，而由国民党元老吴稚晖、于右任、陈果夫、焦易堂、陈立夫、张静江等人联合向蒋介石提出说明，蒋介石被迫取消了有关废止中医的一切法令。中医赢得了生存空间。于是，全国的中医药有关人士，为了纪念此项"成功"，遂将请愿成功的当天"三月十七日"，订为"国医节"。但全国医药联合会，却不久即被国民党政府下令解散了。而以中央国医馆成立为标志，在中医科学化口号下，一场用西医理论改造和取代中医学术思想，取消民族文化特色的医学变革积极进行着。

1940 年 1 月毛泽东在《新民主主义论》一书中，指出"中国文化应有自己的形式，这就是民族形式"。又说："科学的，民族的，大众的文化……就是中华民族的新文化。"。新中国建立后毛泽东主席发出了"团结新老中西各部分医药卫生人员，组成我国巩固的医药卫生统一战线"的号召，并把"团结中西医"作为我国卫生工作四大方针之一，然在 1950 年第一届全国卫生工作会议上，余云岫伙同宋大仁、江晦鸣联合提出了一个"四十年消灭中医"的计划，即所谓"改造旧医实施步骤草案"，继之卫生部当时主要负责人就在全国范围内对中医进行登记、考试（考西医课目），开办进修，以西医改造中医，达到对中医"淘汰多数，保留少数，加以改造，变为医助"，彻底取消中华民族优秀文化的中医药学，取消我国医学科学的特色。中央发现后，严厉批评了当时卫生部主要负责人轻视、歧视、排斥中医的资产阶级卑鄙心理，《人民日报》1954 年 10 月 25 日发表了《正确地贯彻党的中医政策》的社论，确保了中医药文化的延续。由于一百多年来的半殖民地社会的思想影响在我国某些人头脑里没有彻底肃清，他们总是戴着西洋眼镜，看不起自己的民族文化，总是用西洋医学为标准，认为中医药学落后、不科学，而中医药学的活知识、活经验又在中医身上，一有风吹草动，就对中医下手以摧残中医药文化，"文革"期间，在扫"四旧"声浪中，医药卫生界"赶神拆庙"就是一个明显的例证。"文革"结束，国家进行了拨乱反正，中医药事业得到了恢复。当今，世界经济趋向全球化，文化是多元的，世界各民族文化必然发生激荡、碰撞、交流，每一民族要坚持和保护自己民族传统文化的同时，有选择地吸取其他民族的先进文化与自己民族文化融合以发展自己，但要切切防止自己传统文化受到冲击、伤害而归于消亡。然而我国随着对外开放的发展，西方先进和腐朽文化一起涌了进来，一方面，促进了我国科学技术及其管理的发展；另一方面，则使一些人产生了拜金主义、极端个人主义、损人利己、唯利是图、损公肥私、化公为私，以权谋私、捞名捞利、贪图享乐、无是非、无理想、无道德、无诚信、无事业心、无民族感，不顾国家民族利益，在自己工作岗位上推行"全盘西化"，把"中医现代化"曲解为"中医西医化"。他们不以辩证唯物论和历史唯物论的立场、观点和方法去认识、去研究中医药学，而是以西医药学的机械唯物论观点，审视中医药学的辩证思维和整体观念；他们不是以现代科学技术的知识和手段根据中医药学内部规律客观地去认识、去研究、去发扬，而是以西医药学固有的理论和原则去框套中医药学。他们在"中医不科学论"的思想指导下，把西医一套科研方法，强加在中医科研头上，以取代中医科研的提高；他们用西医理论，以取代中医理论，如某高等中医教科书《中医基础理论》，竟把"名曰奇恒之府"而具有"藏而不写"功主"决断"的"胆府"理论，说成是"分泌胆汁输入十二指肠帮助消化"，如此，则"温胆汤"治"胆"何以愈"惊悸不眠"？"柴胡加龙骨牡蛎汤"治"胆"又何以愈"发狂奔走"？他们还用西医"辨病施治"以取代中医"辨证施治"。这就偷换了中医临床工作的思维方式，取代了中医药学的灵魂，取代了我国医学科学的特色。据说国家中医药管理局调查过一个中药系，有 16 个教研室，没有一个研究中药饮片，都在研究开发新药。当年余云岫"废止中医，保留中药，加以改造，变为西药"的主张，而今正在实现着。他们还一听人说中医药学有优势，就斥之为是在"炫耀"自己。他们正如毛泽东早年所批评过的一样："言必称希腊，对于自己的祖宗，则对不住，忘记了"。

《马克思恩格斯书简》说："陈旧的东西总是力图在新生的形式中得到恢复和巩固"。

西医药学是一门现代医学科学，我国发展西医，研制新药，为我国人民健康事业服务，这是对的，是无可厚非的。但如果只重视发展西医新药，而忽视中医药学优势的充分发挥，则是不对的，尤其在中医药的教育、医疗、科研系统内强调西医药、削弱中医药，甚至以"中西医结合"为幌子，抽掉中医药学的灵魂，取代中医药学的灵魂，取代中医药学的特色，使之名存实亡，以实现"全盘西化"则是错误的。《新民主主义论》一书早已指出：所谓'全盘西化'的主张，是一种错误的观点。形式主义地吸收外国的东西，在中国过去是吃过大亏的"。为什么我们现在还要重蹈覆辙偏偏在中医药机构内推行全盘西化"呢？

孙晋忠、晁永国二人在其合写的《全球化时代的西方文化霸权》一文中告诉人们"所谓西方文化霸权，就是西方国家把其物质生活方式、人生观和价值观作为一种普世的行为准则加以推行，赋予自己在文化上的支配地位。西方文化霸权产生的直接背景是西方的科技优势及其对信息革命技术的垄断。

　　文化霸权主义就是对自己文化怀有一种居高临下的优越感，并把自己的文化作为衡量一切文化的尺度和标准。在他们眼里别人的文化都是落后的、野蛮的；自己的文化才是文明的、进步的。……广大第三世界国家的本土文化正受到压抑，失去'活性'，处于被西方文化吞噬的危险境地。对第三世界国家而言，捍卫自己的文化主权已经是刻不容缓。"我国某些人在对待中西文化上，存在着与西方文化霸权主义同样的心态，认为只有西方文化的西医是科学的、进步的，而自己民族传统文化的中医药学则是不科学的、落后的，就在自己管辖范围内抬西抑中，以西代中，削弱中医药文化，自己沦为西方文化霸权主义的义务推销员，时至今日，我们不得不对此加以清晰认识和认真对待。而且根据报载，"1976 年西方七国首脑会议上，他们就已达成共识：利用因特网对社会主义和发展中国家进行政治宣传和文化渗透"。"西方一些发达国家凭借和依仗其在信息网络技术方面优势，千方百计地向我国推销他们所认可的那套价值标准、意识形态、生活方式及社会制度等，企图实现他们'西化'、'分化'的政治图谋"。因此，我们必须提高警惕，提高政治思想水平，提高全民族的文化素质，增强民族感情，提高民族意识和抵御西方文化霸权主义的文化渗透能力，确保中华民族传统文化的安全与发展，确保中华民族优秀文化之一的中医药文化的特色和优势，并根据自己的内部规律运动，有选择地吸取与自己有益的其他民族的先进文化以充实发展自己，理直气壮地以东方文化的面貌走向现代化。

2002 年 7 月 15 日

写于湖北省中医药学会

从实践的观点看我国中西医结合的成败

近年来的考古发现与文献上有关神农炎帝记载，说明早在新石器时代，距今八千年甚至上万年前，不仅在黄河流域，而且在长江流域中下游地区，就有了原始农耕文化的产生和发展，令为信服地证明中国历史上的确存在一个神农时代。谓之神农何？古之人民皆食禽兽肉，至于神农，人民众多，禽兽不足，于是神农因天之时，分地之利，制耒耜，教民农作，神而化之，使民宜之，故谓之神农也。表明在上古时期，由于"人民众多，禽兽不足"，禽兽肉不足以供食用，我国先民经历了一场严峻的生活革命，在"饥不择食"的情况下，抓到什么吃什么。于是吃到稻菽菜蔬而腹饱体舒，劲力增强，而吃到藜芦则出现呕吐，吃到麻黄则出现汗出，吃到大黄则出现泻下，吃到车前则出现尿多，吃到乌头则出现瞀闷，甚至导致死亡，等等，此即《淮南子·修务训》所谓"神农乃始教民播种五谷，相土地宜燥湿肥烧高下，尝百草之滋味，水泉之甘苦，令民之所避就，一日而遇七十毒"也。然而事物总是具有二重性。有人吃了藜芦呕吐而胸膈呕噁之症去，有人吃了麻黄汗出而肌肤寒热之症退，有人吃了大黄泻下而腹胀、便秘之症已，有人吃了车前尿多而尿少涩痛之症除，有人吃了乌头瞀闷而肢节疼痛之症消等。经过无数次的实践，先民们逐渐地意识到：藜芦有涌吐作用，可以消除胸膈满闷呕噁；麻黄有发汗作用，可以消除肌肤寒热；大黄有泻下作用，可以消除腹胀便秘；车前有利尿作用，可以消除小便淋沥涩痛；乌头有大毒，有麻痹作用，可以消除肢体疼痛。于是有意识地分别将各物用于消除各自适应的人体病证，从而发明了原始医药。2001 年浙江萧山跨湖桥新石器时代遗址出土了"盛有煎煮过的草药的小陶釜，"足证我国在上古时期就发明了医药。之后，其单味药治病通过临床医疗实践，又发展到数味药和合配伍的复方治病。

古人为了认识自己，认识人类本身，将人放在天地万物的自然环境中，观察人与自然环境的相互关系，观察自然环境对人的影响和人对自然环境变化的适应状况，保持人与自然环境的和谐统一。又将人与自然环境分离，通过长期对人的生活活动和临床医疗活动，观察人体及其各部组织的生理功能活动和病理变化，并通过如所谓"殛鲧于羽山，副之以吴刀"等的尸体解剖，正所谓"其死可解剖而视之"者，而得到了人体内部组织结构的认识。从而使古人在人体内部与体表的组织结构认识上，在人体各部组织功能的正常活动与病理变化上，以及人体疾病的治疗上，都积累了大量的实际经验。

我国社会发展到春秋战国时期，出现了"诸子蜂起，百家争鸣"。各种思想派别多得到了发展和成熟，冲破了长期以来巫教神学的羁绊，各门自然科学如农学、天文、气象、历法、数学等都取得了相当的成就，医药学通过长期医疗实践活动积累了极为丰富的实际经验，并对这些丰富经验有了规律性认识。由于冶铁的出现，改进了人体解剖的工具，更清楚地观察了人类自身内部大体组织结构。从而在大体解剖知识的基础上，采用当时最先进的哲学思想为思想指导，通过秦、楚、燕、齐、韩、赵、魏等七国的相互交流，海纳百川地将各国长期观察医疗实践和生活实践所得的实际经验与理论知识，进行整理、总结、升华、创建了以"阴阳"、"五行"、"藏府"、"经络"、"营卫"、"气血"、"精"、"神"、"津液"、"六淫"、"七情"和药物的"四气五味"以及组方原则的"君臣佐使"等为内容的中医药学理论体系，它还包含有"汤液"、"醪醴"、"百药"、"砭石"、"针刺"、"灸炳"、"按摩"、"导引"、"行气"、"洗浴"、"药熨"、"焠刺"、"束指"、"膏敷"、"手术切除"和"心理疗法"等丰富多彩的治病和健身方法，从而写出了一部划时代的医学巨著《黄帝内经》。

中医药学理论体系，深深植根于中华民族传统文化之中。它把人放在天地万物间，使人和日月往来、四时运行、寒暑变迁、海水潮汐等紧密联系在一起，与自然环境保持着平衡、和谐、协调的统一，形成了中医药学的整体观和发展变动观，体现了东方文化的特色，体现了中国医学特色，具有先进的辩证思维形式和符合发展规律的开放性质。这就规定了在中医药学的医疗实践中，不能“守株待兔”，不能“刻舟求剑”，必须根据疾病不断变化的客观规律，不断修改其治疗疾病的方法，做到“病万变药亦万变”，“随证治之”，做到“辨证施治”。从而确立了中医药学生动活泼的治疗观，体现了中医药学医疗工作的与时俱进思想。

这一中华民族传统文化的中医药学理论体系，几千年来，一直有效地指导了中医药学临床医疗实践的活动，保证了中华民族的繁衍和昌盛，也受到了医疗实践的严格检验，并在这个严格检验过程中，不断地从医疗实践中吸取新的养料充实自己而得到巩固和发展。同时，在对世界的医药文化交流中，我国中医药学对世界文明的进步产生过积极影响，也吸收了世界各国民族进步文化中对自己有益的医药知识和经验以充实和发展了中医药学。如1983年广州象岗发现约葬于西汉武帝元朔末至元狩初年（前122年左右）的南越王赵昧墓。墓中出土了产自红海沿岸的乳香，呈树脂状，重26克。表明了中医药学经常用以配方的乳香一药，就是吸收了他国民族的医药文化才有的。根据我国文献记载，中医药学的不少药物和药方，甚至还有理论叙述，都是来自国外其他民族医药文化，而被中医药学吸收而融为一体的，阿魏，苏合香，安息香，龙脑香，诃黎勒，没药，质汗，西洋参，高丽参，波斯青黛，波斯石密，天竺干姜，波斯皂荚，波斯盐，安南桂，倭硫黄，茴香草，胡蒜，蓎荽，苜蓿，胡黄连等药和《肘后方》中之支法存诸“治中蛊毒方”、《千金翼方》中之“耆婆汤”、“耆婆治恶病方”、《备急千金要方》中之“耆婆万病丸”等方以及《外台秘要》中之“《天竺经》论眼”等，都已成为中医学这个“伟大宝库”中宝贵内容。可见具有“天人合一”观念的中医药学理论体系，气势宏伟，胸襟宽广，对世界一切民族的医药文化，只要有益于自己发展，都是能够兼容并包纳为己有的，确实是一个开放系统。

1840年鸦片战争，西方国家用船坚利炮轰开了封关锁国的清帝国的大门，世界列强纷纷侵入了中国，使中国沦为半封建半殖民地社会，各国的洋商品充斥了中国市场。西方传教士也先后在我国澳门、广州、上海、北京等地开办医院，带来了西方的医药文化。中国人从此睁开了眼睛，看到了西方世界的文明和进步，有些人就感到愧不如人，产生自卑心理，一心向往西方，不加分析地盲目迷信西方的一切，误以为西方的一切都好，而自己民族传统的一切都不好，必欲铲除而后快，大叫"打倒孔家店"，"废除汉字"、"废止中医"，力主"全盘西化"，使自己陷入"民族虚无主义"的泥坑；另有些人在医学领域里则采用了"中西汇通"或"衷中参西"，企图将"中医"、"西医"二者加以融合而无功，即遭到"全盘西化"派的必欲"废止中医"的主张所否定。南京政府颁发的"废止中医令"，在全国中医药界和有识之士的坚决反对下被迫取消后，成立"国医馆"，在"中医科学化"的口号下，一场以西医理论取代中医理论、从而取消中医药学和民族文化特色的学术变革积极进行着。至新中国成立后，大约在1953年，毛泽东主席批评了"轻视、歧视、排斥中医的资产阶级卑鄙心理"。1956年，主席又提出"把中医中药的知识和西医西药的知识结合起来，形成我国统一的新医学新药学"，建立机构，培养人才，划拨经费，组织领导，1958年，在"超英赶美"的氛围中，报纸上正式提出了"中西医结合"这一命题。于是，全国数十家医疗和科研机构对中西医结合的途径进行了积极而认真的探索，数十家医药刊物对此项工作经验进行了及时的交流和宣传，至"文革"期间，报纸上更是发表了《中西医结合是我国医学发展的唯一道路》的文章，在全国医药卫生领域里又掀起了一个"中西医结合"的高潮，广大中西医结合工作人员，长期都在仔细寻找中医、西医的结合点，以求得到一个突破。但遗憾的是，至今仍然没有取得这一突破，因而也没有出现一个学术上真正的中西医辩证结合的成果。现在临床上所谓的"中西医结合"，实际上是中西医在医疗工作中的合作共事，或者是中西医的两法治病，无关于学术上的中西医结合也。

江泽民总书记说："一个民族如果忘记了自己的历史，就不可能深刻地了解现在和正确地走向未来"。同样，一个中医工作者如果忘记了中医药学的历史就不可能深刻地了解中医工作的现在和正确地走向中医发展的未来。因而有必要对我国近百年来中西医结合的历史作一简单的回顾。

历史是不会重复的。但历史上的情境、情势常常是有惊人相似之处的。鸦片战争后，世界列强凭借他们的船坚利炮以军事向我入侵，西方文化因之也涌进了中国，中国有些人见而迷惑，无能分析，一味崇洋，看不起自己民族文化，叫嚷"废止中医"，力主"全盘西化"，而当今之世，西方发达国家，则凭借他们的经济优势和所掌握的先进科学技术及对信息技术的垄断，以文化向我入侵，输送他们的价值观念和生活方式，并企图对我进行分化、西化，在我国对外开放政策的发展过程中，西方文化又涌进了中国，中国曾受到过民族虚无主义影响而尚未肃清的某些人，在"中医现代化"口号下，偷梁换柱，鱼目混珠，以西医理论取代中医理论，以西医动物实验取代中医临床实践，以西医的辨病给药取代中医的辨证施治，以西医的现有科研方法取代中医科研方法的创造，在中医事业领域内推行西化，视弃中医药学如敝屣，把自己置于文化买办的地位，成为西方文化霸权主义在中国推销西方文化的义务推销员。这就导致了中医药学理论的严重危机和中医药学疗效的明显下降，自然也就无助于中西医结合之事了。

中西医结合，虽然只是 1958 年才提出来的，但是要把"中医"、"西医"这两种医学融合成一体的思想已经有一百多年了。然在前数十年里，它是医家自己的追求，医家们根据自己的认识和理想，自主地终身进取，几代努力，未见成效；后数十年里，它在政治运动频繁的环境里，通过行政力量的推动，全国努力，仍然没有见到一个真正中西医结合的成果。相反，中医药学却受到极大的伤害！

既然一百多年来没有出现一个真正的中西医有机结合的学术成果，自然也就根本不可能有这种真正中西医结合实际成果的知识内容传授给学生，然而有人却偏偏无视历史事实，无视经验教训而非理性地在教育事业上违背医学发展规律，大肆贩卖所谓的"中西医结合"，实际上仍然是中、西医"老师堂上各讲各，专让学生来结合"，妄想以此得到惊人成就，岂不愚而可悲也哉！这就充分暴露了其对中西医学术的知识和对中西医结合的认识显得浮躁、浅薄和无知！

根据辩证唯物论的观点，"真理的标准不是依主观上觉得如何而定，而是依客观上社会实践的结果如何而定"。中西医结合，经过一百多年的社会实践，至今没有找到一个结合点，没有找到一个结合途径，没有见到一个真正的结合成果，表明了在今后二三十年内真正学术上的中西医辩证结合仍然是不可能的。实践就是检验真理的唯一标准。

中医是我国古代人民在长期与疾病做斗争的医疗实践中积累了大量直接经验而总结、创造出来的，而西医则是在十五、六世纪后西方出现实验科学产生的，二者产生的历史条件不同，社会背景不同，发展过程不同，理论体系不同，哲学基础不同，医学模式不同，二者不具有同一性，因而现在缺乏结合的基础。有些人明明知此，为了自己的既得利益却对此秘而不宣，其用心岂不显得太自私而少有科学家之气度也哉！

中医，西医，是我国存在的两种决然不同理论体系的医学，是东西方两种不同的医药文化，二者各有自己的内部规律，具有质的区别。根据辩证唯物论的观点，客观规律是不以人们意志为转移的。人们只能认识客观规律，顺应客观规律，利用客观规律，促进事物的发展和变化。因此，我们只能根据我国存在的中、西医两种医学各自的内部规律的发展需要，为其创造有利条件，促其按着各自的内部规律所规定的发展方向而不断发展、发展、再发展，发展到两种医学模式的转变，即西医学由现在"单一的生物"医学模式转变为"社会、心理、生物"医学模式，而中医学则由"古代社会、心理、生物"医学模式转变为"现代社会、心理、生物"医学模式。两种医学都具有现代性质的相同医学模式，可能形成浑然一体，瓜熟蒂落，成为真正学术上的中西医有机结合，以实现一百多年来中华民族融合中西医学的梦想！实践证明，将人们的主观愿望，强加在两种医学这一客观事物上，违背了客观规律，结果是"非徒无益，而又害之"。人们应当引以为戒！

2002 年 10 月 3 日
写于湖北省中医药学会

中医药学是中华民族的瑰宝

　　根据辩证唯物论的认识论观点："一切真知都是从直接经验发源的"（《毛泽东选集》第 276 页）。中国历史悠久，地大物博，人口众多，这就为创造和积累直接经验准备了优胜条件。我国先民就是在这种条件下，经过与疾病的长期斗争和长期生活实践中积累了大量的直接经验的。逮至春秋战国时期，古代医学家们通过对大量实际经验的总结，创造了比较系统的中医药学理论体系，产生了一部划时代的医学巨著——《黄帝内经》，从而奠定了我国医学发展的牢靠基础，并规定了而后我国医学的发展方向。

　　中医药学在我国社会发展的长时期里，保证了中华民族的繁衍和昌盛，同时也受到了长期临床实践的严格检验，并在这个严格检验的过程中得到了巩固和发展。它有着比较完整的理论体系，有着丰富多彩的医疗方法，经验丰富，疗效可靠，确实是一个"伟大的宝库"。中医药学有着明显的东方特色，是我们祖先留下来的一份宝贵文化遗产，是我们中华民族的瑰宝。

　　中医药学理论体系以我国古代朴素辩证法为哲学基础，阐述了医学世界是一个统一的整体，并且是"变动不居"，在不断发展，不断变化的。正是基于"医学世界的统一性和变动性"这一理论思维，中医药学的临床医疗工作摆脱了"刻舟求剑""守株待兔""砍倒树捉八哥"的形而上学的羁绊，而变为生动活泼、充满生机。"病万变药亦万变"（《吕氏春秋·慎大览·察今》），从而构成了中医药学辩证施治的特色，并使中医药学理论紧紧依赖于临床医疗实践，医疗上确立的"唯变所适"的治疗原则，构成了中医药学与西方医学的质的区别，故历数千年而未衰。近百年来虽经数次摧残，然至今仍然屹立在世界东方，这正体现了中医药的科学价值和强大的生命力！

中国在长期社会发展中，由于具有优胜条件的作用，创造和积累了大量的有关医事的直接经验，从而形成了"出则汗牛马，入则充栋宇"的非常丰富的中医药学典籍。前面开头引用过《毛泽东选集》第276页的话："一切真知都是从直接经验发源的"。"但人不能事事直接经验，事实上多数的知识都是间接经验的东西，这就是一切古代和外域的知识。这些知识在古人在外人都是直接经验的东西…"。表明了中医药学各种典籍记载了中医药学的丰富经验和理论知识，是古人和他人的直接经验。在我虽为间接经验，但毕竟是人类经验，先学之再加以实践验证之，使之变为自己的东西，变为自己的直接经验，变为自己的真正知识。

宋代史崧在《灵枢经·叙》中曰："夫为医者，在读医书耳。读而不能为医者有矣，未有不读而能为医者也。不读医书，又非世业。杀人尤毒于挺刃。"欲为医者，除存"治病救人"之志外，必须认真熟究中医药学各家典籍，力求掌握较多的古代医学家的经验知识，以便为自己在这一领域的占有份额和为认识临床、处理疾病打下坚实牢固的基础，坚持理论对实践的依赖关系，坚持理论与实践的统一。要做到这一点，除认真学习《实践论》、《矛盾论》，树立辩证唯物主义和历史唯物主义的正确观点，以武装自己思想外，常言曰："察往以知来，博古而通今，"必须首先学好中医药学经典著作。《黄帝内经》包括今世流传的《素问》和《灵枢》二书，是我国医学家长期实践经验的总结，是中医药学的理论基础，数千年来指导着中医药学的医疗实践，规定着我国医学的发展方向，记载着丰富多彩的中医治病方法。

依据辩证唯物主义的观点，没有理论的实践是盲目的实践。学好《黄帝内经》的内容，就能够站在理论的高度认识实践，把握未来，并从医学理论上和读书方法上为阅读中医药学各种典籍奠定基础。《伤寒论》和《金匮要略》二书，本是后汉张仲景撰著的《伤寒杂病论》一书的两个部分，是在流传过程中逐渐形成为二书的。它们突出地体现了中医药学的辨证施治思想体系，比较系统地论述了临床医疗工作中的辨证施治，要求治病必须"随证治之"，做到"病万变药亦万变"，给了人们医疗工作以正确的思维方法。为了正确有效地继承发扬中医药学，应当诚实地学好中医药学经典著作，以利于对中医学术的正确掌握和准确利用。然中医药学经典著作的成书年代都较早，距今已有一千七八百年甚至两千多年的时间。随着社会历史的发展，书中不少文字的义训也发生了很大变化，用文字的今义以释其古义，显然是不大可通的，而且在其长期流传过程中，亥豕鲁鱼者有之，脱落错简者有之，这就需要一定的阅读古书的方法，需要在中医药学基本理论和实际经验基础上，运用训诂学和校勘方法甚至还有古文字学、方言学以及历史学等求得解决。否则，理论不通，证候谬误，何以辨证而施治？这里且举三例以示之：如《素问·通评虚实论》曰："乳子而病热，脉悬小者何如？…""乳子中风，热，喘鸣肩息者，脉何如？岐伯曰：喘鸣肩息者，脉实大也，缓则生，急则死。"其"乳子"一词：有释为"婴儿"者，有释为"妇人哺乳期"者，皆未定。婴儿生病的诊法，只有"望络诊"，没有"切脉诊"。此言"脉悬小""广脉实大"，与婴儿何与？至于释为所谓"哺乳期"，其时间可长可短，不确切。《说文·乙部》曰："乳，人及鸟生子曰乳，兽曰产"，《史记·扁鹊仓公列传》曰："菑川王美人怀子而不乳，"司马贞索隐："乳，生也"，是"乳子"，即"产妇"也。再如《伤寒论·辨太阳病脉证并治中篇》曰："衄家，不可发汗，汗出必额上陷脉紧急，直视不能眴，不得眠"。此"额上隐脉紧急"，本谓"额角部陷中之脉紧急"，却被人们读为"额上陷，脉紧急"而成了"额部睛陷，寸口脉紧急"。试问谁在临床上见过：一个好流鼻血的人有表证，只一发汗就会出现"额骨塌陷？"又例如《金匮要略·五藏风寒积聚病脉证并治》曰："问曰：三焦竭部，上焦竭善噫，何谓也？师曰：上焦受中焦，气未和，不能消谷，故能噫耳；下焦竭，即遗溺失便，其气不和，不能自禁止，不须治，久则愈。"此文三"竭"字，皆当读为"遏"，正阳阻遏，气机失常，在上焦则噫气，在下焦则遗溺失便，一旦正气和调流畅，气机复常，则其病即愈。如以"尽"字释此

"竭"义，则于医理不通矣。

上述中医药学的几部经典著作，一直指导着中医药学的医疗实践，并促使中医学术代有发展，是每个修习中医的必读之书。但其又都是一千七百年前的经验，因而，还应当学习其后的各家医药典籍，以补充后世发展的经验知识。这些，经验知识也跨越有一千七百年之久，故其各种典籍，由于其成书年代不同，地区有别，还有就是因为作者的经验知识以及其思想方法的差异，学术思想不可能完全一致，甚至还会出现相差之处。如此，何所适从？这似乎可用下列方法取舍之：

其一，依据辩证唯物论的观点，"实践是检验真理的唯一标准"。把各典籍中不相一致的问题，放到医疗实践中去进行临床验证，以考察其是非。合乎实践者是，不合乎实践者非，两者皆合乎实践则兼收并蓄之，两者皆不合乎实践则根据"人不能事事直接经验"的规律而予以保留，其明显属于糟粕者则扬弃之。

其二，一定历史时期内的文化艺术（包括语言文学）有一定历史时期的特点。把不相一致的问题放在其典籍各自成书的特定时代去分别考察，以求解决。

其三，常言说："群言淆乱衷于圣"。各种典籍都是其作者在《黄帝内经》、《灵枢经》、《伤寒论》、《金匮要略》和《神农本草经》等中医药学经典著作的指导下，通过自己的长期实践而总结其实际经验撰著的。在典籍中如遇有不相一致的问题，就放到中医药学经典著作中去加以考察，合于经典著作学术思想者则是，悖于经典著作学术思想者则非。

俗语说："熟读王叔和，不如临证多"。因此，学习中医药学各种典籍必须与临床医疗实际紧密结合，勇于实践，反复实践，努力把古人的经验知识变为自己的东西，做到学验俱丰，使自己成为名副其实的真正像样的中医，并在继承发扬中医药学的道路上有所前进，为中医药学这个"伟大的宝库"再添几块砖，再加几块瓦，进一步促进中医学术的发展。切忌自暴自弃，人云亦云。

在继承发扬中医药学过程中，要努力挖掘这一"宝库"中的丰富宝藏，充分发挥中医药的传统优势，还应积极吸取现代科学技术的成果，借助现代一切检查手段，来延伸我们感觉器官的作用，扩展中医药学"望""闻""问""切"的"四诊"，以认识人体深层的病理变化，并在实践中逐渐积累起大量资料，坚持"不被别人牵着鼻子"的原则下，积极进行中医药学的创造性劳动，用中医药学理论体系为思想指导，对占有资料进行认真细致的研究分析，找出新的规律，把它纳入辨证施治的轨道上去，从而发展中医药学的辨证施治。在这个过程中，要吸取以往的教训，防止西化倾向，坚持保证和提高中医药学疗效的原则，切切注意不要丢了自己的优势和特色，不要丢掉了自己的活的灵魂。应该记住，数十年的经验证明：废医存药中医西医化是取消传统医学、危害民族文化、害人害己，是绝对没有出路的。

2002 年 10 月

中医药学是中华民族的瑰宝

振聋发聩　医门棒喝

——评《中医复兴论》一书

　　香港浸会大学中医药学院李致重教授撰著的《中医复兴论》一书即将出版问世。这是著者长期不懈、积极努力而认真思考、研究的心血结晶。近一百多年来，西方文化大量涌入我国。我国传统文化受到了严重冲击，植根于民族文化之中的中医药学，则陷入了百年困惑之中，"中西汇通"，"衷中参西"，"中医科学化"，"中西医结合"，"中医现代化"等等，都是立足于"中医落后"、"中医不科学"的看法而提出来的。提法几经变换，始终未能让中医走出困惑。化来化去，却是在中医药领域里化出了一片西医世界，中医药学出现了严重危机，只存躯壳，丢掉灵魂，所谓"形体虽存神已伤"也。中医有其人无其术，滑到了"名存实亡"的边沿！今《中医复兴论》一书的出版，必将对今后中医事业的复兴产生积极的影响。该书从东西方文化、科学的比较研究入手，以中西医两种医学体系的基础理论比较研究为核心，对中医界共同关注的百年困惑，进行了广泛、独到的理性思考。书中认真地论证了中医学核心概念的现代定义，讨论了中医学在当代人类医学中的地位和作用，客观地分析了中医百年困惑的文化、历史原因，探讨了中医学复兴的可持续发展性，并且还就若干学术专题，阐述了著者的学术见解。该书论据翔实，逻辑严谨，文笔畅达，语言平实，观点明确，说理充分，是一部"振聋发聩"、"医门棒喝"的佳作。它的出版，对于初学中医的学生和从事理论、临床研究的专业学者，对于从事医疗、教学、科研的管理人员，对于研究中医未来发展的科学家、软科学专家，都是一本不可多得的学习资料，具有重要的研究和参考价值，颇值得一读。读后定能从中受到启发，获得借鉴，得到提高。

2002 年 11 月 17 日

振聋发聩　医门棒喝

中医药学应以东方文化的面貌走向现代化

　　任何一个民族，如果没有自己的民族文化，是不能立于世界民族之林的。我国民族的传统文化，能从上古一直传承到现在，上下延续五千年，充分表明了它具有强大的生命力。中医药学是我国优秀文化的重要组成部分，它治疗疾病根据客观实际，因时、因地、因人而辨证施治，病万变药亦万变的辩证思维的治疗思想，构成了与世界其他医学的质的区别，体现了东方医学的特色。中医药学来源于我国民族生活生产实践的直接经验，在保证我国民族繁衍昌盛过程中，受到临床实践的严格检验，并在这个严格检验过程中得到了巩固和发展。正因如此，它才在千百年前就走出国门，到日本，到朝鲜，到越南，到东南亚，而今走向了世界一百二十多个国家和地区！

　　然而，1840 年鸦片战争后，随着中国沦入半封建半殖民地社会，中国人看到了西方的文明和进步而自愧不如，开始向西方学习。有些人坚持中国文化而学习西方，提出了"中学为体，西学为用"的主张，办学堂，开工厂，造枪制弹。医学领域里则出现了"中西汇通"或"衷中参西"；另有些人则严重自卑，产生了民族虚无主义思想，制造了"中国文化外来说"的"殖民地文化"，叫嚷"中国有的，外国都有，中国所没有的，外国所独有"，甚至说"外国的月亮也比中国的月亮圆"。他们积极地学习西方，想在西方文明里寻找真理，他们害着左倾幼稚病，盲目地看不起自己民族的一切传统文化，一味主张"全盘西化"。他们对中国的落后状况，不责之于当时满清政府的政治腐败，而归罪于我国民族的传统文化，大叫"汉字落后"、"中医落后"等。甚至提出了"废止旧医以扫除医事卫生之障碍案"，虽然在当时全国中医药界和一些有识之士抗议下未得逞，但这些思想的影响却一直延续了下来。

新中国成立后，毛泽东主席发出了"团结新老中西各部分医药卫生人员，组成我国巩固的医药卫生统一战线"的号召，并把"团结中西医"作为我国卫生工作四大方针之一。《人民日报》1954 年 10 月 25 日发表了《正确地贯彻党的中医政策》的社论，确保了中医药文化的延续。但是，由于一百多年来半殖民地社会的思想影响在我国某些人头脑里没有彻底肃清，这些人总是戴着西洋眼镜，看不起自己的民族文化，总是以西洋医学为标准，认为中医药学落后、不科学。随着我国对外开放，西方先进和腐朽的文化一起涌了进来，这些人开始在自己的工作岗位上推行"全盘西化"，把"中医现代化"曲解为"中医西医化"。他们不以辩证唯物论和历史唯物论的立场、观点和方法去认识、研究中医药学，而是以西医药学的机械唯物论观点，审视中医药学的辩证思维和整体观念；他们不是以现代科学技术的知识手段根据中医药学内部规律客观地去认识、去研究、去发扬，而是以西医药学固有的理论和原则去框套中医药学。他们在"中医不科学论"的思想指导下，把西医一套科研方法，强加在中医科研头上，阻碍了中医科研的发展和提高；他们用西医理论，以取代中医理论，如某高等中医教科书《中医基础理论》，竟把"名曰奇恒之府"而具有"藏而不泻"功主"决断"的"胆府"理论，说成是"分泌胆汁输入十二指肠帮助消化"，如此，则"温胆汤"治"胆"何以愈"惊悸不眠"？"柴胡加龙骨牡蛎汤"治"胆"又何以愈"发狂奔走"？他们还用西医"辨病施治"以取代中医"辨证施治"。这就偷换了中医临床工作的思维方式，取代了中医药学的灵魂，取代了我国医学科学的特色。据说国家中医药管理局调查过一个中药系，发现它的 16 个教研室没有一个研究中药饮片的，都在研究开发新药。当年余云岫"废止中医，保留中药，加以改造，变为西药"的主张，而今正在实现着。他们还一听人说中医药学有优势，就斥之为是在"炫耀"自己。他们正如毛泽东早年所批评过的一样："言必称希

中医药学应以东方文化的面貌走向现代化

腊，对于自己的祖宗，则对不住，忘记了"。

当今，世界经济趋向全球化，文化是多元的，世界各民族文化必然发生激荡、碰撞、交流，每一民族要在坚持和保护自己民族传统文化的同时，将其他民族先进文化与自己民族文化融合以发展自己，但要切切防止自己的传统文化受到冲击、伤害而归于消亡。西医药学是一门现代医学科学，我们发展西医，研制新药，为我国人民健康事业服务，这是对的，是无可厚非的。但如果只重视发展西医新药，而忽视中医药学优势的充分发挥，尤其在中医药的教育、医疗、科研系统内强调西医药、削弱中医药，则是错误的。《新民主主义论》一书早已指出："所谓'全盘西化'的主张，是一种错误的观点。形式主义地吸收外国的东西，在中国过去是吃过大亏的，为什么我们现在还要重蹈覆辙偏偏在中医药机构内推行'全盘西化'呢？"

孙晋忠、晁永国二人在其合写的《全球化时代的西方文化霸权》一文中告诉人们："所谓西方文化霸权，就是西方国家把其物质生活方式、人生观和价值观作为一种普通的行为准则加以推行，赋予自己在文化上的支配地位。西方文化霸权产生的直接背景是西方的科技优势及其对信息革命技术的垄断。文化霸权主义就是对自己文化怀有一种居高临下的优越感，并把自己的文化作为衡量一切文化的尺度和标准。在他们眼里，别人的文化都是落后的、野蛮的，自己的文化才是文明的、进步的……广大第三世界国家的本土文化正受到压抑，失去'活性'处于被西方文化吞噬的危险境地。对第三世界国家而言，捍卫自己的文化主权已经是刻不容缓。"

我国某些人在对待中西文化上，存在着与西方文化霸权主义同样的心态，认为只有西方文化的西医是科学的、进步的，而自己民族传统文化的中医药学则是不科学的、落后的，从而抬西抑中，以西代中，削弱中医药文化，自己沦为西方文化霸权主义的义务推销员。时至今日，我们不得不对此加以清晰认识和认真对待。我们中医药界的工作者应该提高警惕，提高政治思想水平，增强民族感情，提高民族意识和抵御西方文化霸权主义的文化渗透能力，确保中华民族传统文化的安全与发展，确保中华民族优秀文化之一的中医药文化的特色和优势，并根据自己的内部规律运动，有选择地吸取与自己有益的其他民族的先进文化以充实发展自己，理直气壮地以东方文化的面貌走向现代化。

2003 年 1 月 6 日

给国务院吴仪副总理的信（一）

吴仪副总理：

您好！

在医药卫生领域里，由于化学药品的毒副作用，导致了在世界范围内药源性疾病的猛烈增加，人们在医疗和保健事业上都要求回归自然，而我国中医药学则首当其选。我国中医药学具有数千年的历史，有自己比较系统和比较完整的理论体系，有丰富的医疗实际经验。医疗方法丰富多彩，疗效比较可靠，服用比较安全，它用整体观和变动观审视医学世界，具有东方医学的特色。它深深植根于中华民族传统文化之中，现已走进了世界一百二十多个国家和地区，国家原教育部长陈至立，在《我国加入 WTO 对教育的影响及对策研究》一文中提出了：要发挥我国传统医学的优势，更大规模地吸引境外学生来华学习。中医药大展宏图的时机到来了！中医药将正式走向世界创造辉煌！

然而，不幸的是，我国半封建半殖民地社会产生的民族虚无主义一直没有肃清过，只是时隐时现而已，他们看不起自己民族的传统文化，看不起植根于民族传统文化之中的"中医药学"。怀着西方文化霸权主义同样的心态，认为"中医落后"，"中医不科学"，因而，中医政策得不到认真贯彻。几十年来，在"中医科学化"口号下和偷换"中西医结合"、"中医现代化"概念，以西医药学为标准，在中医药的教学、医疗、科研等工作中全面推行"中医西医化"。当西方文化霸权主义利用其科学技术的优势和对信息技术的垄断，对我国进行西化、分化的时候，我国民族虚无主义者乘机在中医药领域里进一步增强西医，削减中医，以加速中医药的西化过程，他们用西医药的理论、方法和思维方式取代中医药的理论、方法和思维方式；用西医药的管理模式取代中医药的管理模式，把中医、中药分为两家，各自经营，使中医不认识中药，使中药脱离中医理论指导在"现代化"口号下加速西化，丢掉了中医药学的特色，临床疗效普遍下降，导致了中医的名存实亡，有其人，无其术，形成所谓"泡沫中医"，丧失了中医药学的优势，中医药学出现了严重危机。老中医日渐凋零，中年中医未经过危急重症的临床锻炼，青年中医未受到真正中医知识的应有教育，临床动手能力差，尤其是研究生教育，西化更为突出，竟以牺牲中医疗效为代价，换取无助于中医发展的西医动物实验，毕业后不能用中医思路给人治病的结果。从而中医药学优势变弱势，出现了中医后继乏术的严重局面，我国民族虚无主义者给西方文化霸权主义帮了大忙，做到了西方文化霸权主义想要做而不可能做到的事情。长此下去，这份具有"我国医学科学的特色"而又是"民族优秀文化的重要组成部分"的"中医药学"必将趋于消亡！这一民族文化遗产如果真的断送在我们这一代人手里，我们就将成为历史罪人，对不起我们的子孙后代！为此，特作如下建议：

一、迅速制定保护和发展中医药的法规，明确中医药学应保持其固有特色，根据自身规律在实践中发展，不得以西医药学为标准而干扰或取代中医的发展。（《中华人民共和国中医药条例》4 月 30 日已见报此条可删）

二、中西医是两个决然不同理论体系的两种医学，各有自己的文化形态，不得用西医药的管理模式管理中医药。中医、中药不宜分割为两家。

三、在临床医疗过程中，要严格中西医的界限，明确中医不能滥开西药处方，西医也不得滥开中药处方，清理医疗中的药物混用状态，减少药害和杜绝浪费。

四、选派怀有民族文化感情、热爱中医药事业、看得清专业发展方向、具有开拓精神和管理才能而又为人正派、不以权谋私且年富力强的共产党员到各中医药的教学、医疗、科研等单位主持工作，对现任中医药单位领导人加以中医政策的严格培训，如仍然有重西轻中而不改者则撤换之。以保证党的中医政策的贯彻落实。

　　专此奉闻。恭祝

政安！

湖北中医学院教授李今庸

2003 年 4 月 28 日

时年七十有八

关于中医教育、中医西化、中西医结合的看法

——写给《现代教育报》郝光明同志的复信

郝光明同志：

你好！

大札收悉。《现代教育报》的大作我都看过。这里根据大札提出的四个问题顺序写出我的看法，供参考。

第一点，关于"信心与知识的分离已经成了中医医院校普遍存在的一个现象"。这种现象或许北京有，北京容易拿到任务，或编教材，或写书，或文献研究。故无论对中医治病有没有信心，都得学习中医知识完成写作。外地则不然，因少有写作机会，除少数对中医治病有信心而认真学习中医知识外，不少年轻人不相信中医能治病，当然也就不积极学习中医知识了。

第二点，中医、西医是两个决然不同的理论体系，而用西医的一整套评价体系来评估中医疗效和科研成果，显然是荒唐的，这是在以行政和经济手段迫使中医药的西化。中医药学的生命是疗效。一些民族虚无主义者以牺牲中医疗效为代价，以换取与中医药学发展毫无裨益的动物实验的结果，培养的博士生不能用中医思路看病，因而不愿看病，还名之曰这是"研究型人才"，正是这样的一些人，而今又掌握了中医医院校的领导权。

这次中医药介入防治非典，起到了很好的作用，得到了世界卫生组织官员的赞许，引起了我国社会各方面的广泛关注，《人民日报》六月九日提出了"防治非典，中医药功不可没"，并发表了《坚持中西医并重》的文章，阐述了"中医药的被忽视"和"在防治非典工作中发挥的重要作用"。然而就在此文的末段，也记载了某专家的所谓"强调"，他们仍以崇洋媚外的心态，看不起民族传统文化的卑鄙心理，在那里对中医药学说三道四，指手画脚。

第三点，所谓"大多数中医医院都西化了，造成中医临床的水平起伏不定"。中医医院西化了，其中医临床何"起"之有？只能是"伏"定了。因为它已失去了中医药学的特色和优势，迷失了中医药学的灵魂，它绝不会有中医临床的较好疗效。我认为现在应以《中华人民共和国中医药条例》为武器，对西化了的中医临床工作，进行拨乱反正（中医教学、科研也一样），使之在今后中医临床实践中坚持传统中医药学的特色和优势，确保中医疗效的提高。如果西化了还能提高中医临床疗效，中医药学的特色和优势之说也就没有意义了。江泽民总书记在全国政协九届四次会议上所说"中国医药学是我国医学科学的特色"也就没有意义了。事实上，中医也就名存实亡了。

第四点，父传师授是中医几千年来的传承方式，它最大的优点就是多临床，早临床，有极强的实践观念，而且还可以因材施教。中医进入现代化教育后，彻底否定了其传统的教育模式，在教育内容上，一直受到民族虚无主义的影响和支配，西方文化严重冲击着中国传统文化的中医药学的发展，始终没有形成独立发展的培养真正中医后继人才的教育体系。20 世纪 90 年代初，国家两部一局提出了在全国开展"老中医药专家学术继承工作"。这似乎是发现了中医现代化教育还有不足，中医传统教育还有可取之处，但是他们没有用这种认识去改革现有的中医本科教育和研究生教育，而是似乎使其为一种继续教育的方式独立存在。这样三足鼎立的中医本科教育、研究生教育、师徒传授教育（当然这是一只短足，它没引入国家正规教育），如不进行改革是挽救不了中医衰落命运的。现在师徒传授教育已经没有过去的那种经济基础、思想基础和技术基础了。从湖北情况看，第一批还勉强可以，第二批已经不行，这次第三批社会不正之风吹了进来，使之向其对立方面发生了转化，将更加促成中医西化（其中或有流于形式者），也更给了某些人一个捞名窃誉的机会，效果绝对不会好。但我可以断定，三年后总结时，成绩还会说是大大的。

早就有人指出："民族虚无主义——将成为中国经济政治有序发展、中国社会长治久安的精神隐患"。在医疗卫生领域里，他们所好则钻肤出其羽毛，所恶则洗垢求其斑痕。这次防治非典，中医药明显地显示出了治疗优势，有人还要诬蔑是"玄学"。退一万步讲，就算真的是玄学，能治好非典，能治好他所治不好的病，又有什么不好呢？中国的"玄学""哲学""科学""医学"，这些人真懂吗？几十年来，在医疗卫生界特别喜欢玩弄名词概念，如"中西医结合"，从来没有研究讨论过它的定义，而就用行政力量在医疗中推行。故在临床工作中带有极大的盲目性，认识很不一致，十分混乱，并造成了今日较为普遍存在而无原则的中药加西药以治病；又如"中医现代化"，也没有研究讨论过它的意义，而在报刊上就大吹起来，就连《人民日报》记者王淑军同志，根据这次中医药防治非典明显疗效的事实，呼吁政府要"坚持中西医并重"，改变目前中西医发展不对等的状况，在文章的第一、二段为中医说了很多好话，的确写得不错，但在第三段就以"中医药现代化势在必行"为标题。试问中医药怎样"现代化"？中医药现代化为什么"势在必行"？它又怎么个"行"法？难道中医药现代化就是这段文中所谓的"专家"们所说的"中西医结合"？若然，中西医结合的口号已经叫了四十五年，为什么现在要改口"中医现代化"？实际上这是两个不同的概念，尽管二者的提出都是建立在所谓"中医落后""中医不科学"的认识基础上，但二者毕竟还是两码事。因而这第三段的标题，与其所引用的内容是不相符的，实在写得不好。从其第三段文中所引的一些讲话，可以看出这些人仍然是把刘湘屏"中西医结合是我国医学发展的唯一道路"当作圣旨，念念不忘，所以不顾全国几十年来中西医结合实践的事实而信口开河。中西医结合，是在 1958 年政治运动频繁的氛围中提出来的，并在全国范围内用行政力量推行，还掀起过两次高潮，全国上下医药卫生界都为中西医结合进行过积极努力。怎么还是"乏力"

呢？从具体单位讲，中国中医药研究院和北京中日友好医院，我的印象是：这两个单位，几乎从开始就是以"中西医结合"为宗旨，集中了那么多中西医专家，投入了那么多经费，搞了几十年，为什么"传统医学与现代医学的结合、互补"还会"乏力"？为什么中医的"以往理论停留在玄学、哲学阶段"而至今没有"摆脱"掉？为什么中医"临床停留在经验医学阶段"而至今没有理论？20 世纪 50 年代中央文件说：中医药学"有丰富的理论知识"，为什么中医"临床"不用而只"停留在经验医学"上？为什么"中西医结合"至今还只是"简单的中医、西医、中药、西药加减法"，而未能"实现两者真正的优势互补"？为什么？为什么？一句话：未实事求是。他们没有从学术理论本身去找原因，也没有从自己思想深处去找原因。从而表明了这些所谓"专家"的崇洋思想和对民族传统文化的浅薄和无知！

2003 年 6 月 28 日
于湖北中医学院

试论我国"天人合一"思想的产生及中医药文化的思想特征

"天人合一"思想的产生背景

任何一个民族，如果没有自己的民族文化，是不能立于世界民族之林的。

世界各个民族，由于各自所处的环境和条件不同，所创造的民族文化有早有晚而且各不相同，各有自己的民族特征。中华民族，自古以来就生活在这块华夏大地上，而华夏大地这块土地，东面是浩瀚无垠的大海，西面是高耸入云的阿尔泰山、昆仑山以及黄沙四起的戈壁沙漠，西南是横空出世的喜马拉雅山，北面是长年寒冷的西伯利亚荒原，南面也是崇山峻岭和海洋。在这四面基本固塞的环境里，庖牺氏没，神农氏作，教民稼穑，民始谷食，《白虎通·号》说："谓之神农何？古之人民皆食禽兽肉，至于神农，人民众多，禽兽不足，于是神农因天之时，分地之力，制耒耜，教民农作，神而化之，使民宜之，故谓之神农也"。近年来的考古发现，我国早在七、八千年前的新石器时代就发明了农业，产生了原始农耕，人们生活由迁徙到定居，由采集和狩猎的自然经济转变到农业种植为主而辅以牲畜豢养的生产经济。在长期农业生产发展过程中，人们通过仰观俯察和生产实践的体验，逐渐意识到天地万物都有着气息相通，保持着互相联系，互相依存，互相对立，互相制约，促成着世界的发展，《庄子》所谓"万物以息相吹"也，尤其认识到农业收成的丰歉，特与人们耕作技术密切相关，并受日月星辰移徙、四时寒暑变迁，土地肥沃高下燥湿和昆虫禽兽以及水旱灾害等自然变化的严重影响。民以食为天，农植稼穑确保了人的基本生存，而人则"赞天地之化育"，以助天地万物之生存繁育，从而产生了"天人合一"的观念。人与自然则要求保持协调、和谐、平衡、统一。

太古时期，我国先民茹毛饮血，穴居野处，与猛兽杂居，人兽相食，依赖人的能群，战胜猛兽；至部落战争，亦是众者胜而少者败。进入文明社会，人类发生了第一次社会大分工，脑力劳动和体力劳动分工了，并出现了与氏族部落群居不同而有着宫殿官署和宗教祭祀活动的人们群居的城邑，百工交易，互换有无。然中国古代的这种城邑，没有和大规模开发矿藏和航海事业相联系，没有出现西方的城邦制和选举议长，而是与农业经济紧密联系在一起，为了战胜水、旱灾害，修建如都江堰、郑国渠、期思水库那样的大型水利工程，超出了任何一个封建领主的范围，则由官吏出来筹划、协调和组织兴建，改善了农业灌溉条件，促进了农业生产的发展，人们的生活，则一人之需而百人为备，人与人则紧密相关着。

我国古代，在"制礼作乐"过程中，已具备"以人为本，怀仁布德，化成天下"的理念，因而提出了在社会活动中要"和为贵"，人人"不独亲其亲，子其子"，而要做到"老吾老，以及人之老；幼吾幼，以及人之幼"，保持着社会的和谐与协调，"上下合德，无相夺伦"，不得有"强凌弱，众暴寡，贵傲贱，长欺少"。

《礼记·中庸篇》说："喜怒哀乐未发谓之中，发而皆中节谓之和。中也者，天下之大本也；和也者，天下之达道也。致中和，天地位焉，万物育焉"。表明了我国古代人文科学和自然科学是结合在一起的。人文关怀指导着科学技术的发展。

综上所述，人与自然环境和社会环境都具有整体性，而且还不断发展变化着。它凸显了东方文化的特征，体现着中华民族传统的主体文化。

中医药学思想文化的基本特征

2001 年 3 月 4 日下午，江泽民总书记在全国政治协商会议九届四次会议教育、医药卫生界联组会讨论时的讲话中强调指出："中医药学是我国医学科学的特色，也是我国优秀文化的重要组成部分"。中医药深深植根于中华民族传统的主体文化中，它以阴阳五行、藏府经络、营卫气血、精神精液、脂膏肓膜、皮肉筋骨、毛发孔窍、七情六淫、药物四气五味、升降浮沉、组方君臣佐使等独特的理论体系和辨证论治、因时、因地、因人制宜的辩证思维方式以及丰富多彩的治疗方法等而屹立在世界东方。它具有与在西方文化背景下产生的西医药学绝对不相同的基本观点，其主要体现在：

一、人本思想。《素问·宝命全形论篇》说："天覆地载，万物悉备，莫贵于人"。人为万物之灵，体内"藏神"，有智慧，会劳动，能创造。人是社会的人，不是细胞简单的堆砌，而是有着复杂的心理活动。《素问·宝命全形论篇》说："君王众庶，尽欲全形"。无论贵贱，人人都想自己的身体健康无病和生命安全，因而中医药学就一切从"人"出发，把维护人的生命健康放在首位，研究人，研究人的活动，研究人体组织结构，生理状况，病理变化，生存条件和生存环境。《灵枢·本神篇》提出养生"必须四时而适寒暑，和喜怒而安居处，节阴阳而调刚柔"，以达到人体"十二官"的相互为用，"主明下安"，并创造发明了"行气"、"导引"、"按摩"、"针刺"、"灸炳"、"药物"与外科手术等强身保健和治疗疾病的有效方法，保障人体健康和生命安全。

二、整体观。在中医药学理论里，认为人体以心、肝、脾、肺、肾等五藏（还有心包络）和胆、胃、大肠、小肠、三焦、膀胱等六府为中心，在心神的主导下，通过网布人体周身内外上下的经络系统，将营卫血气输送到各部组织机构，以保证各部组织机构的正常功能活动，发挥着"神"的作用，并体现出各部组织的相互为用，使人体形成一个统一的整体；同时，营卫血气通过心神作用的主导，在经络系统内循环运行过程中，从遍布全身经脉循行路线的穴位上稍事会聚，以与外界环境相交通，从而构成人体各部组织是一个统一的整体，人体与外在环境也是一个不可分割的整体，故自然的日月运行，四时变迁，海水潮汐，晴雨变化和社会的富贵贫贱的变更等等，都会给人体以影响。《素问·生气通天论篇》说："平旦人气生，日中而阳气隆，日西而阳气已虚，气门乃闭"之文，从一个侧面阐述了古人的这一观点。

三、变动观。中医药学认为，在医学世界里，一切事物都不是静止的、不变的，而是在不断运动、不断发展、不断变化的，永远处在"变动不居"的过程中。《素问·宝命全形论篇》说："人生有形，不离阴阳"，《素问·阴阳离合论篇》说："阴阳者，数之可十，推之可百，数之可千，推之可万，万之大，不可胜数，然其要一也"。阴阳存在于一切事物过程中，贯穿于一切事物过程之始终。阳道奇，一、三、五、七、九是也；阴道偶，二、四、六、八、十是也。二者相对平衡，既相互联系，又相互对立，处于一个统一体中，维护着人体的生存和正常发展。这种平衡如被打破，则偏阴偏阳是谓疾也。

《灵枢·经脉篇》说："人始生，先成精"，《素问·金匮真言论篇》说："夫精者，身之本也"。精是构成人体的基本物质，在保证人体正常生长发育过程中不断地被消耗，又不断地从饮食中得到补充。《灵枢·营气行篇》说："谷入于胃，乃传于肺，流溢于中，布散于外，精专者，行于经隧，常营无已，终而复始，是谓天地之纪"。精气在终而复始的不断循环运行以濡养人体各部组织过程中，总是"弃其陈，用其新，腠理遂通，精气日新"，进行着人体的新陈代谢，保障着人的生命活动。精气郁滞则为病。

四、疾病观。《素问·调经论篇》说："夫心藏神，肺藏气，肝藏血，脾藏肉，肾藏志，而此成形，志意通，内连骨髓，而成身形五藏。五藏之道，皆出于经遂，以行血气，血气不和，百病乃变化而生"。以五藏为主体、以心为主导通行血气具有生命活动的人体发病，乃由某些致病因素伤人导致血气阴阳失去平衡而然。人有疾病，必然在人体某些部位甚至全身反映出各种证候，所谓"有诸内必形诸外"也。人体疾病的各个证候，彼此都是互相关联、互相影响着。恩格斯在《自然辩证法》中也曾说过："身体某一部分形态的改变，总是引起其他部分的形态改变"。即使只身体某一个部位出现证候，它也是人体全身病变的局部反映。而且，任何疾病都是动态的，都是随着时间的推移而不断地发生着变化，有的从外入内进行传变，有的由藏传府或由府传藏，有的循太阳、阳明、少阳、太阴、少阴、厥阴等六经传变，有的循卫、气、营、血等传变，有的循上焦、中焦、下焦等三焦传变，有的循肝、心、脾、肺、肾等五藏传变；寒证可以转化为热证，热证也可以转化为寒证，实证可以转化为虚证，虚证也可以转化为实证。总之，病证不是固定不变的。

五、治疗观。《素问·四气调神大论篇》说："圣人不治已病治未病"。所谓"治未病"者，乃指"未病先防"和"已病防变"也。扬汤止沸，何若釜底抽薪？中医药学认为，已病则治，不如预防而无病，提出了积极"养生"的概念，嘘吸阴阳，调摄精神，和喜怒，适寒温，节阴阳，安居处，清静调适，恬淡无为，不以物累形，使邪僻不生，则健康无病。其"已病防变"者，则如《金匮要略·藏府经络先后病篇》说："见肝之病，知肝传脾，当先实脾"，以防止疾病之传变。如病已传，则"随证治之"，做到"病万变药亦万变"。然疾病尚有寒热之别，虚实之异，又根据各疾病寒热虚实的不同病机，提出"寒者热之，热者寒之"，"虚者补之，实者泻之"，以调整人体机能，祛除病邪，达到人体阴阳气血的平衡协调，恢复健康。

六、教育观。中医药学是我国古代长期医疗实践活动积累起来的经验知识，是维护人体健康和生命的一门学科，在长期传承过程中，形成了具有东方特色的教育观念。

1. 择人而教。《素问·气交变大论篇》说："得其人不教，是谓失道，传非其人，慢泄天宝"。是故必选择道德高尚、行为端正、聪敏颖慧、有志于医的优秀人才而教，以确保医学知识的传承，达到《灵枢·师传篇》说："则而行之，上以治民，下以治身，使百姓无病，上下和亲，德泽下流，子孙无忧，传之后世，无有终时"，体现着对后世子孙永远的人文关怀。

2. 因材施教。《灵枢·病传篇》说："诸方者，众人之方也，非一人之所尽行也"。根据人们不同的天资、性格和志趣，教以不同的医学知识和技能，《灵枢·官能篇》提出："明目者，可使视色。聪耳者，可使听声。捷疾辞语者，可使行针艾，理血气而调诸逆顺，察阴阳而兼诸方。缓节柔筋而心和调者，可使导引行气。疾毒言语轻人者，可使唾痈咒病。爪苦手毒，为事善伤者，可使按积抑痹"。

3. 传授真知。《素问·金匮真言论篇》说："非其真勿传"。为了传授真正的知识与技能，《黄帝内经》提出了"法于往古，验于来今"的教育观点，就是用前人总结整理长期实践经验而撰著的《针经》为教材，向受教育者传授系统的理论知识和医疗技术，然后再把从书本上所学内容放到当前临床医疗的实际中去验证它的有效性，符合《素问·举痛论篇》所说"善言天者，必有验于人，善言古者，必有合于今"的原则也。

4. 问答教学。《黄帝内经》162篇中所讲述的内容，大多是以"一问一答"甚至是"再问再答"的"问答"方式进行教学。其所涉及的范围包括基础理论（含有关天文、地理、历法、时令等知识）、医疗原则、学习方法和病例讨论等。这种问答式教学，生动活泼，受教育者占主动，符合"人本思想"和"因材施教"，虽未尽善，然总比"先生讲，学生听"，"一人讲，百人听"的机械教学方法要好。

中医药学是我国民族优秀文化的组成部分，几千年前就形成了比较完整而系统的理论体系，树立了以人为本思想，阐述了医学世界是一个统一的整体，而又"变动不居"，体现了中国人的辩证思维方式。这个理论体系几千年来一直指导着中医药学的临床实践，保证了中华民族繁衍昌盛的同时，也受到了临床实践的严格检验，并在这个严格检验过程中得到了巩固和发展。

中医药学在这个理论体系指导下的辨证施治，无论是扶正以祛邪，或是祛邪以安正，都是在于调整人体机能，恢复其阴阳气血的平衡协调，使邪无以容留而愈病。这对于西医尚未查出病原体的一些疾病、或虽查出病原体而用西医"对抗疗法"都"对抗不住"的一些疾病，就显得特别有优势。在1955年石家庄市"流行性乙型脑炎"的治疗、2003年北京、广东"传染性非典型肺炎"的治疗，都凸显了中医药学的治疗优势。然"一叶障目，不见泰山"，我们有些中国人的两只眼睛，却被"西方文化中心论"一叶所障，看不见民族传统中医药文化之作用，对广东运用中医药治疗传染性非典型肺炎的效果竟不屑一顾，拒绝参考。好在"兰生深山，不为无人而不芳"，中医药学将以其自己的独特疗效，屹立在世界医学之林！

2004 年 2 月

排除种种干扰，促进中医药学正常发展

中医药学是在我们这个"地大物博，人口众多，历史悠久"的国度里产生的。她"地大物博"，才能提供那么多的植物、动物、矿物给人们认识、辨别、选择、使用、治病以发明的基础，中医药又转过来保证民族的生存、繁衍，人口昌盛；她"历史悠久"，为中医药的发明、发展，提供了时间保证，并使中医药在保障民族繁衍昌盛过程中受到医疗实践的严格检验，且在这个严格检验过程中得到巩固和发展。从而在春秋战国时期，就形成了阴阳五行，藏府经络等等比较系统的中医药学理论体系，且具有丰富多彩的治疗方法。这个具有东方民族特色的中医药学理论体系以博大的胸怀、宏伟的气魄，认真的观察和研究了宇宙万物这一宏观世界，揭示了万事万物都是互相联系、互相依存、互相对立、互相制约，处在一个互相协调的统一体中而不断发展、不断变化，人体亦然。它两千多年来，一直指导着中医药学临床医疗的实践，同时它也得到了不断充实和发展。它是我国优秀文化的重要组成部分。至现代，它一方面体现出"我国医学科学的特色"，另一方面则成为我国医学的一个"伟大的宝库"。在 2003 年上半年我国抗击传染性非典型肺炎的战役中，再一次显示出了它的治疗优势和强大生命力！

然而在旧中国半封建半殖民地社会产生的民族虚无主义思想从来没有肃清过，他们崇洋媚外，看不起自己民族的传统文化，总认为"中医落后"，"中医不科学"。甚至"中医治好了病"也"不科学"，必欲将中医消灭之，1929 年余云岫就鼓动南京政府发出了一个"废止中医令"，企图一举在全国消灭中医，遭到全国中医药界和有识之士的坚决反对，遂变换手法，成立"中央国医馆"提出"中医科学化"口号，以推动"中医西医化"。新中国成立后，那种轻视、歧视和排斥中医的错误思想，遭到了党的驳斥，继而兴办起了中医科研、教学、医疗等机构，为中医药事业的发展创造了良好条件。中医药事业有了发展。但民族虚无主义者总是看不惯自己民族的中医药文化，在新的环境里，怀有西方文化霸权主义的同样心态，随着形式的变化不断地变换着手法，以干扰中医药学正确的发展方向。马克思 1871 年 11 月 23 日在致弗·波尔特的信中告诉人们："陈旧的东西总是力图在新生的形式中得到恢复和巩固"。这里我们且来看看民族虚无主义者当前否定中医的舆论种种。

一、中西医结合论。中医、西医是我国现实存在的具有绝对不同理论体系的两种医学，分别属于东、西方文化范畴，各有自己的文化特征。毛泽东先生 1956 年接见音乐工作者时说："把中医中药的知识和西医西药的知识结合起来，创造中国统一的新医学新药学"。这是提出我国医学发展的努力方向，在将来可能实现的目标。为达到此目的，必须遵循中、西两种医学各自的内部规律加强研究，促其较快发展达到两种医学模式的转变，西医药学中国化，从"单纯的生物"医学模式转变为"生物、心理、社会"医学模式；中医药学现代化，从我国"古代生物、心理、社会"医学模式转变为"现代生物、心理、社会"医学模式，届时始有可能成为我国统一的具有辩证思维的新的医药学。然在 1958 年超英赶美的政治氛围中，我国报纸上出现了"中西医结合"命题的提出，于是在全国范围内开展了"中西医结合"工作的探索和实践，然欲速则不达，历经 40 多年的努力，结果竟少有所得，可以说至今仍然没有出现一个真正的中西医学术上有机结合的成果。其所得到的则是"中药加西药"，"中医术语加西医术语"、"西医病名加中药方"等等，一句话，就是把一些中医药学内容和一些西医药学内容毫无内在联系的拼凑在一起。当然，从医疗工作的角度看，在当前条件下，根据临床医疗的实际需要，中西医紧密配合或用中西医两法治病，都是必要的，且都是对的，未可厚非。但站在毛泽东思想的高度、从学术理论的角度看，它二者没有理论的联系，未形成统一的理论知识，则绝对不是真正的"中西医结合"，而是一种"折中主义"的产物。它缺乏辩证的思维方式，没有使学术向前跨进半步。相反地却使中医药学受到了严重的损害！

列宁在《再论工会、目前形势及托洛茨基和布哈林的错误》一文中说过："根据最普通的或最常见的事物，做出形式上的定义，并以此为限。如果在这种情况下，拿两个或更多的不同的定义，把它们完全偶然地拼凑在一起（既是玻璃圆筒，又是炊具），那么我们所得到的就仅仅是一个指出事物的各个方面的折中主义的定义"。"折中主义"不可能创造出"中西医有机结合"，已为数十年的医学实践所证明。而民族虚无主义者却不顾事实，硬要抬出折中主义的"中西凑合论"给贴上"中西医结合"的标签强力推行，就是企图一方面继续危害民族传统的中医药学文化；另一方面请求"赵大元帅"下凡，帮助掏出别人囊中的"阿堵物"，使之转化为自己座上的"孔方兄"。

二、中医现代化论。根据辩证唯物论的认识论："一切真知，都是从直接经验发源的"。我国历史悠久，地大物博，人口众多。这就为创造和积累直接经验准备了优胜条件。中医药学就是我国先民长期与疾病做斗争的实践中，逐渐产生的丰富的直接经验而总结整理发明的。它有比较系统的理论体系，以阴阳五行、藏府经络、营卫气血、精神津液、七情六淫等等阐释着医学世界的整体性和变动性，具有明显的东方医学的特色。这种具有动态观念的医学理论体系，规定着临床医疗的思维方式，必须依据疾病的具体情况，采取因时、因地、因人制宜的辨证施治，这就避免了病原体产生抗药性的可能性，尤其对于西医学一时查不出病原体或查出病原体而无治法的一些疾病，更具有突出的治疗优势。然而中医药学产生于我国古代，保持着古代的原有面貌，基本理论笼统抽象，不太适应临床辨证施治的具体要求，文字古朴，不易为今人理解和掌握，严重影响它的传承和发展，因而有必要进行"中医现代化"。恩格斯在《自然辩证法》一书中告诉我们："在自然界和历史的每一科学领域中，都必须从既有的事实出发，因而在自然科学中要从物质的各种实实在在的形式和运动形式出发，因此，在理论自然科学中也不是设计联系塞到事实中去。而是从事实中发现这些联系，而且一经发现，就要尽可能从经验上加以证明"。因而在中医现代化过程中，只能运用现代科学的知识和方法，依据中医药学自身规律，保持中医药学的优势和特色，对其基本理论进行客观的认真的科学的研究，揭示其科学本质，并以现代语言表述之，使其获得时代的特征。绝对不能先验论地把自己脑子的东西塞到中医现代化的科学研究中去，不能以西医理论取代中医理论，取消中医药学的优势和特色而使之发生异化。在临床医疗工作中，则采用现代化一切检查方法，小到"体温计"、"听诊器"，大到"彩色B超"、"核磁共振"，以延长我们的感觉器官，扩充我们的诊查手段，看到人体疾病的深一层病理变化，积累资料，避免被西医学现有结论牵着鼻子走，而用中医药学基本理论为指导思想，对占有的大量资料，进行认真总结和细微分析，找出新的规律，把它纳入辨证施治中去，以发展中医药学的辨证施治。切切注意防止在利用现代检查方法的过程中抽掉了中医的灵魂！现在民族虚无主义者却借机打着中医现代化的旗帜，以偷梁换柱的手法，偷换概念，大搞中医西医化。他们极力支持中医放弃辨证思维而盲目的滥用西药，为中医西医化大开绿灯，导致全国大多数中医发生了"西医化"！称心了，如意了，有政绩了，做到了西方文化霸权主义在我国推行西方文化对我民族文化进行"分化"、"西化"的惊人成就，真不愧为余云岫消灭中医的忠实继承者。

三、国际接轨论。新中国成立后近三十年里，我国实行的都是从原苏联学来的计划经济，又提出"自力更生，独立发展"的方针，从而形成了我国自己的一套政治经济体制，党的十一届三中全会后，实行了重点转移，将国家的工作重点转移到了经济建设上来，以发展经济为中心，建立了社会主义市场经济，并在当今"经济全球化"的大潮下，我国加入了"世界贸易总协定"组织，将我国经济纳入了世界经济范畴，以加强和扩大与世界各国的商贸合作及科学技术、文化教育的交流，从而促进我国和世界各国的更大发展。然由于我国某些方面与世界有些国家的错位，给合作与交流带来了不便，为了使"错位"为"对口"，架上交往的桥梁，才有"接轨"的提出。

众所周知，由于化学药品的毒副作用，在世界范围内引起了医源性、药源性疾病不断增加，数百种西药被禁用，人们的疾病防治和养生保健都要求回归自然，而我国的中医药学则首当其选。中医药学具有独一无二的理论特色和治疗优势，是中华民族的独创，走向世界，是我国对人类的极大贡献。惟其中医药学是我中华民族的独创，是世界"独一无二"的医学，世界各国都没有，对它一时缺乏了解、缺乏认识、缺乏认同感，都是自然的。我们应该加大宣传力度，启发和帮助世界各国了解和接受中医药学，使其尽快地走向世界，发挥其特色和优势，为各国人民的健康事业服务。民族虚无主义者却借此大叫要去掉中医理论、去掉中医药学的特色和优势以与世界"接轨"。世界各国既没有这种"特色和优势"的医学存在，又何有此"轨"来"接"？这是一个普通的常识。连这点都不懂，真是天下之愚，莫甚于此！正因为中医药学含有民族文化的"特色和优势"，才有与世界文化交流的意义，才有走向世界的价值，所以人们说"越是民族的，越是世界的"。如果抛弃了中医药学的特色和优势，抽掉了中医灵魂而以干瘪瘪的所谓"中医"躯壳包上时髦的装潢去叫卖，始而可能得到西方的几个小钱，但丧失了民族文化，治不好病，最终是要吃亏的。这里告知民族虚无主义者，你们的"中医接轨论"可以休矣！

　　四、中医玄学论。我国古代道家创始人老子，在其所著《老子》一书第一章里有"玄之又玄，众妙之门"句，谓天地生物玄远幽深，魏晋南北朝时期，南朝宋文帝刘义隆元嘉十五年，于学官立老、庄之学，称"玄学"。一时以何晏、王弼为代表的魏晋南北朝研究玄学之风盛行，是"玄学"者，"道家之学"也，《老子》、《庄子》之学也。道家崇尚自然，尊重自然，通过长期的仰观俯察，观察到自然清净无为而产生万物，提出了"法于自然"的"道"。是自然界天地万物发生发展的总规律，它具有物质基础，《老子》第21章说："道之为物，惟恍惟惚。惚兮恍兮，其中有象；恍兮惚兮，其中有物；窈兮冥兮，其中有精；其精甚真，其中有信"。可证《老子》所谓的"道"，乃指一种"恍惚窈冥状态"而"可以征信"的"象"或"物"或"精"。此"精"有"象"而为"物"，故此"象"为"精"而"物"亦指"精"，精是构成世界万物的本原，是构成人体及其繁衍后代的物质基础，为中医药学理论体系的形成，提供了认识论基础，《灵枢·经脉篇》说："人始生，先成精"，《素问·金匮真言论篇》说："夫精者，身之本也"，即本于此。

《老子》第42章说："万物负阴而抱阳，冲气以为和"，是宇宙万物皆有阴阳对立的两个方面，互相对立，互相制约，互相联结，互相依存，成为一个协调和谐的统一的整体，《庄子·逍遥游》所谓"天地与我并生，而万物与我为一"也，且事物的对立双方，总是向其对立方面发生转化，《老子》第40章所谓"反者道之动"，促成事物的不断发展和不断变化，又为中医药学理论体系的形成，提供了方法论基础。

道家崇尚自然，以人为本，注重养生，《老子》第59章提出了"治人事天，莫若啬"，去喜怒爱憎，保持寂静恬愉，遥道无为，少思寡欲，纯素抱朴，以爱精保真，并"缘督以为经"而"吐故纳新"，使"邪僻不生"，达到"长生久视"，开了中医药学"养生学"及其"行气法"的先河！《老子》第64章中"其安易持，其未兆易谋"等文，也开启了中医药学的"治未病"思想。《老子》、《庄子》书中还记载有许多病证，如"目盲"、"耳聋"、"鼻塞"、"口爽"、"狂"、"头疮"、"发背"、"口烂"、"溃漏"、"漂疽"、"痈"、"痤"、"佝偻"、"瘤"、"瘿"、"疬"、"瞀病"、"偏枯"、"痔"、"跰"、"喝"、"冻病"、"溲膏"、"善忘"、"善怒"、"眛目"、"眯"、"赘疣"、"幽郁之病"等；也论述了"乌头"、"猪苓"、"鸡癰"、"桔梗"等药各有用途，"适时为帝"。

综上所述，所谓"玄学"的《老子》、《庄子》著作中，确有许多"医学"及"养生学"内容，但中医药学绝对不是玄学。过去有些人，在研究《老》、《庄》思想过程中，未做到实事求是，而是以极"左"的态度对待了这份民族文化遗产。随着社会的发展，学者们从新研究评价了《老》、《庄》的思想文化取得了新的认识。发掘古代道家这一文化资源，对于当代社会稳定、环境保护、生态安全、科学发展都具有积极意义。然而怀有"西方文化中心论"的中国人，看不起自己民族的传统文化，鄙视《老》、《庄》玄学，又把"玄学"套在"中医药学"身上而一并贱待之。在2003年我国抗击"非典"过程中凸显了中医药学治疗优势后的今天，仍然无视客观事实而继续鄙视中医药文化，尤其

排除种种干扰，促进中医药学正常发展

令人感到愤慨！这些人数典忘祖，唯洋是崇，难道其真是从大西洋彼岸过来的？

五、经验医学论。常言说："实践出真知"。人们在社会实践中，观察和体验了社会实践的内容，创造了经验，产生了知识。实践、观察、体验，是人们直接经验的基础。我国先民在长期同疾病做斗争的实践过程中，创造和积累了大量的直接经验，并把这些经验提升到理论高度，产生了以阴阳五行、藏府经络、营卫气血、精神津液等为内容的中医药学理论体系。几十年来，它一直有效的指导着中医药学的临床实践，在保障民族繁衍昌盛过程中，受到了临床医疗实践的严格检验，又在这个严格检验过程中得到了巩固和发展。表明了中医药学是以丰富的实践经验为基础、具有理性思维的东方医学，是一门内容丰富、具有整体、动态辩证思维的医学科学。而有些受西方文化思想影响较深、甚至是怀有西方文化霸权主义同样心态的中国人，在医学领域里，把西医学当作"唯一科学"，并以其作为"唯一标准"来衡量中医药学，硬说中医药学不是"科学医学"，而只是一种"经验医学"。其实，说这话的本身就是非常不科学的。因为他们缺乏客观态度而未能实事求是，抹杀世界的万紫千红，鼓吹"科学一元论"，在医学领域里，把西医学捧得至高无上、完美无缺、独一无二、普世皆适，否定中医药学理论价值。诚然，西医学是建立在近代实验科学之上的，但它也不可能成为世界唯一的医学模式，吾淳在《古代中国科学范型·绪论》中对"科学一元论"表示过自己的看法，他说："西方包括爱因斯坦在内的许多学者坚信，近代科学是以形式逻辑与系统实验两者为基础而发展起来的，应当说这一看法是正确的。并且，以此为基础认为西方近代科学是科学的最成熟或最经典的样式，也是合理的。但是，如果以为这样一个基础或结构也可以或必须用于解释人类历史全部的科学发展那便是荒谬的"。中医药学具有东方文化的特质和特征，就不是西方科学所能理解和所能解释的。因而必须承认和尊重它的存在，承认和尊重它的价值。

恩格斯在《自然辩证法》一书中曾经说过："大约就在这个时候，经验自然科学获得了巨大的发展和极其辉煌的成果，从而不仅有可能完全克服18世纪机械论的片面性，而且自然科学本身，也由于证实了自然界本身中所存在的各个研究领域（力学、物理学、化学、生物学等等）之间的联系，而从经验科学变成了理论科学……"可见"经验"也属于"科学范畴"，何得视中医药学为"经验医学"而"不是科学"？何况中医药学有自己的理论体系，已构成为东方文化的"理论科学"。正因为中医药学是一门理论科学，且具有辩证的思维形式，故它不仅在中国上下"绵延数千年"，而且"近代，在西方科技的冲击下，中国古代科技几乎全部没落而惟有中医药学生命常在"（《中华文化概论》第十四章），同时还在十九世纪出现了一个专治急性热病的"温病学派"。

六、中药祸首论。《说文·草部》："药，治病草"。是"草"之能"治病"者，谓之"药"。引申之，凡能"治病"之"物"，皆谓之"药"。《黄帝内经素问》中每以"药食"相提者，盖药以攻邪祛病，食以充饥益体，皆所以有助于人之保命全形。药之不用于人之充饥者，以其多有毒也，郑玄注《周礼·天官冢宰上·医师》所谓"药之物恒多毒"，王冰注《素问·藏气法时论篇》所谓"祛邪安正，惟毒乃能"是也。故古代又将"药"遂称之曰"毒药"，如《周礼·天官冢宰上·医师》说："聚毒药以共医事"，《素问·汤液醪醴论篇》说："必齐毒药攻其中"。又《藏气法时论篇》说："毒药攻邪"等，是其证。其虽统称之谓"毒药"，然各"药"之"毒"是不一样的，有"大毒"，有"常毒"，有"小毒"，亦有"无毒"者。

何谓"毒"？《说文·屮部》说："毒，厚也，害人之草往往而生，从屮，毒声"。《玉篇·屮部》说："毒，徒笃切，苦也，害人草也"。是草"能害人"曰"毒"。古人识之，有用之以杀人者，前汉时妇产科医生淳于衍，受霍光夫人的指使，"取附子并合大医大丸"毒杀了宣帝许皇后。是"毒"能"害人"无疑。但唯物辩证法告诉我们："世界上一切事物都在一定条件下，向它的对立方面发生转化"。毒药也不例外，毒药可以伤害人，但在良医手中它就转化为祛除邪气、治愈疾病而有益于人体，故《淮南子·缪称训》说："天雄、乌喙，药之凶毒也，良医以活人"。而"毒"之为字，亦可训为"治"，《庄子·人间世》说："无门无毒"，郭象注："毒，治也"，可证。毒药，可单称为"药"，今则通称之为"中药"。中药是中医用以为人治疗疾病、保护健康的重要方法之一，中医在自己的理论体系指导下运用中药总是用辩证思维，创造条件，使毒药向有利于为人治病方面发生转化：第一，对各种药物给以不同修治，减少其毒害，矫正其偏性；第二，配方用药，以此药控制彼药；第三，严格依据客观情况，因时、因地、因人制宜地辩证施治用药。从而使中药的毒害作用消失于无形之中。它体现了东方医学的特色，体现了中医药文化的优势。几千年来，它保证了中华民族的繁衍昌盛。历史上对掌握和运用中医药知识的医者称之为"司命"，而中医药则被视之为患者的"福音"。然而在今天，有些没有学好中医的人，甚至根本没有学过中医的人，为了私利，滥用中药，滥吃中药，遭到伤害，不责用者之盲目，反归罪于中药为"祸首"，竟说大黄怎样怎样，桔梗怎样怎样。殊不知大黄曾使许多"急腹症"患者免却一刀之苦，桔梗则是我国东北三省和韩国、日本人们日常嚼食之菜蔬，何毒害之有？不加分析，闭着眼睛说瞎话，而有毁于民族文化，是不恰当的。反映了其人对唯物辩证法的充分无知！

综观上述，所谓"中西医结合论"、"中医现代化论"、"中医接轨论"、"中医玄学论"、"经验医学论"、"中药祸首论"等等，表现不同，但实质是一个，都是立足于"中医落后论"、"中医不科学论"提出的。它是旧中国半封建半殖民地社会产生的民族虚无主义思想在当前形势下的新表现，是胡适"百事不如人"思想在医药卫生领域里的新反映。它也彰显了西方文化霸权主义对我民族文化的"分化"和"西化"。它妨碍了党和政府有关中医药事业方针政策的贯彻和落实，阻碍了中医药学的正常发展，干扰了中医药学在我国卫生保健事业上作用的充分发挥，现正危害着中医药学健康地走向世界。因此，我们应该给以揭示和反对！

2004 年 3 月 26 日写于湖北中医学院

再论我国中西医结合的成败

　　我国数千年历史发展中，在医学领域里，一直都展现出中医药学的一枝独秀。迨至 1840 年的鸦片战争爆发，世界列强用坚船利炮轰开了中国的大门，因而西方文化涌进了中国。随着列强对我国的文化侵略，西方传教士来到中国传播西方宗教，并办起了西式医院，从而中国开始出现了中医、西医两种医疗并存的局面。始而清末中医唐容川欲将中、西两种医学汇通之，然汇而未能通；继而民国西医余云岫在半殖民地社会思潮支持下大叫"废止中医"而强树"西医独尊"，欲使我国医学丢掉民族性，导致中医药学陷入了风雨飘摇之中！新中国成立后，毛泽东先生提倡"把西医西药的知识和中医中药的知识结合起来，创造我国统一的新医学新药学"，接着严厉地批判了当时卫生部主要领导人轻视、歧视和排斥中医的错误思想，并先后创办了中医科研、教学和医疗机构，以发展中医事业。在 1958 年，我国报纸上正式出现了"中西医结合"这一命题，并在全国范围内开展了"中西医结合"的探索，且先后两次掀起了"中西医结合"的高潮，然而我国在"中西医结合"的道路上，已经实践了 40 多年，几近半个世纪，耗费了大量人力物力，至今尚未能见到一个真正的学术上有机结合的成果，而且还在一片弘扬传统文化中医药学的声浪中、在一片中医药事业繁荣发展的赞歌声中而丧失了中医药学的灵魂，形成了中医有其人无其术，名存实亡，名中实西，中医躯壳包藏着实实在在的西医内核，中医几乎人为地全然西医化。时至今日，此情此景，我们医药卫生界实有必要像我国文化界、社科界、哲学史界、美学界等一样，作一番认真的反思，反思我们对中、西两种医学文化本质及其发展规律的认识，反思我们对民族传统医学的感情和心态，反思我们以往在中医药研究上的观点和方法！

中医、西医，是我国现实存在理论体系截不相同的两种医学，其分别属于东西方两种不同的文化范畴，而各有着自己的民族文化特征。

众所周知，西医学是在西方工业化社会里，出现了实验"细胞学"的基础上产生和发展起来的一门还原性医学，以机械唯物论为其哲学基础，是一种单纯的生物医学模式，认为人体就是一个"细胞的总和"，人体生病则为某病原体侵入导致了某细胞组织发生病变，治疗则采取"无情斗争"的"对抗疗法"，或对病原体杀而灭之，或对病变细胞组织局部切而除之。这种医学注重微观研究，忽视对事物的宏观认识，造成了一种静态观点，故对事物的认识深入、深入、继续深入，从而对客观世界则只见树木，不见森林，见病不见人，见物不见世界，自我迷信，自我陶醉，自认为其是绝对真理，是唯一科学，否认世界科技文化的多样性，否认世界文化的丰富多彩性，拒绝容许其他不同医学的同时存在。然中医药学则是在我国古代农耕社会里，在"地大物博、人口众多"的世界东方的中华国度里，古代先民长期与疾病坚决斗争的过程中，创造和积累了大量的直接经验，不断总结，不断整理，不断把丰富的实际经验提升到理论高度，逐渐形成和发展起来的一门综合性的中国传统医学，以古代辩证法为其哲学基础，是一种古代"生物、心理、社会"医学模式，认为人是"万物之灵"，有智慧，会劳动，能创造，可以发挥主观能动作用以"赞天地之化育"，并有着复杂的心理活动，因而在医学世界里当以人为本，尊重人，关爱人，充分相信和依靠病人治愈疾病。这种医学注意宏观研究，重视世界万事万物之间的相互联系和事物因果关系，具有动态观念，认为人禀阴阳之气以生。人体各部组织是一个统一的整体，人与周围环境也是一个统一的整体。统一体总是处在一个和谐与平衡协调之中而不断发展和不断变化。人体生病则是某种致病因素导致了阴阳气血失去平衡协调而不相和谐使然。体内病变，必遵循"有诸内必形诸外"的规律，显现出相应的病证，治疗则因时、因地、因人制宜地辨证施治，并随着病情变化"病万变药亦万变"，以调整人体机能，使其阴阳气血恢复平衡协调而重归于和谐状态以愈病。

据上所述，中医、西医两种医学具有"质"的差别性，二者产生的条件不同，历史背景不同，理论体系不同，哲学基础不同，医学模式不同。二者没有同一性。在这种条件下，企图将中医、西医这两种医学结合在一起形成一个统一的新医药学理论体系，是绝对不可能做到的。要使中西医有机结合，必待两种医学各按其内部规律发展到医学模式的转变，西医学由"单纯生物"医学模式转变为"生物、心理、社会"医学模式，中医学由"古代生物、心理、社会"医学模式转变为"现代生物、心理、社会"医学模式，届时中、西两种医学始有可能结合成为一个具有辩证思维形式的新的医药理论体系。因而必须根据中、西两种医学各自发展的内部规定性加强研究，促其按自身规律不受干扰地正常发展，西医药学中国化，加速其医学模式的转变；中医药学现代化，则用现代科学的知识和方法，对中医药学的基本理论，按其内部规律，以客观态度进行认真的细致的坚持不懈的科学研究，揭示其科学本质，用现代的思维和语言表述之，赋予这个时代的特征。恩格斯在《自然辩证法》一书中曾经指出："不论在自然科学或历史领域中，都必须从既有的事实出发，因而在自然科学中必须从物质的各种实在形式和运动形式出发；因此，在理论自然科学中也不能虚构一些联系放到事实中去，而是要从事实中发现这些联系，并且在发现了之后，要尽可能地用经验去证明"。这是唯一正确的思想方法，也是我们用现代科学研究中医药学的指导思想。中医药学现代化，必须保持中医药学理论体系的特色和优势，以东方文化的面貌走向现代化，而不是抛弃中医药学理论体系的特色和优势而使之异化，因而绝对不能先验论地把脑子里先有的东西塞到中医药学的科学研究中去，以西医原有理论取代中医药学理论，把中医"西医化"。若如此，这就丧失了民族文化，是绝对不恰当的。我国中西医学的有机结合，这本是将来可能实现的事，似乎不是近二、三十年所能达到的，故现在不宜多提倡，大肆鼓吹是没有什么好处的，只会有害于中医药学，最终也有损于学术上真正的中西医有机结合。恩格斯在《自然辩证法》一书中早就告诉过人们："蔑视辩证法是不能不受惩罚的"。然而有些人却不顾医学发展的客观规律，硬把将来可能实现的

再论我国中西医结合的成败

事情拿到此前就开始做，到现在已接近半个世纪，还有行政力量的推动和报纸杂志的鼓动，仍然没有出现一个真正的学术上有机结合的科研成果，反而阻碍了中医药学的正常发展，推迟了中西医结合的进程！然而最近多少年来，人们总是有意无意地把在医疗工作中中西医合作共事，即中西医在工作中的相互配合或中西医两法治病，混称之曰"中西医结合"，尤其在 2003 年上半年，传染性非典型肺炎（以下简称"非典"）在北京肆虐时，开始不让中医参与对"非典"的治疗，在西医治疗"非典"显得"黔驴技穷"而束手无策时，在中央领导倡导下，5 月 8日起，中医药全面介入于北京地区"非典"的防治工作，旋而使北京地区居高不下的"非典死亡率"立即降了下来，凸显了中医药对"非典"的治疗优势。但在报道中却连篇累牍地笼统地说是中西医结合的治疗效果，这就是把抗击"非典"工作中的中西医紧密配合，误说成是学术上的中西医结合。显而易见，这种报道，缺乏表述事物的准确性，显得名不副实。然从具体医疗工作角度看，根据临床治疗实际需要，中西医紧密配合或中西医两法治病，在当前条件下都是对的，而且是必要的。但它并不是学术上的中西医有机结合，因为二者在学术理论上没有内在的联系，故而从学术思想的角度看，它没有辩证法的思维形式，而是一个折中主义的定义，列宁在《再论工会、目前形势及托洛茨基和布哈林的错误》一文中指出："根据最普通的或最常见的事物，做出形式上的定义，并以此为限。如果在这种情况下，拿两个或更多的不同的定义，把它们完全偶然地拼凑在一起（既是玻璃圆筒，又是炊具），那么我们所得到的就仅仅是一个指出事物的各个方面的折中主义的定义"。折中主义阻碍着辩证思维的道路，它不可能创造出新的医学理论体系的。因而在构建新的医学理论体系过程中，只能以辩证唯物论作为指导思想，从事物的本质联系，从事物发展的原因和结果，客观地把握医学发展的方向，推动医学的前进。绝对不能把毫无内在联系的两种医学硬凑在一起，贴上"中西医结合"的标签。列宁在《国家与革命》一书中说"把马克思主义改为机会主义的时候，用折中主义冒充辩证法是最容易欺骗群众的"。现在有一些人在"中医不科学论"的思想指导下，正是玩弄的这种手法。他们把"中西医结合"叫得震天价响，背地里贩运着贴有"中西医结合"标签的"中药加西药"、"中医理论加西医理论"的"中西凑合论"，以此欺骗群众，也欺骗政府，从而掏出别人口袋的东西填入自己的腰包，并博得一大批学术浅薄的追随者，指导其或与其共同掏空别人囊中的"阿堵物"。如此而已，岂在他哉！

2004 年 3 月

临床疗效是中医药学的生命

医，字本作"醫"。《说文·酉部》说："醫，治病工：从酉，殳声"。专门为人治病的人，称之曰"医"，是为人治病，则是医者的天职。其研究、讨论、阐述和记载专门为人治病的学问，则称之为"医学"。我国医学深深植根于中华民族传统文化之中而与西医学有着不同质的内容，故特称之曰"中医学"或"中医药学"，亦可简称曰"中医"。中医药学是我国古代劳动人民长期与疾病斗争的经验积累。它包涵着古人与疾病长期斗争的实际经验和理论知识。几千年来，我国古代医家，在医学领域里，始终坚持"实践第一"的观点，坚持医学理论指导下的临床医疗实践，坚持医学理论对临床医疗实践的依赖关系，坚持临床医疗实践对医学理论的严格验证，坚持临床医疗实践对医疗经验的不断积累并对医学理论的不断充实和发展，坚持了理论与实践的统一，从而保证了中华民族的繁衍昌盛，形成了具有辩证思维而比较系统的中医药学理论体系。这个"理论体系"，具有丰富的实际经验为基础，而且还具有东方文化特征的理论思维，体现出中国医学科学的特色，故在近百年以来，虽经西方文化的现代科技的强烈冲击，和我国民族虚无主义的严重摧残，它至今仍然屹立在世界东方而未能完全消亡！尤其在 2003 年上半年，在参与抗击我国传染性非典型肺炎肆虐过程中凸显了治疗优势，又一次表明了它的强大生命力！

中医药学的强大生命力，又是在临床医疗实践活动中显现出来的。中医学是一门实践性很强的医学科学。只有临床医疗实践及其医疗效果，才能充分显出中医药学的真正价值和生命所在；只有临床医疗实践及其医疗效果，医家才能不断地充实经验、领悟理论、提高医疗水平。古代医学家如仓公、华佗、张仲景、徐之才、巢元方、孙思邈、甄权、庞安常、张子和、刘完素、李杲、张元素、朱震亨、李时珍、万全、徐大椿、叶香岩、吴鞠通等等，无一不是如此成为一代医家的。重视理论，勇于实践，知和行的统一，已是中医药学数千年来的优良传统，在理论思维指导下的不断实践，促进了中医药学的不断发展；在大量实践基础上的理论思维，经受住了近代西方科技的冲击。虽然民族虚无主义者对中医药学不屑一顾，千方百计地阻止中医参与急性重病的治疗，但当他们"黔驴技穷"的时候，中医药学仍然显出了它的治疗优势，发挥了自己的作用。中医的治病疗效，实是中医的生命。如果中医不能为人治病或为人治病没有疗效，不能愈人疾病，也就根本没有存在的价值，故中医必须临床实践，为人治病。近二、三十年来，有些醉心西方文化的中国人，在"中医不科学论"的思想指导下，无视中医药学理论与实践相统一的传统培养人才的成功经验，利用其手中掌握的职权，硬把西医学当作唯一模式搬到中医药研究生教育上来，轻视中医的理论学习和临床实践，大搞与中医治病或学术发展毫无关系的动物实验，屠鼠杀兔，虽学到"屠龙"之术，但不会用中医思路为人治病，从而不愿到临床为人治病，然却给以高学位，捧之曰"研究型人才"，甚至授以"官位"，使之领导继续修筑这条学医不治病或治不好病的中医之路，而另一方面，则是否定中医理论对中医实践的指导作用，极力宣扬经验论，散布中医理论落后，甚至诬蔑中医理论阻碍了中医教学的发展，力主抛弃中医理论，或以西医思想指导用中药，以取消传统文化的继承性。这种或取消中医的实践，或否定中医理论，而分裂中医知与行的统一、理论与实践的联系，破坏了中医药学理论对实践的依赖关系和理论对实践的指导作用，使实践没有自己的理论指导成为"盲目的实践"，而在临床医疗活动中，任尔巧言如簧，也是不能很好治愈人之疾病的。为人治病没有疗效，来就诊者自然大大减少，从而门前寥寥无几，甚至没有了病人。如此，民族虚无主义者就会趁机宣布：中医治不好病，又无病人，应该撤销。整个中医药学的命运，将和现在某些综合

临床疗效是中医药学的生命

医院的中医科一样被撤而销之。我们应该看到民族虚无主义者对中医药学的不良用心并给予揭露。否则，民族传统的中医药文化将断送在我们这一代人手里，那时我们就成了民族的罪人！

2004 年 4 月

中医药文化的七十五年

提要内容

内容提要：1840 年的鸦片战争，殖民主义者涌进了中国，使中国沦为半殖民地半封建社会，人们产生了严重的民族自卑感。1929 年余云岫提出了一个"废止中医"的提案，南京政府则据之而发布了"废止中医令"，遭到了全国中医药界和有识之士的坚决反对。新中国成立后，余云岫等又提出一个"改造中医"的提案，继而在全国实施，王斌则撰文污蔑中医为"封建医"，一时民族虚无主义气氛笼罩全国医药卫生界，中医命运危如累卵！毛主席立即批评了贺诚的错误思想，挽救了中医。但民族虚无主义的思想影响则没有肃清，他们又对"中医现代化"偷换概念，使之成为"中医西医化"，达到西方文化霸权主义对我民族文化的分化和西化。因而我们必须批判民族虚无主义，确保我国民族传统优秀文化的安全！

1840 年的鸦片战争，世界列强用坚船利炮轰开了中国的大门，殖民主义势力涌进了中国。他们对中国人民进行残酷的政治压迫、经济掠夺和文化侵略，使中国沦为半殖民地半封建社会，人们陷入了贫穷落后、受欺凌、受奴役、受屈辱的境地。在殖民主义者奴化教育思想的影响下，人们产生了严重的民族自卑感。然一部分青年新文化派，为了拯国家于垂危，解民族于倒悬，在 1919 年 5 月 4 日掀起了一个声势浩大的反帝反封建的新文化运动。惟惜当时没有辩证唯物主义和历史唯物主义作为思想指导，缺乏分析方法与分析能力。在"打倒孔家店"口号下，他们不曾将传统文化中道德实践，政治制度等具体载体与种种文化载体之内所蕴含的一般价值作一区分，不能将文化的阶级性与民族性、具体性与一般性、实用性与学术性作一区分，而是一股脑儿地将传统文化等同于封建糟粕加以全盘否定①。既清除了我国封建垃圾，同时也否定了中华民族优秀的传统文化。之后，以顾颉刚为代表的"疑古派"，由于对中国历史文化缺乏必要的"敬意"，同时又混淆了"辨伪书"和"辨伪史"之间的界限，过多地运用了"默证"的方法，也就使古史辨运动在某些方面不免"疑古"过勇，以致完全否定了古史"传说"的可靠性，一度造成了中国上古文化的空白②。

同时，胡适发起的整理国故运动，则一概奉西方文化为圭臬，具有明显的"西方中心论"思想。胡适是美国实用主义哲学家杜威的学生，受西方文化思想影响颇深，故在整理国故运动中，一切以西方为准绳，对中国传统文化做出了过多的否定。胡适曾经声明："我之所以要整理国故，只是要人明白这些东西原来'也不过如此'！本来'不过如此'，我所以还他一个'不过如此'。这叫作'化神奇为腐臭，化玄妙为平常'。"他还无不遗憾地表示："'打破枷锁，吐弃国渣'，当然是我最大的功绩。所惜者打破的尚不够，唾弃的尚不够耳"。胡适后来还说过："我们的固有文化究竟有什么'优'、'长'之处呢？我是研究历史的人，也是个有血气的中国人，当然也时常想寻出我们这个民族的固有文化的优长之处。但我寻出来的长处实在不多"。他并且断言："我们的固有文化实在是很贫乏的"，"我们必须承认我们自己百事不如人，不但物质机械上不如人，不但政治制度不如人，并且道德不如人，知识不如人，文学不如人，音乐不如人，艺术不如人，身体不如人。……肯认错了，方才肯死心塌地的去学人家。不要怕丧失我们自己的民族文化"③。可见胡适明显的民族虚无主义情绪和"全盘西化"思想。其影响所及，从日本留学学习西医归来的余云岫，1929 年 2 月在第一次中央卫生委员会议上，提出了一个《废止旧医以扫除医事卫生之障碍案》，极尽诬蔑攻击我国民族传统医学之能事，竟说什么"旧医一日不除，民众思想一日不变，新医事业一日不能向上，卫生行政一日不能进展"。这一消灭中医药文化的错误提案，在汪精卫、褚民谊的支持下获得了通过，南京政府据之向全国发布了"废止中医令"，遭到了全国中医药界和有识之士的强烈抗议和坚决反对，并聚会上海组织请愿团于3月17日向南京政府请愿，时任全国最高统帅的蒋介石，被迫同意"撤销禁锢中医药的一切相关法令"④。中医赢得了生存空间。但不久成立了"中央国医馆"，在"中医不科学"的思想基础上，提出了"中医科学化"的口号，以西医理论取代中医理论积极进行着⑥，并且一直深入到新中国成立后，而在1950年的全国卫生工作会议上，余云岫和宋大仁、江晦鸣又提出了一个旨在消灭中医的《改造旧医实施步骤草案》，并获得了当时卫生部主要负责人的欣赏而顺利通过⑦。从1952年起，将这个消灭中医的《草案》在全国范围内付诸了实施，对中医进行登记，用西医科目考试中医，并创办中医进修用西医知识改造中医人员，而王斌则发表了《在一定的政治经济基础上产生一定的医药卫生组织形式与思想作风》的文章，称中医为"封建医"，说中医治病"只能在农民面前起到精神上有医生的安慰作用"⑧。一时民族虚无主义浓烈气氛笼罩了我国医药卫生界，中医命运危如累卵。毛泽东主席发现后，严厉批判了当时卫生部主要负责人轻视、歧视、排斥中医的错误思想，指出其是一种卑鄙的资产阶级心理的表现，罢了贺诚的官，报纸上公开点名批判了贺诚的错误思想，挽救了中医。但是对在我国存在的"中医不科学论"并没有肃清，故在其后的中医科研、教学、医疗过程中，仍然贯彻了一条没有中医科学化口号的"中医科学化"路线，以西医主导中医，以西医课程挤占中医课程学时，以西医学理论冲击中医学理论，"文革"中赶神拆庙，更是对中医进行了严重摧残，而1958年在我国报纸上正式提出的"中西医结合"这一医学形式，毫无疑问，这就需要中、西两种医学体系的融合，因而中、西两种医学都有责任积极参与，然而事实是，中西医结合在四十五、六年的探索过程中，西医学领域中只是把民族传统文化的中医药学作为自己的些许点缀，沾了一点边，实际上始终是自己在独立发展，而在中医药学领域里，医、教、研各部门全面开花，大搞所谓"中西医结合"，如此实践了将近半个世纪，至今仍然没有取得一个真正的中西医有机结合的科研成果，由于不合乎中、西医

临床疗效是中医药学的生命

学发展的自身规律，也不可能取得真正意义上的中西医有机结合的科研成果。于是出现了"中药加西药"或"中医理论加西医理论"或"西医病名、病理加中药处方"等，贴上"中西医结合"的标签，以假乱真，名不副实。二者根本没有内在联系，只是被人硬凑在一起。其中没有辩证法的思维形式，而是一种折中主义。在当前条件下，根据医疗实际需要，中西医在工作上紧密配合，或用中西医两法治病，都是对的。但它并不是学术上真正的中西医有机结合。折中主义的思维方式，是不可能促成学术发展的，更不可能创造出具有辩证思维的中西医结合来。它只用与中医药学决然不同的西医理论体系和思维方式，冲击了中医理论体系和思维方式，搅乱了中医药学的学术思想和发展方向，并占去了学习研究中医药学的理论知识、实际经验和实验观察的大约一半的宝贵时间，还在研究生教育中，硬性规定研究生必须进行动物实验，学习"屠龙"技术，使其最终获得一块"石田"而无所用之。给民族传统文化的中医药学造成了巨大伤害！

　　醉心于西方文化的中国人，还对"中医现代化"的口号，采取"偷梁换柱"的手法，偷换概念，使之变成"中医西医化"。于是，用西方医学为模式，来框套中医药学；用西方医学为唯一标准，以评判中医药学的是非，导致中医的医疗和科研，基本上没有自己的管理，没有自己的学术，没有自己的思维，没有自己的特色，没有自己的优势，没有自己的安全，没有自己的独立，跟着西医后面亦步亦趋，唯西医的马首是瞻，自我附属，自我变易，达到了西方文化霸权主义对我民族文化的分化和西化，中医药文化的灵魂被西方文化所吞噬，剩下了一具没有灵魂的躯壳。中医躯壳内盛装着实实在在的西医内核，做到了 20 世纪 50 年代早期贺诚改造中医没有做到的事，完成了余云岫消灭中医的遗志。江泽民总书记虽然曾经三番两次地指出过我国民族虚无主义和崇洋媚外思想的存在及其不良影响，但我国民族虚无主义并没有因此收敛而销声匿迹，相反，它仍然在其把持的领域里顽强地表现他们自己，危害着我国的文化思想和建设事业，以致我国"民族精神的困乏，理想价值的失落，道德信念的危机，行为方式的失范，至今成为影响现代化建设长足发展的巨大的负面因素，成为中国人无法回避的文化困境。这种局面如不加以扭转，它将成为中国经济政治有序发展、中国社会长治久安的精神隐患"⑨。因此，必须批判民族虚无主义和历史虚无主义，反对西方霸权主义，肃清"西方文化中心论"在我国的思想影响，确保我国民族传统的优秀文化的安全，并以我国民族传统文化为主体，吸取世界各民族先进文化中对我有益的部分加以融合，以发展我国民族传统的优秀文化，增强民族自信心，振奋民族精神，推进我国建设事业，从而顺利地进入小康社会！

①商聚德．中国传统文化导论［M］．保定：河北大学出版社，1996.483［4］

②卢毅．如何评价整理国故运动，［N/OL］．光明日报．2004－03－23［2004－05－10］

③卢毅．如何评价整理国故运动，［N/OL］．光明日报．2004－03－23［2004－05－10］

④陈邦贤．中国医学史［M］．商务印书馆，1937［5］

⑤国医节的由来［N/OL］．明师中医杂志．1998－3［2004－05－10］

⑥陈邦贤．中国医学史［M］．商务印书馆．1937［5］

⑦余云岫．医学革命论初集·附录［M］．上海余氏研究室．1950［5］

⑧龚育之，李佩珊．批判王斌在医学和卫生工作中的资产阶级思想［N/OL］．中华医学杂志．1955－03［2004－05－10］

⑨商聚德．中国传统文化导论［M］．保定：河北大学出版社，1996.483［4］

2004 年 5 月 10 日

临床疗效是中医药学的生命

给国务院吴仪副总理的信（二）

吴仪副总理：

　　您好！读了您今年 2 月 7 日在全国中医厅局长会议上的讲话颇受鼓舞！为此，特提出如下建议，供您参考：

　　一、研究和发展中医药学，应依据辩证唯物论的观点，从中医药学实实在在的客观事实出发，引出中医药学内部规律的东西加以发展，停止玩弄"中医科学化"、"中西医结合"、"中医现代化"等等抽象概念。以避免某些人把自己头脑里的固有东西塞进去，迫使中医继续西化。

　　二、应该严格禁止中医滥用西药，西医滥用中药或中西药并用，以免增加病人的用药痛苦和经济负担，甚至对病人的健康或生命带来危害。

　　三、政策确定之后，干部就是决定性的因素。对在中医药学领域里的教学、医疗、科研和行政管理部门的领导人都应给予中医政策的培训。以培养其对中医药学的认识和感情，提高其领导才能，如培训后仍不热爱中医药文化者则坚决撤换之。

　　四、中医民营医疗机构现已经或即将在社会上全面放开，应考虑中医数千年的传统教学方式——师带徒，鼓励并引导符合条件的中医根据师徒双方自愿的原则，招收徒弟，培养传人，延续中医药文化。

五、历史的经验值得注意，切忌用西医药学的一套为标准，框套中医药事业的发展。

此致

中华中医药学会终身理事

湖北省中医药学会理事长

湖北中医学院教授

李今庸

2004 年 6 月 22 日

时年七十有九

保持中医特色，弘扬中医优势

——给国家中医药管理局李振吉常务副局长的一封信

李副局长：

《孟子·离娄下》说："爱人者人恒爱之，敬人者人恒敬之"。《史记·留侯列传》说："忠言逆耳利于行，毒药苦口利于病"。《尚书·说命上》说："木从绳则直，后从谏则圣?"。在我国历史上，有一个所谓"楚汉相争"，楚霸王项羽，力拔千钧，勇猛过人，出身于贵族，拥有百万大军，而汉刘邦起于沛县小令，少有学问，勇力不敌项羽，兵将亦无项羽之盛，然卒以弱胜强，打败了项羽百万大军而建立了刘汉王朝。何以然？根据毛泽东先生之评论，盖以"项羽不听谏言"、"刘邦从谏如流"故也。

任何个人，包括所谓"圣人"在内，知识都是有限的，必须借助众人的智慧充实自己。故我国领导机关都实行"民主集中制"和"走群众路线"，就是要多提出意见，供决策人选择，择其善者而从之，做到兼听则明，减少或避免失误。因此，我建议：国家中医药管理局在管理中医药工作和发展中医药事业过程中，始终要有海纳百川、博大宽广的胸怀，能容纳不同意见和不同观点。其不同意见和不同观点，都是从不同角度提出的不同思路，供决策者进行比较，择善而从，岂不善哉！常言说："江海不择细流，才能成其大；泰山不拒细壤，才能成其高"。即使有人提出的不同意见不好，无参考价值，把它放到一边不管就是了，切忌对其人轻则歧视而弃之，重则群起而围攻之，压得不让人发表不同意见，结果只剩下自己一家的单一声音，声音单一是不太好听的，只有角、征、宫、商、羽五音和谐，才能成曲而中人们之听。况且人们的不同意见虽不发表，但它仍然客观地在社会上存在着。我去年在北京，就听到有人对国家中医药管理局有过议论。他们说："有人说现在有个国家中医药管理局，还不如没有国家中医药管理局好"。一个二十多年前参加全国专家签名向中央建议成立国家中医药行政管理机构的我，听后心中是多么的不好受啊！事实上，从国家中医药管理局出来的东西，虽有很多是好的，但并不全是对的，如《中国中医药报》8 月 29日第 1 版上刊登的培养"优秀中医临床人才"遴选考试的参考用书："《黄帝内经素问》王冰著，《灵枢经》史崧著……"众所周知，目前一般公认《黄帝内经》即现世流传的《素问》和《灵枢经》两书，成书于战国末期，秦汉年间又有所补充，受疑古派影响的人，也只说它是西汉成书的，怎么《素问》扯到了是唐代的王冰著作，《灵枢经》扯到了是宋代的史崧著作呢？王冰只是整理注释了《素问》，并把唐代以前成书"五运六气"的专论合入《素问》中，但也并不是《素问》的著作人；史崧只是在《灵枢经》的某些篇章后面加了几个字的"释音"而给献出来了。但他也不是《灵枢经》著作人。把"注释"与"著作"、"献书"与"著作"混淆不分，刊在报上，发行全国，甚至国外，岂不贻笑大方！

还有你们中管局直属的《中国中医药报》2003 年 1 月 23 日第 4 版上所载《医院针灸科的现状与对策》一文里，竟然刊出了"中国已成为 WTO 的一个重要成员国，政治全球化……"的话，试问"政治"怎么个"全球化法"？是中国政治"化掉"美国？还是美国政治"化掉"中国？这可能吗？信口开河，极不严肃。客观上正给西方"新帝国论"摇旗呐喊。世界政治的发展趋势，明明正在向多极化发展，为什么偏要鼓噪什么"政治全球化"呢？

《论语·子路篇》说："必也正名乎……名不正则言不顺，言不顺则事不成，事不成则礼乐不兴，礼乐不兴则刑罚不中，刑罚不中则民无所措手足"。因此，一个口号的提出，绝对不能简单从事，不能带有随意性，必须郑重其事，必须严肃认真，必须与事物的客观规律符合，而且要概念清楚，定义明确，在实践过程中还要"循名责实"。否则，是会造成不好影响的。如1958年在超英赶美的氛围中，报纸上提出了"中西医结合"，于是在全国范围内掀起了"中西医结合"的高潮，"文革"期间，刘湘萍在报上发表了《中西医结合是我国医学发展的唯一道路》的文章，又在全国范围内掀起了一个高潮。但由于概念不清楚，盲目性很大，故实践了将近半个世纪，都没有取得一个真正学术上具有辩证思维的"中西医结合"的科研成果，而是大量出现了"中药加西药"。"中医术语加西医术语"、"西医诊断和病理加所谓中药方"等，人们有称其为"拼盘"者，有称其为"盖浇饭"者，我则称其为"中西凑合论"。它给中医药学的正常发展带来了严重的障碍，在物欲横溢的今天，倒给某些中医大夫、西医大夫、西学中医大夫提供了机会而得到好处。所以连某些中医也对其具有浓厚兴趣和无限热情，但给患者却增加了严重的经济负担和用药痛苦，甚至出现药物灾害，而致"回扣"之风屡禁不止！这就是我主张"中医不能滥开西药处方，西医不能滥开中药处方"的客观依据。据《科学时报》8月10日报道，近日江苏扬州大学暑期农村医疗卫生调查小分队的调查显示："79%的农民在得病后先是自己忍着，不让家人知晓，'全靠自己扛着'；一生病就找医生咨询的农民几乎没有，大部分病人要等到实在控制不住病情才去找医生……许多农民的重大疾病是对一些'小毛病'不重视积累而成的"。（见8月18日的《报刊文摘》）在中央提出"以人为本"的今天，我们应该"老吾老，以及人之老；幼吾幼，以及人之幼"；把病人当亲人给以关爱，至少要对病人具有同情心，《孟子·告子上》说："恻隐之心，人皆有之，"又同书《公孙丑上》说："无恻隐之心，非人也"。而且这里我说的是"不能滥开"。不是说禁止其在必要时正确的"偶尔一开"。至于西学中大夫，既掌握两种医学知识，自当具有双重处方权。但必须规定其合乎毛泽东主席"10·11"批示文件上的条件方可，否则，就不合乎西学中大夫资格。

恩格斯在《自然辩证法》一书中指出："自然研究家尽管可以采取他们所愿意采取的态度，他们还是得受哲学的支配，问题只在于：他们是愿意受某种蹩脚时髦哲学的支配，还是愿意受某种以认识思维的历史及其成就为基础的理论思维形式的支配"。当然，我们在研究"中西医结合"的过程中，只能"以认识思维的历史及其成就为基础的理论思维形式"的"辩证唯物论"为思想指导，因为它最能为自然科学做出正确说明。

1956 年毛泽东先生说过："把中医中药的知识和西医西药的知识结合起来，创造中国统一的新医学、新药学"。我认为，这几句话作为"中西医结合定义"的描述是最好不过了。可是几十年来，它从没有在报纸上公开刊登过。它明确了研究目标，较只提"中西医结合"这个模糊不清的抽象概念要好得多。正是这个抽象概念的模糊不清，导致了人们至今还把"中西医临床上的合作共事"或"中西医两法治病"混说成"中西医结合"。其实，"中西医结合"是学术上的问题，而"中西医合作共事"和"中西医两法治病"是工作上的事情。

《中华人民共和国中医药条例》第一章总则第三条规定："实行中西医并重的方针，鼓励中西医相互学习、相互补充、共同提高、推动中医、西医两种医学体系的有机结合"。这里提出了"有机"二字，就阐明了"中西医结合"必须是辩证的，排除了毫无内在联系的中西拼凑。然而，遗憾的是，现在报刊上仍然不断出现"中西医结合"五字的提法，无视《中医药条例》而删掉"有机"二字，这于中医药事业、于中西医结合都是没有好处的。

说实在话，在前些年代，我也是一个"中西医结合"的忠心拥护者和积极宣传者，我写过《在"中西医结合"过程中鼓吹中西汇通派是有害的》等论文。1980 年陈慕华副总理到武汉来召开的座谈会上，我第一个建议"建立中西医结合研究机构，国家投资，购买最新科学仪器，将够条件又愿意献身中西医结合事业的西学中人员集中使用，开展研究"。我在湖北省政治协商会议上也写过同样内容的提案。后来一些年代，是经过数十年的实践经验，迫使我对"中西医结合"和"中西两种医学文化"做深入研究，深刻理解，从而认识到中医、西医分别属于东西方两个文化范畴，各有自己的文化特征。二者产生的时代背景不同，历史条件不同，理论体系不同，哲学基础不同，医学模式不同。二者没有同一性，短时间根本没有结合的可能。可见"中西医结合"是一个发展目标，而把它拿到现阶段来做，欲速则不达，是不能不碰壁的。要做到真正的中西医有机结合，必须让二者按各自的内部规律发展，西医发展到由单一的生物医学模式，转变为"生物、心理、社会医学模式"，中医则由古代"生物、心理、社会医学模式"转变为"现代生物、心理、社会医学模式"，到那个时候，我国才有可能使中西医达到有机结合。即使西医已转变为"生物、心理、社会"的医学模式，而中医医学尚未达到现代化，这还是不能实现"中西医结合"的。因而，我建议，在现阶段最好不要提"中西医结合"，以避免产生负面影响。只提"中医现代化"，并阐明"现代化"含义，它绝对不是"西医化"的同义语，而是在辩证唯物论的思想指导下，利用现代科学的知识和方法，根据中医药学自身规律，对中医药学的基本理论和实际经验，加以客观地、认真地、细致地研究，以揭示其科学实质，用现代语言表述之，使之赋予时代的特征，实现"中医现代化"。中医现代化，绝对不是以西医理论来取代中医理论。在全国大多数中医不姓"中"的今天，有必要牢牢地把握住这一方向，反复强调，加深印象，以便求得共识，现在有人又捡起了在1954年批判贺诚同志错误思想时被否定的国民党"中医科学化"实际是"中医西医化"的这个"破烂"进行兜售，并抬出了拼命攻击民族文化中医药学的丁福保等加以宣扬，我不知其是何居心！

全国大多数中医院都不姓"中"而发生西化，这是坏事；但它或多或少的都具有了一定的现代化检查手段，为以后的中医诊断现代化准备了条件，这又是好事。坏事与好事，失败与成功，往往就是一念之差。《淮南子·说山训》说："柳下惠见饴曰：可以养老；盗跖见饴曰：可以粘牡"。现代检查手段，如"饴"一样，不同人的利用，就可以发挥其不同作用，西医已把它纳入其理论体系之中，即能帮助其对疾病的诊断，而决定其治疗，但众所周知，中医理论体系，和西医学是决然不同的，如被西医已有的结论牵着鼻子走，按西医观点用药治病，抛弃中医的理论思维，丢掉中医的特色和优势，它就必然走上"西医化"的道路。试想世界上哪有那么便宜的事，把别人的东西直接拿来而毫不费力的就能坐在那里"享受"？中医要利用现代检查手段，也必须付出自己的劳动，在临床实践中，根据实际，采用一切现代科学检查方法，小到体温计、听诊器、一般化验，大到彩色B超，核磁共振等，以延长我们的感觉器官，了解到人体深一层的病理变化。积累大量资料，然后在辩证唯物论的思想指导下，用中医药学理论观点，对占有的大量资料进行认真细致的研究分析，找出新的规律，把它纳入辩证施治中去，以发展辩证施治，促进中医诊断现代化。这就是我和大家对中医采用现代科技检查手段的不同观点。我主张中医应通过自己劳动以求创新，不当在西医学里原样照搬而使自己走上西医化。

《中国文化概论·中国古代科技》指出："中国中医药学绵延数千年，至今仍有顽强的生命力，并且影响愈来愈显著。近代，在西方科技的冲击下，中国古代科技几乎全部没落而唯有中医药学生命常在，这种现象值得我们认真思考"。我认真思考的结果是，"一切真知，都是从直接经验发源的"（见《实践论》）中医药学则是建立在大量的实践经验基础上而具有整体观念和辩证思维的医学理论体系。从而形成了东方古代的理论科学，正是由于这个医学理论体系的支撑，中医药学不仅经受住了西方现代科技的巨大冲击，而且还出现了一个具有强大生命力的"温病学派"在19世纪西方文化侵入后诞生了。

《东方科学文化的复兴》一书告诉我们："中医是中国古代整体论思想在理论和实践两方面集大成者，是人类文明的一朵奇葩……以中国古代整体论思想为基础的中医不仅将大大促进全世界医学的发展，而且它的一系列思想和方法可应用于探索生命现象等复杂科学领域，甚至可以应用于解释整个宇宙的诞生和演化"。然而正是这个整体论的思想理论，在中医界里，却有所谓"教授"要对它进行"革命"，把它"抛弃"，叫嚷要对中医理论体系进行"重构"，我不知这些所谓"教授"，所谓"专家"们，对中医理论是怎样个"革命"法？对中医理论体系又是怎样个"重构"法？他们绝对"革命"不出一套中医理论，"重构"不出一套中医理论体系来的，其脑子中如有，必是照搬西医学的。否则，不是投机的瞎说，就是无知的"热昏的胡话"。我认为，对中医药学的基本理论，只能用现代科学的知识和方法，按其内部规律进行研究，使之现代化，绝对不可能是另外一套。而这个研究，又必须遵循恩格斯在《自然辩证法》一书中所教导的那样去做："不论在自然科学或历史科学的领域中，都必须从既有的事实出发，因而在自然科学中必须从物质的各种实在形式和运动形式出发；因此，在理论自然科学中也不能虚构一些联系放到事实中去，而是要从事实中发现这些联系，并且在发现了之后，要尽可能地用经验去证明"。

由于化学药品的毒副作用，导致药源性疾病在世界范围内急剧增加，数百种西医被禁止使用，人们医疗和养生都要求回归自然，中医药学则是其理想中的选择，从而为中医药学走向世界带来了良好机遇，又因为中医药学具有的东方文化的独特性质，世界各国一时难以理解，这是很自然的事情，我们应该积极宣传，启发诱导世界各国逐渐认识了解我国中医药学，让中医药学健康地走向世界。然而有些人则不是如此，而是大叫中医理论在世界没有认同感，力主抛弃中医理论知识，抛弃中医特色和优势，以与世界"接轨"。殊不知中医药学为我中华民族所独有，世界各国都没有这种医学，它们何来之"轨"可"接"？正因为我国中医药学是世界上独一无二的传统医学，它才具有和世界交流的意义，才具有走向世界的价值。如果我们削足适履，抛弃了中医理论体系，抽掉了中医灵魂，取消了中医特色和优势，没有了中医临床疗效，让一个中医躯壳走出国门，这不仅欺骗了世界，而且也丧失了民族优秀文化，这绝对不是一个真正中国人应该做的。希望国家中医药的管理部门务必严格掌握中医药发展和中医药西化的分界线，注意"差之毫厘，失之千里"。

8 月 28 日上午，在中国中医药出版社举办的"名医战略研讨会"上，您的讲话中提出了"传统中医模式"、"现代中医模式"、"新医模式"等概念，说明您对我国中医事业在思考，但我仍然建议您能认真的再考虑一下这三个"中医模式"公开提出后的社会效应。这里提出我的看法供参考，我认为"新医"一词，是对"旧医"一词而存在的。没有旧医，就无所谓"新医"。现在人为地把中医分成"先进"与"落后"两个部分，不好。据我所知，"新医"、"旧医"之词，是 1929 年余云岫留学日本学习西医回国后，以消灭中医为能事，在南京政府第一次中央卫生委员会议上提出来的。他在这次会议上提出了一个《废止旧医以扫除医事卫生之障碍案》说："旧医一日不除，民众思想一日不变，新医事业一日不向上，卫生行政一日不能进展"。当时会上，在以后变成为大汉奸的汪精卫、褚民谊的支持下获得了通过，南京政府即据之下发了"废止中医令"，企图在全国废止中医，遭到了全国中医界和有识之士的坚决反对，蒋介石被迫撤销了错误的废止中医的一切法会，中医赢得了生存空间，但称中医为"旧医"、西医为"新医"，一直沿用到新中国成立之后。1950年，我国召开第一次全国卫生工作会议时，余云岫伙同宋大仁、江晦鸣等三人联合提出了一个《改造旧医实施步骤草案》即人们所称的"40年消灭中医计划"并在会上获得了通过。从1952年起，我国在全国范围内对所谓"旧医"进行登记，考试（考西医科目），改造（办进修班、灌输西医知识）。1954年毛泽东主席发现后，严厉批判了当时卫生部主要负责人轻视、歧视、排斥中医的错误思想，是一种卑鄙的资产阶级心理的表现，《人民日报》发表了《正确的贯彻党的中医政策》的社论，报刊上公开点名批判了贺诚同志错误思想。1955年，国务院正式发文全国各地明令规定废除使用"旧医"一词，改称"中医"。废除了"旧医"一词，"新医"之词也自然不存在了。这些事人们还记忆犹新，现在又重提"新医"之说，不管"新医"的内容如何，恐怕不是时候，而且在中医内部分出新、旧，也不是科学的方法。

至于"传统中医"和"现代中医"两个模式，我不知你们对它是什么标准？如果传统中医是指的熟读经典运用辨证施治者，而现代中医是指的研究生毕业掌握实验技能或只凭现代科技手段检查而辨病施治者，那就很值得商量。众所周知，中医药学的生命，在于临床疗效。以掌握实验技术或以西医检查为依据使用中药，其疗效绝对不会优于辨证施治者，已为长期医疗实践所证实。在这种情况下，把疗效好的称为"传统中医"，所谓"传统"者，是谓其"固有久旧"之形态也；把疗效差的称为"现代中医"，所谓"现代"者，是谓其"同步时代"之形态也。这是不准确不科学的。如有一种既具这个时代的科学形态，又保持中医药学特色和优势以及其原有疗效甚至是更高疗效，这样才是名副其实的"现代中医模式"，也就是"中医现代化"了。中医药学，是具有东方文化特色的医学科学，是要为人治病的，而且是要治好病的，它必须按照其内部规律不断发展，逐渐走向现代化。用不着分出一个"传统医学模式"固定下来，像保护几个北京"四合院"样供人欣赏。中医是一个整体，必须共同发展，共同前进。我国一切文化都是没有继承，就没有发扬。因而中医界的目前状况是，一部分研究生毕业者，学习了实验技术，未学好中医知识，不会用中医思路治病，一部分在中医院校毕业到临床工作的，靠西医检查手段，而用西医观点使用中西药，造成大部分中医院不姓"中"，少部分人坚持了中医的思维方式而运用辨证施治，中医药文化的前景十分不妙，这是半殖民地思想影响没有肃清造成的。这也可能是《孙子兵法》一书所说的"置之死地而后生"。据说国家正是为了纠正全国中医机构的西化倾向，才制定和颁布《中华人民共和国中医药条例》的。可惜这个《中医药条例》，并没有引起人们多大的关注，例如我们医药卫生部门的部局级领导在公共场所讲话中，就没有按照《中医药条例》"中西医有机结合"的规定，抽掉了"有机"二字而简单的只说"中西医结合"。这可能不是有意抽掉"有机"二字，而是习惯的漫不经心说出的，当然谈不上责任不责任的问题，但也表明对《中医药条例》没有严肃认真地对待和研究，报刊上也是一样。虽然讲话的对此二字不介意，然它对社会上的影响可不一样啊！

根据辩证唯物论的观点，继承和创新是一个事物的两个方面，是事物的因果关系。继承既是当前实际的需要，又是为创新奠定必要的基础。继承是创新的基础，创新是继承的发展，没有继承这个基础，就不可能创新，只能出现事物的异化。现在全国多数中医西医化，中医院不姓"中"，就是在我国中医药事业发展中，忽视了继承这个基础所造成，使中医药受到了严重损害和中医药医疗质量下降，深层原因则是旧中国半殖民地社会产生的"中医落后"、"中医不科学"和"民族自卑感"的思想影响没有肃清，没有贯彻中央"中西医并重"的方针，过多地强调了西医，忽视了发挥中医力量和中医作用，形成了我国医学两条极不相称的腿，严重威胁着我国中医药文化的安全。顾炎武说："国家兴亡，匹夫有责"。在西方国家对我国进行文化渗透，企图对我分化西化，我国提倡爱国主义教育、发扬民族文化、培养民族精神的今天，我们每一个公民，都有责任和义务保护民族文化的安全。为此，中管局提出了在研究生教育中"淡化实验"，以临床疗效为考核标准，号召中医普遍熟读经典，保持特色，并启动了"培养优秀中医临床人才工程"，考试选拔了主任医师级 220 名，进行重点培养。这本是虽有一定难度但是一件大好的事情。可惜的是，现在出现一种形式主义化的倾向，学员说："她学习得不理想"，有专家说："一千万块钱丢到水里去了"。因此，我建议，国家中医药管理局在今年年内召开一次《培养优秀中医临床人才》"考试委员会"专家会议，组织检查一下几次的教学内容、教学方式和方法，是否符合 2003 年 8 月工作会议的精神？是否能够达到中管局原来计划的培养目标？培养中医优秀临床人才这项工作，一定要认真抓好，切勿稍怠，办成功了，我国中医药学可能尚有复兴的希望，否则，只有等待"出口转内销"了。这样就损失太大，我们也都不光彩了。我们知道，2003 年，我国在抗击"非典"过程中，明显地体现出了中医药的治疗优势，且医疗费用人均只需 5000 元左右，仅占西医药治疗人均费用的十分之一。疗效好，费用少，符合我国国情的需要，如果还有人无视事实，继续顽固地坚持以西医排挤中医或取代中医，我认为应该站在民族利益立场上据理力争，坚决同其进行思想斗争，揭露其民族虚无主义的崇洋心理，确保我国民族中医药文化的安全，并进而发扬光大之，为世界人民健康事业做出贡献，为祖国争光！

《史记·商君列传》说："千人之诺诺，不如一士之谔谔"。《淮南子·说山训》说："得百万之兵，不如闻一言之当"。以上所说，是否为愚者千虑之一得，不敢期必，但作为"一孔之见"，特提供参考耳。

最后，有两点建议，附于下面：

第一，在适当时候，召开一次规模不大的中医研讨会，时间充裕一点，以便深入探讨"中医现代化"与"中西医结合"问题，包括指导思想，研究方向，手段、方法等。交流思想，互相启发，提高认识。这个研讨会，由国家中医药管理局召开，也可委托中华中医药学会召开。

第二，组织力量，通过调查，认真撰写一部《现代军事中医学史》

保持中医特色，弘扬中医优势

总结在中国共产党领导下现代中国革命的中医药作用，以探讨中医药学在未来战争中的地位，并填补中国医学史的一个空白。这件事迫在眉睫，现尚有一部分老红军健在，可资调查，稍晚则可能难以调查红军时代的中医药情况了。

专此奉函，顺候政安！

李今庸

2004 年 9 月 30 日于武昌

略论中医学史和发展前景

  我国古代社会发展到社会制度变革、思想活跃、言论自由的历史上"诸子蜂起，百家争鸣"的春秋战国时代，一部具有划时代意义的古代医学巨著《黄帝内经》面世了。在《黄帝内经》一书的内容里，充分体现了我国先民长期与疾病做斗争的坚强毅力和高度智慧。它通过了数千年的医疗实践、生活实践、人体解剖实践的观察，积累了极为丰富的实际经验，在当时先进哲学思想指导下，对大量的实际经验进行了认真的总结、整理、研究，从中引出规律性的结论，并使之升华到理论高度，从而创造了"阴阳"、"五行"、"藏府"、"经络"、"营卫"、"血气"、"精"、"神"、"津液"、"筋"、"骨"、"皮"、"肉"、"五官九窍"、"七情"、"六淫"和药物的"四气五味"、"升降浮沉"以及组方的"君臣佐使"等，构建了中医药学比较完整和比较系统的理论体系。这个中医药学理论体系，深深植根于中华民族主体文化之中，为中华民族优秀的传统文化重要组成部分。它提出了"天地之间人为贵"的"以人为本"思想，揭示了"人与天地日月相参应"的客观规律，世界万物"以息相吹"（《庄子》语），保持着相互对立、相互制约、相互依赖、相互促进，构成人与自然的平衡、协调、统一、和谐，《庄子》所谓"天地与我并生，万物与我为一"。人与自然环境是一个统一的整体；在人的一身则以五藏六府为中心，以心为主导，通过经络将营卫气血输送到人体各部组织，滋养各部组织以维护各部组织的正常功能活动，从而使人体也成为一个统一的整体。中医药学理论体系，是在大量实践经验基础上创立的，有牢靠的实践经验为基础，并具有对客观世界认识的整体观和变动观，体现了东方文化的思想特征，规定了中医药学的发展方向。

中医药学囊括世界天地万物的博大胸怀，决定了它的开放性，对医药文化，既能输出，又能输入。数千年来，它在保障中华民族繁衍昌盛的医疗实践过程中不断地积累了新的经验，产生了新的理论，诞生了新的学派和出版了新的医药典籍。从而丰富了我国医学内容，使之形成了一个"伟大的宝库"，并输出到国外，如到日本、到朝鲜、到越南，为世界人民的健康事业服务，同时，也吸取了对自己有益的世界各民族的医药文化充实和发展自己，例如苏合香、安息香、阿魏、波斯青黛、乳香、没药、倭硫黄、安南桂等等，都进入了岐黄事业的殿堂，与我国医学融为一体，成为中医药学这个"伟大宝库"的组成部分，使中医药学内容更加充实丰富，医学科学水平更高，故一直屹立在世界东方。

迨至 1840 年鸦片战争后，西方文化随着列强的坚船利炮侵入了中国，中国沦入半殖民地半封建社会，外国传教士也带来了西医到中国。在一片向西方学习的声浪中，有的中医学家也力主中西医学汇而通之，然由于中西医学二者的哲学基础和理论体系不同，使各自具有的学术排他性反映出来，故二者虽汇而未能通。从日本留学学习西医回国的余云岫，于 1929 年 2 月在第一次中央卫生委员会议上，提出了一个《废止旧医以扫除医事卫生之障碍案》，说什么"旧医一日不除，民众思想一日不变，新医事业一日不能向上，卫生行政一日不能进展"。这一旨在消灭中医的错误提案，得到了汪精卫、褚民谊（后在抗日战争时期成了出卖祖国的两个大汉奸）的支持，从而获得了通过，南京政府即据之向全国发布了"废止中医令"，企图在全国范围内一举消灭中医，激起了全国中医药界和社会有识之士的坚决反对和强烈抗议，迫使南京政府"撤销禁锢中医药的一切相关法令"，中医赢得了生存空间。然不久又成立了"中央国医馆"，在"中医不科学"的思想支配下，提出了一个所谓"中医科学化"的口号，极力主张以西医理论取代中医理论，实际上是一条"中医西医化"路线，这从当时出版的某些著作可证。1950 年，在第一届全国卫生工作会议上，还是那个余云岫伙同宋大仁、江晦鸣联合提出了"改造旧医实行步骤草案"，计划四十年消灭中医，得到了当时卫生部主要负责人极力赞赏，从 1952 年开始，在全国范围内，对所谓"旧医"进行登记、考试（考西医科目）、改造（办进修班以西医知识改造中医人员）。用行政手段，贯彻了一条不折不扣的"中医西医化"路线。幸而毛泽东主席发现了，严厉批评了当时卫生部主要负责人轻视、歧视、排斥中医的错误思想，是一种卑鄙的资产阶级心理的表现，罢了贺诚的官，报刊上公开点名批判了贺诚同志错误思想，继而建立了我国中医药科研、教学、医疗机构，以发展中医药学。但是在新中国成立前半殖民地社会产生的民族虚无主义思想一直没有肃清过，它顽强地在中医管理、教学、科研、医疗、新闻等各个方面表现出来，干扰中医政策的落实，阻碍中医药学的正常发展。

一些受西方文化思想影响较深的中国人，正在以"鱼目混珠"的手法，似是而非，以伪乱真，把"中医西医化"混之曰"中医现代化"，把"中西凑合论"混之曰"中西医结合"，为西方国家对我国的文化渗透帮忙，以致我国大部分中医院不姓"中"，大部分中医人员"西医化"，医疗质量下降，自我附属，跟在别人屁股后面爬行，这是和已经站起来了的中国人民不相称的，是不符合中央"发展民族文化，培养民族精神"的要求的，也是与当今世界科学的发展不相适应的。

恩格斯在《自然辩证法》一书中早就指出："不论在自然科学或历史学科的领域中，都必须从既有的事实出发，因而在自然科学中必须从物质的各种实在形式和运动形式出发，因此，在理论自然科学中也不能虚构一些联系放到事实中去，而是要从事实中发现这些联系，并且在发现了之后，要尽可能地用经验去证明"。毛泽东在《改造我们的学习》一文中说："马克思、恩格斯、列宁、斯大林教导我们认真地研究情况，从客观的真实的情况出发，而不是从主观的愿望出发……"。因此，在中医现代化研究中，我们必须遵照辩证唯物论的观点，依照中医药学的自身规律，运用现代科学的知识和方法，对中医药学基本理论和实际经验进行耐心地、细致地、实事求是地认真研究，让其进入现代科学的殿堂。以西医理论取代中医理论是绝对不行的。既取代了中医理论知识，取代了中医思维方式，它何中医之有？那是迫使中医异化，是在消灭中医，然中医是消灭不得的，因为它是民族的一份优秀传统文化，在2003年上半年抗击"非典"过程中，凸显了它的治疗优势，再一次体现了它的强大生命力，我们必须保护这份中医药文化的安全。如果我们不保护好中医药学，让它在我们这一代人手上消亡了，我们就上对不起祖先，下对不起子孙后代，我们就成了民族的罪人！

由于化学药品的毒副作用，使药源性疾病迅猛增加，数百种西药被禁止使用，人们的医疗和保健都要求回归自然，中医药学就成了人们理想中的选择。中医药学走向了世界，不仅它的医疗技术可为世界各国人民的健康事业服务，而且它的思维方式也将对世界各国的科学技术发展产生积极的影响。正如意大利医学艺术史学院院长安杰罗·卡帕罗尼教授在首届欧洲—中国传统医学大会（2001年11月30日至12月2日）开幕式讲话所说："中医中药作为中国的传统医学，是中国古老文明与文化的重要组成部分。在漫长的历史过程中，中国传统医学为中华民族的崛起和发展起到了无可替代的作用。中国传统医学，作为世界医学科学学苑中的一枝奇葩，不仅是中国人民勤劳与智慧的结晶，而且也是世界各国人民共同的宝贵财富"（见《东方科学文化的复兴》引）。

《古代中国科学范型》第十六章说："在中国传统的科学中，医学是唯一能够保存至今并与西方医学相抗衡的学科。那么中国传统医学究竟凭借什么'立身'，又凭借什么抵御西方医学的冲击呢？这里打算选择科学方法这一角度来作些考察，因为我以为这一角度对于解释中医学在西方科学的冲击下何以仍能'游刃如故'很具有诱惑力和说服力"，《中国文化概论》第十四章则说："中国中医药学绵延数千年，至今仍有顽强的生命力，并且影响愈来愈显著。近代，在西方科技的冲击下，中国古代科学几乎全部没落而唯有中医药学生命常在，这种现象值得我们认真思考"。我认真思考的结果是：中医药学除构建有吾淳先生所说的"观象"、"归纳"、"摹略"、"构象"、"比类"、"宜物"、"揆度"、"参合"等一套科学方法外，还形成有建立在大量实践经验基础上具有辩证思维的比较完整和比较系统的中医药学理论体系和丰富多彩的治疗方法。并始终保持了理论指导下的医疗实践，理论对实践的依赖关系，理论与实践的统一，因而具有无限生命力，不仅经受住了西方医学的巨大冲击，而且还在西方文化侵入后产生了一个善治急性热病的医学流派——"温病学派"。近些年来，虽然出现了全国大部分中医院不姓"中"，多数中医人员发生了"西医化"，但那是人为的，是民族虚无主义凭借手中权力造成的，而不是中医药学的过错。

现在，国际学术界已经达成共识，开始从整体考虑问题，《东方科学文化的复兴》一书指出："中医是中国古代整体论思想在理论和实践两方面的集大成者，是人类文明的一朵奇葩。中医认为，宇宙是一个和谐而统一的有机整体，人体也是一个和谐而统一的有机整体，中医以这种整体观来看待宇宙及人体。中医曾一度在世界范围内包括中国被误解，特别是在 20 世纪上半叶的中国，很多人认为中医是骗人的把戏，包括鲁迅也曾持这种观念，不过学西医出身的鲁迅后来也认识到自己的偏颇。最近几十年来，随着复杂科学的兴起，全世界对中医有了更深刻的认识。以中国古代整体论思想为基础的中医不仅将大大促进全世界医学的发展，而且它的一系列思想和方法可应用于探索生命现象等复杂科学领域，甚至可以应用于解释整个宇宙的诞生与演化"。

我国著名科学家钱学森在中华中医药学会迎春座谈会上的讲话指出：中医现代化，我觉得还是对的，而且中医的现代化关系重大。我从前在给您（吕炳奎）的信上无非是说中医的现代化是整个医学的前途嘛，现在我还加点码儿，中医现代化可能引起医学的革命，而医学的革命可能要引起整个科学的革命。所以，我们一定要向前走。……

中医要是真正搞清楚了以后，要影响整个现代科学技术。中医的理论和实践，我们真正理解了、总结了以后要改造现在的科学技术，要引起科学革命。也就是美国的科学哲学家讲的，科学革命就是科学的一个新的飞跃。这些认识，这几年我越来越深刻。（摘自 1983 年 2 月第 1 期《中医通讯》）

现在中医受欢迎，不仅是由于大量实践的检验，更重要的是因为分子生物学的发展，使我们对疾病的本质和中医的机制有了进一步的了解。所有疾病都可以直接或间接归于某些细胞复制出现异常。除基因疾病外，细胞复制出错的原因，既与细菌或病毒的入侵有关，也受复制过程中溶剂（细胞质等）的成分、浓度、酸碱度和温度等物理化学性态

略论中医学史和发展前景

的影响。(见《东方科学文化的复兴》第五章第二节)。

　　总之，中医药学产生于我国古代，是我国古代先民长期与疾病做斗争的经验总结，它包含着古人长期与疾病做斗争的丰富经验和理论知识，形成了比较系统和比较完整的中医药学理论体系，具有辩证的思维形式和整体论观点。它阐释着人与自然是一个统一的整体，人体内部也是一个统一的整体。它有海纳百川的博大胸怀，是一个开放系统。几千年来，在指导医疗实践过程中，不断地吸取新的经验充实自己，并将自己的医学知识和实际经验输出国外，又在对外的国际交流中，吸收了与自己有益的其他民族的先进医学经验发展自己，从而构成了一个内容极为丰富的中医药学宝库。至 1840 年鸦片战争后，中国陷入了半殖民地半封建社会，随着世界列强对中国的政治、经济、文化的侵略，中国民族虚无主义者，崇洋媚外，在一片向西方学习的声浪中，1929 年余云岫提出了《废止旧医以扫除医事卫生之障碍案》，力主在全国范围内取消中医，遭到全国中医药界和社会有识之士的坚决反对。于是他们变换手法，在南京成立"中央国医馆"，提出一个所谓"中医科学化"实际是"中医西医化"的口号。1950 年在新中国成立后的第一次全国卫生工作会议上，余云岫伙同宋大仁、江晦鸣联合提出了一个"改造旧医实施步骤草案"，得到了当时卫生部主要负责人的支持，旋而付诸实施，企图在全国范围内取消中医，而遭到了党的驳斥。1954 年 10 月《人民日报》发表了《正确地贯彻党的中医政策》的社论，报刊上公开点名批判贺诚同志错误思想。继之则在我国创建了中医药的科研、教学、医疗机构以发展中医药事业。但由于民族虚无主义思想没有得到肃清，在"中医落后论"、"中医不科学论"的思想指导下，从一开始就在中医机构内贯彻了一条没有"中医科学化"口号的所谓"中医科学化"路线，并在一片发展中医的锣鼓声中，用"鱼目混珠"和"偷梁换柱"的手段，偷换了"中西医结合"和"中医现代化"的概念，使中医药学在一片繁荣的景象中有其名无其实，陷入了"中医异化"的危机中。但是，具有强大生命力的中医药学，是不会被湮没的。在当今世界范围内药源性疾病迅猛增加的情况下，人们医疗和保健都要求回归自然，中医药学自然而然成为人们理想中的选择，导致中医药学走向了世界；尤其当今世界科学的发展，需要一种新的思想来导向世界科学的发展。中国古代整体论思想一旦与时代相结合，很可能成为世界科学第二次革命的灵魂，而登上引导世界科学发展的历史舞台。从理论和实践两个方面对中国整体论思想集大成者的中医药学，在新的历史时期内，必将放出更加灿烂的光辉！

2004 年 10 月 7 日

对中医药学"气"理论研究的伟大意义

—— 纪念吕炳奎老逝世一周年

中央卫生部原中医局局长吕炳奎同志，是在《改造旧医实施步骤草案》在全国范围内贯彻实施、中医濒临灭亡边沿的危急时刻受命走上全国中医管理工作岗位的。他在党和政府中医政策的光辉照耀下，并先后在郭子化副部长、崔月犁部长的积极支持下，开拓了新中国的中医事业，创办了具有民族传统文化特色的教育、科研、医疗机构，在与民族虚无主义进行不调和斗争过程中，全面推动了中医的医、教、研曲线发展，做出了无愧于时代的突出贡献。这里想谈一下吕炳奎同志在中医现代化科学研究中的远见卓识。

吕老鉴于中医药学产生于我国古代，随着社会实践和中外交流的发展，中医药学的内容不断地得到充实、丰富和发展，以至成为一个"伟大的宝库"，但它的术语和面貌仍然保持着我国古代科学所固有，未能与现代科学相结合，缺乏我们这个时代的特征，严重影响着它学术的推广和作用的发挥，因而有必要利用现代科学的知识和方法，根据中医药学自身规律，对中医药学的基本理论和实际经验，认真地、客观地、实事求是地进行科学研究，以揭示其科学实质，用现代语言表述之，把它纳入现代科学的轨道，赋予其时代特征，使之现代化而不是异化。然中医药学理论体系博大精深，内容十分丰富，对其研究不可能将其体系的各部理论平行并列，遍地开花地全面展开，只能首先抓住带全局性的理论专题重点突破，吕老以其宽广的医学知识，站在中医学术的高度，则提出了首先研究中医药学具有流动性质的"气"的理论为突破口，继而带动其他理论专题和经验专题以及各专题之间联系规律的研究。

气，是我国古代一个重要的哲学概念，它充塞于宇宙。宇宙万物都是由物质性本原——"气"构成的。"气"是构成世界万物的基本物质和物质的功能。"气"具有不灭性、连续性、运动性、传递性、相互作用等属性[①]。还有学者指出：气一元论是中国传统科学的思想核心，它体现了整体和谐的思想，有机论的思想，演化发展的思想，相反相成的思想，对于中国各类传统学科都有着深刻的指导意义，是中国古代基本的自然观[②]。因而在中医药学里，"气"这一理论占有十分重要地位，它普遍存在于中医药学各个领域，阐释着医学世界的基本规律。《素问·五运行大论》说："帝曰：地之为下否乎？岐伯曰：地为人之下，太虚之中者也。帝曰：冯乎？岐伯曰：大气举之也"。《孟子·公孙丑上》说："气，体之充也……我善养吾浩然之气……其为气也，至大至刚，以直养而无害，则塞于天地之间"，《灵枢·刺节真邪》说："真气者，所受于天与谷气并而充身也"。是气充满于太虚，充满于宇宙，充满于人身，无处无气。《素问·宝命全形论》说："天地合气，命之曰人"，《素问·至真要大论》说："天地合气，六节分而万物化生矣"，《素问·五常政大论》说："气始而生化，气散而有形，气布而繁育，气终而象变"。表明了气是人和世界万物的本原，决定着人和世界万物的生成与发展。气之在人者，行于脉中叫营气，行于脉外叫卫气，积于胸中以司呼吸叫宗气，充实于全身叫真气，还有藏府之气，经络之气以及头气、胸气、腹气、胫气等等。

《管子·内业》说："凡物之精，比则为生，下生五谷，上为列星；流于天地之间，谓之鬼神；藏于胸中，谓之圣人，是故名气。杲乎如登于天，杳乎如入于渊，淖乎如在于海，卒乎如在于屺"。据此，则精亦是气，气又叫作精，故《论衡·儒增篇》说："人之精，乃气也"。《管子·内业》说："精也者，气之精者也"。房玄龄注，"气之尤精者，谓之精"。是气最微小最精华部分叫作"精"，而"精"乃是最微小最精华之"气"，因而在我国古代文献里"精"、"气"二者每有连用而构成

"精气"一词者，如《周易·系辞上》说："精气为物，游魂为变"。《吕氏春秋·季春纪·先己》说："腠理遂通，精气日新"。《灵枢·五味》说"天地之精气，其大数常出三入一"等等是其例。精气分之为二，合之为一，气中有精，精亦气也，《灵枢·本神》说："故生之来谓之精"，《灵枢·经脉》说："人始生，先成精"，《素问·金匮真言论》说："夫精者，身之本也"。精为构成人体的基本物质，精亦气也。

气或又称为"风"，《庄子·齐物论》说："夫大块噫气，其名为风"，《素问·阴阳应象大论》说："阳之气，以天地之疾风名之"，《灵枢·刺节真邪》说："正气者，正风也"。以缓者为气，急者为风也。然风有八风，以应四时八正之气，自然界每年和风一布，大地皆春，万物萌动；秋风起，则万物凋散零落，风气决定着世界万物的生长化收藏也。

《庄子·逍遥游》说："野马也，尘埃也，生物之以息相吹也"。《灵枢·脉度》说："气之不得无行也，如水之流，如日月之行不休"。气具有流动不止的性质，天地万物以气息相吹而交通，形成互相联系，互相依赖，互相制约，构成《庄子·齐物论》所谓"天地与我并生，万物与我为一"的人与自然为一个统一的整体，人体各部也是一个统一的整体。

《素问·补遗刺法论》说："正气存内，邪不可干"，《素问·逆调论》说："邪之所凑，其气必虚"，《素问·举痛论》说："余知百病生于气也，怒则气上，喜则气缓，悲则气消，恐则气下，寒则气收，热则气泄，忧则气乱，劳则气耗，思则气结"，《素问·脉要精微论》说："夫脉者，血之府也，长则气治，短则气病，数则烦心，大则病进，上盛则气高，下盛则气胀，代则气衰，细则气少……"《灵枢·终始》说："知迎知随，气可令和，和气之方，必别阴阳"。《素问·上古天真论》说："恬淡虚无，真气从之，精神内守，病安从来"，气的理论存在于整个中医药学领域，贯穿于人体生理、病理、发病、诊断、治疗、养生预防等各个方面，这一理论专题的研究成功，必将导致中医药学其他一些理论和经验专题研究的顺利开展，它不仅有助于中医药学理论的创新，而且还将促成世界科学的进步，可见吕老在科学研究上的远见卓识！

众所周知，现代科学是以"还原论"为基础的。在还原论统治的近三、四百年过程中，促成了现代科技的发展和社会的繁荣，为人类创造了物质财富和生活幸福。还原论认为，各种现象都可被还原成一组基本的要素，各基本要素彼此独立，不因外在因素而改变其本质。通过对这些基本要素的研究，可推知整体现象的性质"。③它忽视了整体内部的有机联系。这种思维方式可能导致意想不到的危害。只见树木，不见森林，只重局部，不重整体，只顾眼前，不顾长远，只顾生产，不顾自然。只重视事物的一个方面，忽视其他方方面面之间的有机联系，违背着自然规律，对自然进行无限止的掠夺式开发，严重破坏了生态环境，必然受到大自然的惩罚，导致灾害不断发生，给人类生存构成了严重威胁。近几十年出现的一些重大问题让人们开始清醒地认识到只强调科技的局部功效，忽视包括其对立面在内的整体发展，会导致更大的损失"。④现在，国际学术界已达成共识，开始从整体考虑问题，这就显现了还原论的先天不足性。爱因斯坦的相对论，威尔纳·海森堡的测不准原理，普里高津等的复杂性科学，动摇了还原论的基础，哥德尔的不完备性定理则从逻辑上动摇了还原论，使还原论走到了它的终点站。世界科学第二次革命已经初露端倪，需要一种新的思想引领世界科学前进，中国古代整体论思想与现代科学结合后，必将成为世界科学第二次革命的灵魂，而登上引导世界科学发展的历史舞台，从而展现出充满宇宙而塞于天地之间的中国气一元论这一整体论思想的伟大作用。对中国古代整体论思想从理论和实践上集大成者的中医药学，也将为人类做出更大的贡献！可见吕老在科学研究上的敏锐眼光！

注：① 《东方科学文化的复兴》第六章第三节
　　② 《东方科学文化的复兴》第六章第三节
　　③ 《东方科学文化的复兴》第三章第一节
　　④ 《东方科学文化的复兴》第四章第二节

2004 年 11 月 1 日

对中医药学『气』理论研究的伟大意义

论我国古代"天人合一"思想产生的实践基础及其在中医药学中的体现

——与杨振宁、何祚庥先生商榷

　　在上古时代，我们的祖先在生活生产实践中，把自己放在天地万物的大自然中，通过仰观俯察，观鸟兽之文，与地之宜，近取诸身，远取诸物，认识到人与大自然是一个统一的整体。"天地与我并生，万物与我为一"（《庄子》语），产生了"天人合一"的观念。主要有三种形式的体现：其一，人类本身就是大自然的组成部分，人是一小天地，亦天亦人，天人一体，言天即言人，言人亦言天，《周易·系辞上》说："阴阳不测之谓神"，《周易·说卦》说："神也者，妙万物而为言者也"。《周易·系辞下》说："天地氤氲，万物化醇，男女构精，万物化生"，《素问·生气通天论》说："苍天之气，清净则志意治，顺之则阳气固。""夫自古通天者，生之本，本于阴阳"等是其例；其二，人与天地相适应，大自然的四时变迁，日月移徙，海水潮汐等都给人体以影响，导致人体发生适应性变化，《素问·四气调神大论篇》所谓"故阴阳四时者，万物之终始也，死生之本也，逆之则灾害生，从之则苛疾不起"，《素问·生气通天论》所谓"阳气者，一日而主外，平旦人气生，日中而阳气隆，日西而阳气已虚，气闭乃闭"，《素问·八正神明论》所谓"月始生，则血气始精，卫气始行，月郭满，则血气实，肌肉坚，月郭空，则肌肉减，经络虚，卫气去，形独居"，《灵枢·岁露论》所谓"故月满则海水西盛，人血气积，肌肉充，皮肤致，毛发坚，腠理郄，烟垢著……至其月郭空，则海水东盛，人气血虚，其卫气去，形独居，肌肉减，皮肤纵，腠理开，毛发残，腠理薄，烟垢落"等是其例；其三，人与自然是一个统一的整体。人一方面依靠自己的智慧和劳动，从自然界里摄取饮食物以维护自己的生存；另一方面又根据对自然规律的认识，发挥自己的主观能动作用，从事对自然事物的有益加功，所谓"赞天地之化育"者也，促进天地万物更好地发展。《淮南子·修务训》说："夫地势，水东流，人必事焉，然后水潦得谷行；禾稼春生，人必加功焉，故五谷得遂长"，正是说明这一意义。这三种形式"人天"关系，凸显了我国古代"天人合一"的"整体论思想"。在整体论思想指导下，之后，随着古代社会的发展，至殷周及春秋战国时代，又产生了"阳明说"、"水说"、"五行说"、"精气说"等具有整体思想和唯物主义的各个哲学派别，促进了我国古代的学术发展和科技进步。在天人合一思想指导下，人与自然保持着平衡、协调、统一、和谐，维系着天地万物共生共长。

《荀子·天论篇》说："故明于天人之分，则可谓至人矣"。我们祖先，把自己置于天地万物大自然之中进行了整体观察，又将自己从天地万物中分离出来，对人体进行单独研究，通过对人体的解剖实践、生活实践和医疗实践的观察，积累了非常丰富的实际经验。迨至春秋战国之时，中医早已从巫觋中分化出来，摆脱了巫觋神学的羁绊，而成为独立的医事职业，并已分科为疾医、疡医、食医、兽医，且具有了一些理论知识。通过当时各地医学家的相互交流，以大量的实践经验为基础，采用当时先进哲学思想为指导，对交流的医疗经验进行了整理、总结、提高、升华、创新，创造了以阴阳五行、藏府经络、营卫气血、精、神、津液、六淫七情和药物的四气五味、升降浮沉以及组方的君臣佐使等为内容的中医药学理论体系，体现了医学世界的整体观和变动不居，包含了我国古代劳动人民长期与疾病做斗争的丰富经验和理论知识以及治疗方法的丰富多彩，具有明显的东方文化的特征。数千年来，在保证中华民族繁衍昌盛过程中，受到了医疗实践的严格检验，并在这个严格检验过程中，创造了新经验，并充实了与自己有益的其他民族的医疗经验，从而得到了巩固和发展。这个理论体系的包容性，使得中医药学不断地从世界其他民族优秀文化中吸取与自己有益部分充实发展自己；这个理论体系的排他性，使得中医药学保持中华民族文化特征的一门独立的医学学科。它在 15 世纪以前，一直处于世界医学的领先地位；近代以来，它仍然经受住了西方现代科技的强烈冲击而保持了青春常在，19 世纪还产生了专治急性热病的"温病学派"。可惜近几十年来，由于民族虚无主义的误导，使其在一片发展中医的繁荣景象中，中医学术发生了异化，导致全国大部分中医院不姓"中"，多数中医药人员"西医化"，患上了严重的"失语症"，没有自己的学术，没有自己的思想，没有自己的语言。中医几乎到了"名存实亡"的境地，批判民族虚无主义、保卫中医药文化安全，现已迫在眉睫。然而杨振宁先生和何祚庥先生此时发表否定天人合一、否定中医理论的演讲无异是在对民族虚无主义者鼓劲和打气，是在对中医药文化的落井下石，因而有必要在此向杨振宁先生和何祚庥先生进行认真的商榷。

一、杨振宁先生说："近代科学一个特点就是要摆脱掉'天人合一'这个概念，承认人世间有人世间的规律，有人世间复杂的现象，自然界有自然界的规律与自然界的复杂现象，这两者是两回事，不能把它合在一起"。首先，我们来看所谓近代科学就是要摆脱掉"天人合一"的问题。众所周知，近代科学是以"还原论"为基础的，而还原论认为，各种现象都可还原成一组基本的要素，各基本要素彼此独立，不因外在因素而改变其本质。这种方法，又叫"分析科学"，分析，分析，越分越细，不断向深入研究，从不考虑事物的整体性。协同学的建立者、德国物理学家哈肯说："虽然亚里士多德也说过整体大于部分，但在西方，一到对具体问题进行分析研究时，就忘了这一点……"可见在以还原论为基础的现代科学研究中，根本就没有"整体"这一概念，哪里还用得上现代科学对"天人合一"思想去摆脱而丢掉！事实上，任何人都摆脱不掉"天人合一"规律的支配而不夏单冬棉。试问有谁能在隆冬严寒天气里赤身裸体去躺在冰天雪地上睡大觉？有谁能在三伏天里穿着大棉袄在炎炎烈日下站立 24 小时？这里倒是需得指出，在还原论统治现代科学的 400 年里，还原论给人类创造了大量财富，使社会得到繁荣，改善了人民生活，为人类做出过很大贡献。但是还原论只见树木，不见森林，只顾眼前，不顾长远，只顾现在，不顾将来，只顾生产，不顾自然，只顾事物的一个方面，不顾事物其他方方面面的实况，对"整体论"不屑一顾，现已在现出它的先天不足性，给人类造成了严重灾害，资源匮乏，环境污染，生态失掉平衡，人口爆炸，自然灾害频发，新的危急疾病不断出现，原子弹威胁，恐怖主义猖獗，严重威胁着人类生存，还原论已经走到它的尽头。

再谈人和自然界能不能合一的问题。然自其同者而观之，人类本身就是大自然的一个组成部分，大自然是一个统一的整体，《庄子·知北游》说："通天下一气耳"，《庄子·逍遥游》说："野马也，尘埃也，生物之以息相吹也"，通过具有不灭性、连续性、运动性、传递性、相互作用等属性的物质性本原的"气"的流行，保持着大自然天地万物的相互对立、相互联系、相互依赖、相互促进的协调和统一，在"阴阳"支配下，永不停止地处于发生、运动、消逝之中，进行着生、长、化、收、藏的过程，则可合之为一；自其异者而观之，人则又有社会性，有智慧、会劳动、能创造，有情感，不同于自然界，且人类本身有男有女，有老有少，有强有弱，有全有残，有智有愚，有贤有不肖，千差万别，自当不可合之为一。虽然如此，但仍不妨碍人对大自然的适应和"赞天地之化育"。

二、杨振宁先生说："中药是中国人的祖先几千年智慧的结晶，是中华文明重要的科学遗产之一，这已被全世界所公认。中医几千年的经验总结获知了很多药材，这些药经过近代科学的研究证明确实非常之重要。但是，中医的理论直接沿袭了《易经》的思路，而非近代科学化的。……所以我们要抛弃中医的理论，因为其中掺杂有几近迷信的成分，而代之以近代科学化的方法。"感谢杨振宁先生承认中药是我们祖先智慧的结晶，是中华文明重要的科学遗产之一。但是又极力主张"我们要抛弃中医理论"，这不禁使人感到十分惊讶！一个获得诺贝尔奖的物理学家杨振宁先生竟然说出这样的话来。殊不知没有中医理论，就没有中医药学，也就是无所谓中医，没有中医，也无所谓中药。而中药的治疗功效，则是在中医理论指导下正确运用才有的，没有中医理论的正确指导，中药是无法发挥治疗作用的。日本就是抛弃了中医理论及其临床思维方式的辨证施治，才用小柴胡汤治病误死多人，这是多么深刻的教训！中医和中药是不可分割的。药，字本作"藥"，《说文·草部》说："藥，治病草"。一些草木，本是先于人们发现其治病作用而存在。但只有当人们发现其治病作用并利用其治疗作用而为人体治疗疾病时，它才是药物，否则，它仍然只是草木，俗所谓"认得它，是个宝，不认得它，是个草"。在人们运用它为人体治疗疾病时，也就是在进行"医"的活动。而"医"也就在其中。故其"医"（不含非药物疗法的医疗活动）与"药"是一对孪生兄弟，同时出生。医，原作"醫"，《说文·酉部》说"醫，治病工也。"其"药"为"治病草"，而"医"为"治病工"，二者在"治病"活动的基础上紧密地联结在一起。没有"医"，就无所谓"药"；没有"药"，也就不成其为"医"。只有医术高明，才能发挥药物的更大效能；只有药物质优，才能保证医疗的更高水平。"医"与"药"二者一出生就互相联结，互相依赖，互相促进，同呼吸，共命运。存则俱存，伤则俱伤。在我国社会发展的长期过程中，医疗的发展，促进了药物的丰富和发展；药物的丰富和发展，促进了医疗范围的扩展和医疗水平的提高。它们互相促进，共同提高。二者分工不分家，总是在相互合作，同步发展。中医中药都代有发展，代有著述。就是一个很好的说明。杨振宁先生却无视这一事实，偏偏在此力主抛弃中医的理论，只把中药许为"科学遗产"留下来。这是1929年余云岫主张"废止中医，保留中药，加以改造，变为西药"的"废医存药"的重提，颇有75年前余云岫陈词滥调之嫌，毫无新意。殊不知我国近些年来，有些人一直在废医存药的道路上行走，对余云岫思想遗产虔诚的继承着、奉行着，竭尽全力地完成余云岫消灭中医的遗志。当然杨振宁、余云岫二人亦有不同之处，1929年余云岫废止中医，是认为中医为当时医药卫生之障碍。这话不合实际，遭到全国中医药界和有识之士的坚决反对而未成。今天杨振宁先生提出抛弃中医的理论，是认为其直接沿袭了《易经》的思路出现了"分类精简"和"掺杂有几近迷信的成分。"这也是不合实际的，只会造成中医学术思想的更加混乱。

恩格斯在《自然辩证法》一书中指出，"一个民族要想站在科学的最高峰，就一刻也不能没有理论思维。"中医理论，是建立在丰富的实际经验基础上的，曾经受住了西方现代科技的强大冲击而依然屹立在世界东方，并长期指导了中医药学的临床实践，按照杨振宁先生的设计，我们"抛弃了中医的理论"，他就"代之以近代科学化的方法"。这中间没有时间空白吗？做得到吗？我还不知道所说"近代科学的方式"是什么？怎么做？需要多长时间？在我国历史上，1930 年在南京成立了"中央国医馆"，就提出了一个"科学化"口号，以"科学"整理中医。所谓"科学"者，乃"西医学"也，"科学化"者，用"西医理论化掉中医理论"，亦即"中医西医化"也。这一口号也一直延伸到新中国建立后，使民族传统文化的中医药学受到了极大损害，直至 1954年毛泽东主席发现后才得到纠正。杨振宁先生的"近代科学化"指的为何？我们拭目以待，希望杨振宁先生拿出压倒群雄的高明见解！

三、何祚麻先生说："《易经》的……整体思维，其实是笼统思维。没有进行具体分析，就要去'辨证'地综合。典型的例子，是中医理论中的阴阳、五行等等，'玄而又玄'的说法……"这是值得商榷的。所谓"笼统"也者，乃"一切不分"之谓也。既然一切不分，何有"草"、"木"、"鸟"、"兽"、"虫"、"鱼"、"土"、"石"之称？可见所说中国古代的"整体思维"为"笼统思维"是没有根据的。

我们知道，一定历史时期的文化艺术（包括语言文字），有一定历史时期的特点。因而，研究我国古代的整体论思想，理所当然地要把它放到古代社会里去考查，用历史唯物论的立场、观点和方法，在用存世和出土文献考查时，必须深入到学术思想里面去，不能停留在文字表面上，也不能要求古人说出我们现在同样的话来。《周易·系辞下》说："有天道焉，有人道焉，有地道焉……三才之道也"，《素问·三部九候论》说："一者天、二者地、三者人，因而三之，三三者九，以应九野……九野为九藏，故神藏五，形藏四，合为九藏。"《礼记·中庸》说："唯天下至诚，为能尽其性。能尽其性，则能尽人之性。能尽人之性，则能尽物之性。能尽物之性，则可以赞天地之化育。可以赞天地之化育，则可以与天地参矣"。《荀子·天论篇》说："天有其时，地有其财，人有其治，夫是之谓能参"，"夫人事，必将与天地相参，然后乃可以成功"，《春秋繁露·立元神》说："天地人，万物之本也，天生之，地养之，人成之，"《文子·上仁》说："食者，人之本也。民者，国之本也。故人君者，上因天时，下尽地理，中用人力，是以群生以长，万物繁殖，春伐枯槁，夏收百果，秋蓄蔬食，冬取薪蒸，以为民资"等等，无可辩驳地表明了我国古代在采取或论述任何事件时，都是把人放在天地自然一起去考虑，体现了我国古代辩证思维的整体论思想，已为中外学者所公认，耗散结构理论的创建者、曾获诺贝尔奖的普里戈津 1986 年在《探索复杂性》一书中说："中国文化具有一种远非消极的整体和谐。这种整体和谐是各种对抗过程间的复杂平衡造成的"，协同学的建立者、德国物理学家哈肯说："中医却成功地应用了整体性思维来研究人体和防治疾病"。英国《自然》杂志主编菲利普·坎贝尔博士，2001 年 10 月 28 日在接受记者姜岩采访时说："从原则上说，未来对生命科学的研究方法应当是西方科学方法与中国古代科学方法的结合，中国古代科学方法重视宏观、整体、系统角度研究问题，其代表是中医的研究方法，这种方法值得进一步研究和学习"，中国科技大学校长、中国科学院院士朱清时与中国科技大学理学博士、新华社国际部科技室主任姜岩二人，在其合著的《东方科学文化的复兴》一书中说："中医从整体上去研究复杂的人体，擅长综合的把握它们的规律，并用符号化方法描述它们（阴/阳、内/外、寒/热、虚/旺），西医则把人体分解成系统——器官、细胞、分子，擅长从这些单元的状态来推知人体的状态。20 世纪上半叶，西医的这种'还原论'式的研究方法，以致学术界很多人把以中医学为代表的用整体论方法发展起来中国传统科学文化视为不科学，现在中医受欢迎，不仅是由于大量实践的检验，更重要的是因为分子生物学的发展，使我们对疾病的本质和中医的机制有了进一步的了解。"张岂之等在《中国历史十五讲》一书中说："最能体现这种整体性和辩证性观念的学科是医学。我们在上文说过，中医特别强调阴阳的相互依存、消长、平衡，强调对病因的综合考察，讲究辩证施治，就是这种观念的集中体现"等等，启示了我国古代整体论思想将在现代科学的发展中做出新贡献。然而何祚麻先生因戴着西洋眼镜，故看不到这一点，而仍抱着学术界 20 世纪上半叶的成见，看不起自己民族的传统文化，硬把中国古代的"整体思维"，贬称之曰"笼统思维"，并把中医理论中的"阴阳"、"五行"等等斥之为"玄而又玄"作为典型例子，又指责中国古代"没有进行具体分析，就要去'辨证'地综合"。这合乎事实吗？其一，古代整体思维，一方面强调天人合一，人和大自然是一个统一的整体，另一方面强调天人相分，人和大自然是有区别而不一样的。在社会实践中作任何一件事，都先要考虑到天时气候、地理环境、人事变化、物质条件等现时和以后的影响和可能的影响，这怎么算是"笼统思维"？李冰父子都江堰水利工程，用"笼统思维"能成功吗？张衡发明"漏水运转浑天仪"和"候风地动仪"，用"笼统思维"能成功吗？其二，古代整体思维在宏观上特别重视天人关系和谐，在微观上则重视事物内部关系的协调，因而在整体论思想指导下，进行过具体事物的考查和分析，《周易·同人·象文》说："天与火，同人，君子以类族辨物"，朱熹注："天在上而火炎上，其性同也。类族辨物，所以审异而致同也"。在审察各个具体事物的相"异"中而求出其同。在社会实践中，则对具体事物用辩证思维进行具体分析和具体处理，如病人神志不清，四肢厥冷，其脉滑者，为热深厥深，阴阳不相顺接，用白虎汤以撤热；其脉迟者，为阴寒内盛，阴阳不相顺接，用四逆汤以祛寒。又如中医药学里的"麻黄汤"，以"麻黄"、"桂枝"、"杏仁"、"炙甘草"为方，是所谓"辛温发表法"，用以治疗"头痛项强，发热恶寒，无汗而喘，口不渴，身疼痛，脉浮紧"的"伤寒病"，若以"石膏"易其方中的"桂枝"，则成了"辛凉发表法"的"麻杏石甘汤"，绝不可以再用于上述伤寒病，而可以用于治疗"头痛项强、发热口渴而不恶寒"的"温病"。中医药学的整体性、辨证性观念在临床医疗中，总是因时因地因人制宜，并随着客观病情的不断变化，而不断地采取相应新的治疗措施，病万变药亦万变，做到辨证施治。何谓中医"没有进行具体分析"？试问"没有进行"过"具体分析"，能够做到"辨证施治"吗？它虽然进行的整体思维具体分析，而不是还原论的分析入微，但毕竟还是具体分析。说实话，医学理论中如果没有辩证思维，即使长于分析，也不可能做到辨证施治。这确是无可辩驳的事实！其三，中医理论的阴阳五行等等，并不是那么"玄而又玄"，只是以"还原论"为基础的"机械论"者不愿理解耳！《春秋繁露·阴阳义》说:"天地之常,一阴一阳",《春秋繁露·天道无二》说:"阴与阳,相反之物也",《太玄经·交》说:"阳交于阴,阴交于阳",《新书·六术》说:"阴阳,天地之动也",《礼记·郊特牲》说"阴阳和而万物得",《管子·四时》说:"是故阴阳者,天地之大理也"。《素问·阴阳应象大论》说:"阴阳者,天地之道也,万物之纲纪,变化之父母,生杀之本始,神明之府也",可见阴阳是从具体事物和现象中抽象出来的,没有固定的形体,不研究具体事物的物质实体,只有两类动态功能的属性,而是揭示事物对立统一的普遍规律。毛泽东先生在生前也指出过:"一点论是从古以来就有的,两点论也是从古以来就有的。这就是形而上学跟辩证法。中国古人讲'一阴一阳之谓道'。不能只讲阴没有阳,或者只讲阳没有阴。这是古代的两点论。形而上学是一点论。"中医理论的"阴阳说"颇似现代唯物辩证法的"矛盾观",因而我这里真诚建议何祚庥先生挤出一点时间认真读一读恩格斯的《自然辩证法》和毛泽东的《矛盾论》,或许以后能减少一些对中医理论"阴阳说"的误会。

中医理论的"五行",是以"金"、"木"、"水"、"火"、"土"五者为内容。《尚书大传·洪范》说:"水火者,百姓之所饮食也;金木者,百姓之所兴作也;土者,万物之所资生也,是为人用"。是五行乃人们日常生活中常见的五种物质,各有自己的性态特征,《尚书·洪范》说:"水曰润下,火曰炎上,木曰曲直,金曰从革,土爱稼穑",王冰注《素问·阴阳应象大论》说:"柔软曲直,木之性也","炎上焱烖,火之性也","安静稼穑,土之德也","坚劲从革,金之性也","清洁润下,水之用也"。古代即以金木水火土为基架,用五分法将世界万事万物按取象比类的方法使之以类相从,以研究人和自然的普遍联系,并以五行相生相克观点,以研究人和世界万物以及人体各部的相互联系,相互依赖、相互促进的运动规律。

五行学说是我国古代阴阳学说以外的一个哲学派别,在战国末期才被邹衍合在一起。在我国古代医学发展中,五行学说发挥过积极作用,但古人在长期医疗中,没有根据医疗实践的发展而进行医学理论的创造,而是满足于五行生克乘侮的到处乱套,五行又成为中医理论的组织部分，阻碍了中医药学的发展，如病机中的"水不涵木"、"火不生土"等，治法中的"培土制水"、"佐金平木"等，用之则医学停滞而不合时宜，弃之则陷入理论空白而无以解说。这只有等待真正的中医现代化了。

现在，我们再来看看恩格斯是怎样评价古代整体观的。恩格斯在《反杜林论》一书中说："当我们深思熟虑地考察自然界或人类历史或我们自己的精神活动的时候，首先呈现在我们眼前的，是一幅由种种联系和相互作用无穷无尽地交织起来的画面，其中没有任何东西是不动的和不变的，而是一切都在运动、变化、生成和消逝。这种原始的、素朴的、但实质上正确的世界观是古希腊哲学的世界观，而且是由赫拉克利特最先明白地表述出来的：一切都存在而又不存在，因为一切都在流动，都在不断地变化，不断地生成和消逝。但是，这种观点虽然正确地把握了现象的总画面的一般性质，却不足以说明构成这幅总画面的各个细节；而我们要是不知道这些细节，就看不清总画面。"恩格斯在这里首先肯定了古代整体观正确地把握了总画面的一般性质，然后指出其未能说明构成总画面的各个细节，因而也就看不清这幅总画面。这个"看不清"是指的视之"模糊"而不是言之"笼统"。可见"笼统说"是不确切的。众所周知，模糊还是可以出科学的，如"模糊数学"是其例。

四、何祚庥先生说："从总体来说，中医的医疗效果不如西医"，"中医理论多年来没有什么进步"，这是睁着眼睛说瞎话，这就是何祚庥先生的"智慧"，表现了对中医药文化近现代史的充分无知！1840 年鸦片战争以后，西方文化大量涌入了中国，中国沦为半殖民地半封建社会，一些中国人产生了严重民族自卑感，一切崇尚西方，极力主张"全盘西化"。在医药卫生领域里，1929 年余云岫提出了一个所谓"废止旧医以扫除医事卫生之障碍案"，南京政府即据之向全国下达了"废止中医令"，在全国中医药界和有识之士的坚决反对下而未果行。于是在南京成立"中央国医馆"，提出"中医科学化"口号，以西医理论取代中医理论，取代中医药学的灵魂，企图消灭中医于无形。1950 年在第一届全国卫生工作会议上，余云岫、宋大仁、江晦鸣三人又联合提出一个

"改造旧医实施步骤草案",人们称之曰"四十年消灭中医计划",得到中央卫生部当时主要负责人的欣赏和采纳,继之王斌以东北大区卫生部长的身份发表了"在一定的政治经济基础上产生一定的医药卫生组织形式与思想作风",诬蔑中医为"封建医",只能"在农民面前起到有医生的安慰作用",卫生部主要负责人则自1952年起,在全国对中医实行登记、考试(以西医科目考中医)、办进修(用西医知识改造中医人员),积极实施余云岫等"四十年消灭中医计划",把中医推向了被消灭的边缘,中医命运危如累卵。毛泽东主席发现了,严厉批判了卫生部主要负责人轻视、歧视、排斥中医的错误思想,指出其是卑鄙的资产阶级心理的表现,报纸上公开点名批判了贺诚错误思想,罢了贺诚的官,挽救了中医,并继而成立了中医科研、教学、医疗机构,为中医事业的发展奠定了基础,然而遗憾的是,民族虚无主义思想却没有得到肃清,在这些中医机构里仍然歧视和限制中医,在"中医落后论"、"中医不科学论"的思想指导下,除了用西医教育、科研、医疗的一套管理模式外,在教学上,几乎塞进了近半的西医课程的内容;在科研上,完全从西方搬来的一套科研方法,以经济为手段,逼得中医就范,走入西医化,从不鼓励支持中医创造自己的科研方法;在医疗上,医院里凡是危急重和发烧病人,都不许中医治疗,必须转至西医病房,剥夺了老中医发挥治疗危急重病和传授经验给下一代的权利,剥夺了年轻中医治疗危急重病的锻炼机会,使中医与危急重病日见生疏,时至今日,老中医日趋凋零,还在一片发展中医的锣鼓声中,通过"中西医结合"和"中医现代化"等名实不符的口号误导,把中医一步一步地引向"名存实亡",以致全国大多数中医院不姓"中",大多数中医人员"西医化",连中医博士毕业生也不会用中医思路看病,中医受到了严重的摧残。尽管如此,在2003年上半年北京发生了"传染性非典型肺炎"肆虐,死亡率居高不下,民族虚无主义仍拒绝中医参与治疗,直到5月7日下午吴仪副总理与北京中医专家座谈,强调中医必须介入"非典"治疗,从而使"非典"死亡率立即降了下来,凸显了中医的治疗优势,并得到了世界卫生组织官员的认可。在日常医疗实践活动中,不少在大医院被西医判为"死刑"的病人,有些竟被中医治愈了。如20世纪50年代北京 13 岁女孩的"再生障碍性贫血"就是徐衡之老中医治好的；70 年代我省（湖北）农村 1 岁多女孩的"脑双侧脉管炎"是余用中药治好的，也是 70 年代，武汉老红军肺癌住某大医院治疗，一日忽然"舌缩入喉"、西医专家谓"是肺癌病发展的必然结果，无法使舌再伸"，又是余用中药使舌恢复活动而伸缩自如的，等等。尤其在一时查不出病原或查出了病原而尚无治法的疾病，便显得中医有着无比优势，这怎么能说"中医的治疗效果不如西医"呢？如果中医治病真的不如西医，那为什么外国留学生到中国来学中医的人数总占首位？

我们认为，中医西医是两个不同理论体系的医学，分别属于东西方两个不同的文化范畴，各有自己的文化特征。西医是以还原论为基础，长于分析；中医是以整体论为基础，长于综合。二者各有优缺点，存在一定的互补性，相互交流，各从对方文化中吸取于自己有益的部分充实发展自己。民族虚无主义者，醉心于西方文化，总是压抑，贬损民族传统医药学，以讨好西方文化霸权主义，在我国中医药学走向世界和保卫民族文化安全的今天，作为一个中国人，为什么无原则地把西医捧到天上，把民族传统医药学鄙得一无是处而不值一文？这公平吗？这是实事求是的科学态度吗？难道也是从大西洋彼岸过来的？为什么要在那里不遗余力地颂西而非中？

五、何祚庥先生说，一些中医理论研究者的"研究目的就是要'证明'《黄帝内经》的正确"。这似乎是指当前盛行的屠鼠屠兔实验研究的目的。若然，这和中医真正研究《黄帝内经》的是两码事。它是某些人另有目的强加给中医以弱化中医治病疗效并上以欺骗领导、下以欺骗群众而便于其从中浑水摸鱼的，与真正的中医研究无关。在《黄帝内经》里，蕴藏有大量具有东方文化特征的正确的医学科学的内容和丰富的辩证法思想，采用历史唯物论的立场、观点和方法，把它挖掘出来使之为我们这个时代的现实服务，故真正中医在研究《黄帝内经》内容时，总是把它和临床医疗实践紧密结合起来研究。对《黄帝内经》的内容，单纯的所谓"理论研究"，应该说现在是不存在的。因为它能够指导临床医疗实践，又需要临床医疗实践的检验。通过研究，证明《黄帝内经》正确的医学科学内容则肯定之、阐释之，并发扬光大之，同时对其被古人附会上去而不符合医学实际的内容则给以抛弃之，以利后之学者。这正是对《黄帝内经》这部古代光辉文献所做的继承和整理。我们是历史唯物论者，我们承认而且必须承认以《黄帝内经》为载体的医学理论及其思维方式，在古代东方曾经发挥过积极的历史作用，我们不是历史虚无主义者，我们也不能否认它在当今时代仍然有一定的现实意义。从来没有人说《黄帝内经》是完整无缺的而包括了医学的一切。然何祚庥先生竟无中生有地指责有人认为"2000 年前的《黄帝内经》已经穷尽了医学的一切"。先以不实之词，强加给别人然后加以驳斥和攻击，手段不是太拙劣了吗？恩格斯在《反杜林论》一书中指出过："他（指杜林）对别人采用的'真正批判的观点'，就在于固执地把别人从来没有说过的，而是杜林先生一手炮制的东西硬加给别人。"以杜林为师，无乃不可乎！

2005 年 5 月 15 日写于湖北中医学院

"整体论"是中医药学的哲学基础

——与何祚庥先生商榷

2005 年 2 月 25 日《中国中医药报》第三版，刊载了何祚庥先生 2004 年 10 月 14 日在第二届"智慧学学术研讨会"上的发言，对我国古代整体论思维和中医药学提出了他的论点。因而，我也在此提出我的看法。

论点一，"《易经》的……整体思维，其实是笼统思维。没有进行具体分析，就要去'辨证'地综合。典型的例子，是中医理论中的阴阳、五行等等，'玄而又玄'的说法……"

所谓"笼统"也者，乃"一切不分"之谓也。既然一切不分，何有"草"、"木"、"鸟"、"兽"、"虫"、"鱼"、"土"、"石"之称？可见所说中国古代的"整体思维"为"笼统思维"是没有根据的。我们知道，一定历史时期的文化艺术（包括语言文字），有一定历史时期的特点。因而，研究我国古代的整体论思想，理所当然地要把它放到古代社会里去考查，用历史唯物论的立场、观点和方法，在用存世和出土文献考查时，必须深入到学术思想里面去，不能停留在文字表面上，也不能要求古人说出我们现在同样的话来。《周易·系辞下》说："有天道焉，有人道焉，有地道焉……三才之道也"，《素问·三部九候论》说："一者天、二者地、三者人，因而三之，三三者九，以应九野……九野为九藏，故神藏五，形藏四，合为九藏。"《礼记·中庸》说："唯天下至诚，为能尽其性。能尽其性，则能尽人之性。能尽人之性，则能尽物之性。能尽物之性，则可以赞天地之化育。可以赞天地之化育，则可以与天地参矣"。《荀子·天论篇》说："天有其时，地有其财，人有其治，夫是之谓能参"，"夫人事，必将与天地相参，然后乃可以成功"，《春秋繁露·立元神》说："天地人，万物之本也，天生之，地养之，人成之，"《文子·上仁》说："食者，人之本也。民者，国之本也。故人君者，上因天时，下尽地理，中用人力，是以群生以长，万物繁殖，春伐枯槁，夏收百果，秋蓄蔬食，冬取薪蒸，以为民资"等等，无可辩驳地表明了我国古代在采取或论述任何事件时，都是把人放在天地自然一起去考虑，体现了我国古代辩证思维的整体论思想，已为中外学者所公认，耗散结构理论的创建者、曾获诺贝尔奖的普里戈津1986年在《探索复杂性》一书中说："中国文化具有一种远非消极的整体和谐。这种整体和谐是各种对抗过程间的复杂平衡造成的"，协同学的建立者、德国物理学家哈肯说："中医却成功地应用了整体性思维来研究人体和防治疾病"。英国《自然》杂志主编菲利普·坎贝尔博士，2001年10月28日在接受记者姜岩采访时说："从原则上说，未来对生命科学的研究方法应当是西方科学方法与中国古代科学方法的结合，中国古代科学方法重视宏观、整体、系统角度研究问题，其代表是中医的研究方法，这种方法值得进一步研究和学习"，中国科技大学校长、中国科学院院士朱清时与中国科技大学理学博士、新华社国际部科技室主任姜岩二人，在其合著的《东方科学文化的复兴》一书中说："中医从整体上去研究复杂的人体，擅长综合的把握它们的规律，并用符号化方法描述它们（阴/阳、内/外、寒/热、虚/旺），西医则把人体分解成系统——器官、细胞、分子，擅长从这些单元的状态来推知人体的状态。20世纪上半叶，西医的这种'还原论'式的研究方法，以致学术界很多人把以中医学为代表的用整体论方法发展起来中国传统科学文化视为不科学，现在中医受欢迎，不仅是由于大量实践的检验，更重要的是因为分子生物学的发展，使我们对疾病的本质和中医的机制有了进一步的了解。"张岂之等在《中国历史十五讲》一书中说："最能体现这种整体性和辩证性观念的学科是医学。我们在上文说过，中医特别强调阴阳的相互依存、消长、平衡，强调对病因的综合考察，讲究辨证施治，就是这种观念的集中体现"等等，启示了我国古代整体论思想将在现代科学的发展中作出新贡献。然而何祚庥先生硬把中国古代的"整体思维"，贬称之曰"笼统思维"，并把中医理论中的"阴阳"、"五行"等等斥之为"玄而又玄"作为典型例子，且指责中国古代"没有进行具体分析，就要去'辨证'地综合"。这不合乎事实。其一，古代整体思维，一方面强调天人合一，人和大自然是一个统一的整体，另一方面强调天人相分，人和大自然是有区别而不一样的。在社会实践中作任何一件事，都先要考虑到天时气候、地理环境、人事变化、物质条件等现时和以后的影响和可能的影响，这怎么算是"笼统思维"？李冰父子都江堰水利工程，用"笼统思维"能成功吗？张衡发明"漏水运转浑天仪"和"候风地动仪"，用"笼统思维"能成功吗？其二，古代整体思维在宏观上特别重视天人关系和谐，在微观上则重视事物内部关系的协调，因而在整体论思想指导下，进行过具体事物的考查和分析，《周易·同人·象文》说："天与火，同人，君子以类族辨物"，朱熹注："天在上而火炎上，其性同也。类族辨物，所以审异而致同也"。在审察各个具体事物的相"异"中而求出其"同"。在社会实践中，则对具体事物用辩证思维进行具体分析和具体处理，如病人神志不清，四肢厥冷，其脉滑者，为热深厥深，阴阳不相顺接，用白虎汤以撤热；其脉迟者，为阴寒内盛，阴阳不相顺接，用四逆汤以祛寒。又如中医药学里的"麻黄汤"，以"麻黄"、"桂枝"、"杏仁"、"炙甘草"为方，是所谓"辛温发表法"，用以治疗"头痛项强，发热恶寒，无汗而喘，口不渴，身疼痛，脉浮紧"的"伤寒病"，若以"石膏"易其方中的"桂枝"，则成了"辛凉发表法"的"麻杏石甘汤"，绝不可以再用于上述伤寒病，而可以用于治疗"头痛项强、发热口渴而不恶寒"的"温病"。中医药学的整体性、辨证性观念在临床医疗中，总是因时因地因人制宜，并随着客观病情的不断变化，而不断地采取相应新的治疗措施，病万变药亦万变，做到辨证施治。何谓中医"没有进行具体分析"？试问"没有进行"过"具体分析"，能够做到"辨证施治"吗？它虽然进行的整体思维具体分析，而不是还原论的分析入微，但毕竟还是具体分析。说实话，医学理论中如果没有辩证思维，即使长于分析，也不可能做到辨证施治。这确是无可辩驳的事实！其三，中医理论的阴阳五行等等，并不是那么"玄而又玄"，只是以"还原论"为基础的"机械论"者不愿理解耳！《春秋繁露·阴阳义》说："天地之常，一阴一阳"，《春秋繁露·天道无二》说："阴与阳，相反之物也"，《太玄经·交》说："阳交于阴，阴交于阳"，《新书·六术》说："阴阳，天地之动也"，《礼记·郊特牲》说"阴阳和而万物得"，《管子·四时》说："是故阴阳者，天地之大理也"。《素问·阴阳应象大论》说："阴阳者，天地之道也，万物之纲纪，变化之父母，生杀之本始，神明之府也"，可见阴阳是从具体事物和现象中抽象出来的，没有固定的形体，不研究具体事物的物质实体，只有两类动态功能的属性，而是揭示事物对立统一的普遍规律。毛泽东先生在生前也指出过："一点论是从古以来就有的，两点论也是从古以来就有的。这就是形而上学跟辩证法。中国古人讲'一阴一阳之谓道'。不能只讲阴没有阳，或者只讲阳没有阴。这是古代的两点论。形而上学是一点论。"中医理论的"阴阳说"颇似现代唯物辩证法的"矛盾观"，阐明着世界万事万物的对立统一规律。

中医理论的"五行"，是以"金"、"木"、"水"、"火"、"土"五者为内容。《尚书大传·洪范》说："水火者，百姓之所饮食也；金木者，百姓之所兴作也；土者，万物之所资生也，是为人用"。是五行乃人们日常生活中常见的五种物质，各有自己的性态特征，《尚书·洪范》说："水曰润下，火曰炎上，木曰曲直，金曰从革，土爰稼穑"，王冰注《素问·阴阳应象大论》说："柔软曲直，木之性也"，"炎上翕烁，火之性也"，"安静稼穑，土之德也"，"坚劲从革，金之性也"，"清洁润下，水之用也"。古代即以金木水火土为基架，用五分法将世界万事万物按取象比类的方法使之以类相从，以研究人和自然的普遍联系，并以五行相生相克观点，以研究人和世界万物以及人体各部的相互联系，相互依赖、相互促进的运动规律。

五行学说是我国古代阳明学说以外的一个哲学派列，在战国末期才被邹衍合在一起。在我国古代医学发展中，五行学说发挥过积极作用，但古人在长期医疗中，没有根据医疗实践的发展而进行医学理论的创造，而是满足于五行生克乘侮的到处乱套，五行又成为中医理论的组织部分，阻碍了中医药学的发展，如病机中的"水不涵木"、"火不生土"

等，治法中的"培土制水"、"佐金平木"等，用之则医学停滞而不合时宜，弃之则陷入理论空白而无以解说。这只有等待真正的中医现代化了。

现在，我们再来看看恩格斯是怎样评价古代整体观的。恩格斯在《反杜林论》一书中说："当我们深思熟虑地考察自然界或人类历史或我们自己的精神活动的时候，首先呈现在我们眼前的，是一幅由种种联系和相互作用无穷无尽地交织起来的画面，其中没有任何东西是不动的和不变的，而是一切都在运动、变化、生成和消逝。这种原始的、素朴的、但实质上正确的世界观是古希腊哲学的世界观，而且是由赫拉克利特最先明白地表述出来的：一切都存在而又不存在，因为一切都在流动，都在不断地变化，不断地生成和消逝。但是，这种观点虽然正确地把握了现象的总画面的一般性质，却不足以说明构成这幅总画面的各个细节；而我们要是不知道这些细节，就看不清总画面。"恩格斯在这里首先肯定了古代整体观正确地把握了总画面的一般性质，然后指出其未能说明构成总画面的各个细节，因而也就看不清这幅总画面。这个"看不清"是指的视之"模糊"而不是言之"笼统"。可见"笼统说"是不确切的。众所周知，模糊还是可以出科学的，如"模糊数学"是其例。

论点二、"从总体来说，中医的医疗效果不如西医"，"中医理论多年来没有什么进步"。

这应该做历史分析。众所周知，1840 年鸦片战争以后，西方文化大量涌入了中国，中国沦为半殖民地半封建社会，一些中国人产生了严重民族自卑感，一切崇尚西方，极力主张"全盘西化"。在医药卫生领域里，1929 年余云岫提出了一个所谓"废止旧医以扫除医事卫生之障碍案"，南京政府即据之向全国下达了"废止中医令"，在全国中医药界和有识之士的坚决反对下而未果行。于是在南京成立"中央国医馆"，提出"中医科学化"口号，以西医理论取代中医理论，取代中医药学的灵魂，企图消灭中医于无形。1950 年在第一届全国卫生工作会议上，余云岫、宋大仁、江晦鸣三人又联合提出一个"改造旧医实施步骤草案"，人们称之曰"四十年消灭中医计划"，得到中央卫生部当时主要负责人的欣赏和采纳，继之王斌以东北大区卫生部长的身份发表了"在一定的政治经济基础上产生一定的医药卫生组织形式与思想作风"，诬蔑中医为"封建医"，只能"在农民面前起到有医生的安慰作用"，卫生部主要负责人则自 1952 年起，在全国对中医实行登记、考试（以西医科目考中医）、办进修（用西医知识改造中医人员），积极实施余云岫等"四十年消灭中医计划"，把中医推向了被消灭的边缘，中医命运危如累卵。毛泽东主席发现了，严厉批判了卫生部主要负责人轻视、歧视、排斥中医的错误思想，指出其是卑鄙的资产阶级心理的表现，报纸上公开点名批判了贺诚错误思想，罢了贺诚的官，挽救了中医，并继而成立了中医科研、教学、医疗机构，为中医事业的发展奠定了基础，然而遗憾的是，民族虚无主义思想却没有得到肃清，在这些中医机构里仍然歧视和限制中医，在"中医落后论"、"中医不科学论"的思想指导下，除了用西医教育、科研、医疗的一套管理模式外，在教学上，几乎塞进了近半的西医课程的内容；在科研上，完全从西方搬来的一套科研方法，以经济为手段，逼得中医就范，走入西医化，从不鼓励支持中医创造自己的科研方法；在医疗上，医院里凡是危急重和发烧病人，都不许中医治疗，必须转至西医病房，剥夺了老中医发挥治疗危急重病和传授经验给下一代的权利，剥夺了年轻中医治疗危急重病的锻炼机会，使中医与危急重病日见生疏，时至今日，老中医日趋凋零，还在一片发展中医的锣鼓声中，通过"中西医结合"和"中医现代化"等名实不符的口号误导，把中医一步一步地引向"名存实亡"，以致全国大多数中医院不姓"中"，大多数中医人员"西医化"，连中医博士毕业生也不会用中医思路看病，中医受到了严重的摧残。尽管如此，1954 年石家庄市中医治疗"乙型脑炎"、20 世纪 80 年代江苏、江西中医治疗"出血热"都表明了中医治疗急性病确实有疗效，尤其在 2003 年上半年北京发生了"传染性非典型肺炎"肆虐，死亡率居高不下，"中医不科学论"者仍拒绝中医参与治疗，直到 5 月 7 日下午吴仪副总理强调中医必须介入"非典"治疗，从而使"非典"死亡率立即降了下来，凸显了中医的治疗优势，并得到了世界卫生组织官员的认可。在日常医疗实践活动中，不少在大医院被西医判为"死刑"的病人，有些竟被中医治愈了。如50年代北京13岁女孩的"再生障碍性贫血"就是徐衡之老中医治好的；70年代我省（湖北）农村1岁多女孩的"脑双侧脉管炎"是余用中药治好的，还是70年代，武汉一老红军肺癌住某大医院治疗，一日忽然"舌缩入喉"、西医专家谓"是肺癌病发展的必然结果，无法使舌再伸"，又是余用中药使舌恢复活动而伸缩自如的，等等。尤其在一时查不出病原或查出了病原而尚无治法的疾病，便显得中医有着无比优势，这怎么能说"中医的治疗效果不如西医"呢？如果中医治病真的不如西医，那为什么外国留学生到中国来学中医的人数总占首位？

我们认为，中医西医是两个不同理论体系的医学，分别属于东西方两个不同的文化范畴，各有自己的文化特征。西医是以还原论为基础，长于分析；中医是以整体论为基础，长于综合。二者各有优缺点，存在一定的互补性，相互交流，各从对方文化中吸取于自己有益的部分充实发展自己。民族虚无主义者，醉心于西方文化，总是压抑，贬损民族传统医药学，以讨好西方文化霸权主义，在我国中医药学走向世界和保卫民族文化安全的今天，无原则地把西医捧到天上，把民族传统医药学鄙得一无是处而不值一文，这不公平，也不是实事求是的科学态度。一味地颂西非中是没有什么好处的。

论点三、一些中医理论研究者的"研究目的就是要'证明'《黄帝内经》的正确"。

这似乎是指当前盛行的屠鼠屠兔实验研究的目的。若然，这和中医真正研究《黄帝内经》的是两码事。它是某些人另有目的强加给中医以弱化中医治病疗效并上以欺骗领导、下以欺骗群众而便于其从中浑水摸鱼的，与真正的中医研究无关。对《黄帝内经》的内容，单纯的所谓"理论研究"，应该说现在是不存在的。在《黄帝内经》里，蕴藏有大量具有东方文化特征的正确的医学科学的内容和丰富的辩证法思想，采用历史唯物论的立场、观点和方法，把它挖掘出来使之为我们这个时代的现实服务，故真正中医在研究《黄帝内经》内容时，总是把它和临床医疗实践紧密结合起来研究。因为它能够指导临床医疗实践，又需要临床医疗实践的检验。通过研究，证明《黄帝内经》正确的医学科学内容则肯定之、阐释之，并发扬光大之，同时对其被古人附会上去而不符合医学实际的内容则给以抛弃之，以利后之学者。这正是对《黄帝内经》这部古代光辉文献所做的继承和整理。我们是历史唯物论者，我们承认而且必须承认以《黄帝内经》为载体的医学理论及其思维方式，在古代东方曾经发挥过积极的历史作用，我们不是历史虚无主义者，我们也不能否认它在当今时代仍然有一定的现实意义。从来没有人说《黄帝内经》是完整无缺的而包括了医学的一切。然何祚庥先生竟指责别人认为"2000 年前的《黄帝内经》已经穷尽了医学的一切"。先以不实之词，强加给别人然后加以驳斥，这是不够严肃的，恩格斯在《反杜林论》一书中指出过："他（指杜林）对别人采用的'真正批判的观点'，就在于固执地把别人从来没有说过的，而是杜林先生一手炮制的东西硬加给别人。"当然这是不好的！

2005 年 5 月 30 日

于湖北中医学院

确保民族中医药文化的安全

　　中医药学，是我国独有的一份宝贵文化。它根植于中华民族主体文化之中。它以医疗实践经验为基础，整理、升华、创造了以阴阳五行、藏府经络、营卫气血、精、神、津液、五官九窍、膏肓脂膜、皮肉筋骨、七情、六淫等和药物的寒热温凉、升降浮沉以及组方的君臣佐使等较为系统的独特的理论体系，蕴含着我国古代整体论和变动观的思维方式和治疗方法的丰富多彩，明显地体现了东方医学的特征。这个中医药学理论体系，几千年来，一直指导着中国医学的发展方向，保证着中华民族的繁衍昌盛，并在长期医疗实践过程中，不断地得到充实和发展，显现了它"海纳百川"的宽广胸怀，使中医药真正成为一个真正的"伟大的宝库"。近代以前，它一直走在世界医学的前列；近代以来，它又经受住了西方现代科技的强大冲击和我国民族虚无主义的严重摧残，而仍然屹立于世界东方。这就显见了它的强大生命力！时至今日，我国中医药学正以自己独特疗效和无毒副作用的优势，随着我国改革开放政策的发展，大踏步地走向了世界，而为世界人民的健康事业将发挥自己的应有作用，并以它的整体论思想与现代科技结合，促进世界各国科学技术的进步！

　　但是，当前要切切注意的是要确保中医药文化的安全，严防在一片繁荣的景象中发生异化。

　　据报载，西方文化霸权主义者，把它们自己文化当作普世文化，依靠它们的经济实力和手中掌握的先进信息技术，伴随经济全球化潮流大量向外输出，企图吞噬第三世界国家的文化，明目张胆地要对我国文化进行分化、西化，而醉心于西方文化的中国人，怀着与西方文化霸权主义的同样心态，崇尚西方，看不起自己的民族中医药文化。把西医学当作唯一标准，来评判中医药学的一切功过是非，鸡蛋里面挑骨头，说这不科学、那不科学。于是，接过"中西医结合"和"中医现代化"两个口号，叫得震天价响，招摇过市。谁都知道，关于"中西医结合"的定义，毛泽东先生早在 1956 年就提出了"把中医中药的知识和西医西药的知识结合起来，创造中国统一的新医学新药学"，而"中医现代化"，则必以辩证唯物论为思想指导，利用现代科学的知识和方法，根据中医药学的内部规律，对中医药学的基本理论和实际经验，进行细致的、耐心的、长期的、实事求是的认真研究，揭示其科学实质，用现代语言表述之。赋予中医药学以时代特征，把他纳入现代科学的轨道。这里所谓"现代语言"者，是包括我国古代创造出来的而在现代中医药学里仍具有活力的"古今语言"，以准确表述中医药学理论知识和实际经验为原则，不得机械的以时间早晚为限也，并严格防止在"现代语言"幌子下，用西医理论取代中医理论，使中医药学失去灵魂，有名无实。现在民族虚无主义者，在宣扬"中西医结合"、"中医现代化"口号下，正以"鱼目混珠"和"偷梁换柱"的手法，兜售"中药加西药"、"中医术语加西医术语"或"西医理论的病名、病因、病理加所谓中药方"的"中西凑合论"，兜售"只凭现代检查方法确定诊断"而"开处方"，以否定中医药学辨证施治的"中医西医化"。民族虚无主义者兜售的"中西凑合论"，在医疗实践中，造成了病人严重的经济负担和用药痛苦，甚至给病人带来危害，而"中医西医化"，则使全国大多数中医院不姓"中"，丧失了自己的特色和优势，攀比西医购仪器、置设备，弃传统技术（如正骨术等），创经济效益。在这种情况下，一方面使中医药文化降低了价值，另一方面又是造成病人"看病贵"、"看病难"的原因之一。严重妨碍了中医药学的正常发展。甚至还有人在报纸上公开叫嚷"中医药学必须西化"，而明目张胆地反对"遵循中医药学内部规律研究中医"的方法，并恶意诬蔑坚持民族中医药文化正确方向的是害了"恐西症"或"西医恐惧症"。请看其崇洋媚外思想达到了何等地步！其与西方文化霸权主义者对我文化进行西化的态度何其相似乃尔！简直表现出其失掉了一个中国人的起码性格！从而可见民族虚无主义对我民族思想文化的影响之深和危害之大！因而有必要高举爱国主义旗帜和振奋民族精神，对民族虚无主义加以认真的清算，以肃清"西方文化中心论"的思想影响，确保我中华民族优秀中医药文化的安全，使这份文化健康的脚步走向世界，以整体论思想促成世界各国科学技术的进步！

2006 年 1 月 11 日
写于湖北中医学院

确保民族中医药文化的安全

中医药学的曲折发展

——《中医药战略》序

江泽民任党内总书记时说："一个民族如果忘记了自己的历史，就不可能深刻地了解现在和正确地走向未来。"溯夫上古时期，我国先民通过仰观俯察，认识到人和自然的天地万物，都是相互联系、相互依存、相互对立、相互制约，保持着平衡、统一、协调、和谐而不断发展，不断变化，是一个统一的整体，即《庄子·逍遥游》所谓"天地与我并生，万物与我为一"、《吕氏春秋·有始览·有始》所谓"天地万物，一人之身也，此之谓大同"者也。从而产生了我国古代的整体论观念。同时，又将人从天地万物中分别出来，专门研究人体组织结构和生活起居以及其抗病能力。《吕氏春秋·恃君览·行论》说："舜于是殛鲧于羽山，副之以吴刀"，表明在原始社会里，我国先民就实行过"尸体解剖"，以观察人体内藏的形态结构，而外形则"切循度量"而得之。在人们的生活饮食上，大量的考古发现证实，仅就河姆渡文化为例，古代农业的发展，提供了足够的粮食使人们从能吃"粥"进而为吃"饭"，增强了体质，并有剩余粮食饲养家畜而为人们提供肉食。根据萧山跨湖桥新石器时代遗址里，考古"发现了盛有煎煮过的草药的小陶釜"，说明"史前期人们早已认识到自然物材的药用价值"。在与疾病做斗争中，还发明了"砭石"、"灸疗"、"按摩"、"导引"、"行气"、"熨法"、"浴法"、"放血"以及"钻颅"、"剖腹"等外科手术治疗和养生方法。迨至社会发展到春秋战国时期，我国出现了"礼崩乐坏，思想活跃，诸子蜂起，百家争鸣"的局面，各门自然科学和技术都得到了很大发展，如天文、气象、历法、农业、数学、冶炼等等都发展到了一定高度，医药也积累了极为丰富的实践经验和各地不同的一些理论知识，这就客观上提出了对长期观察得到的解剖实践经验，医疗实践经验和生活实践经验进行总结、整理、提高、统一学术思想的要求。在这种背景下，战国末期各国医学家，聚集一起交流各自积累的经验，采用当时最先进的哲学思想为指导，依据"求大同，存小异"原则，将各国实践经验进行了一次全面总结整理，使之升华到理论高度，写出了具有划时代意义的一部医学巨著《黄帝内经》之书，创造了比较完整和比较系统的中医药学理论体系。这个理论体系，包含着阴阳五行，藏府经络，营卫血气，精、神、津液，七情六淫与药物的四气五味、升降浮沉和组方的君臣佐使等基本理论以及丰富多彩的治疗方法。它是战国以前古代医学家长期与疾病做斗争的经验总结，有着丰富的医疗实践经验为基础。它具有辩证思维方式，认为人体各部是一个统一的整体，医学世界也是一个统一的整体。使我国古代经验科学上升到古代理论科学，而有别于西方古代科学，它具有东方文化的特征，与西方医学有着"质"的差别。它是我中华民族的一份宝贵文化遗产，是屹立在世界东方的伟大的医学科学。

中医药学理论体系的一创立，它就规定了我国医学的发展方向，指导着中医药学临床实践。随着我国社会的发展，二千多年来，它在保障我们民族繁衍昌盛的过程中，受到了临床实践的严格检验，它是一个开放系统，具有无限包容性，在临床实践的严格检验过程中，不断地创造了新经验，产生了新理论，充实了新内容，得到了不断巩固和发展，并将自己医学的经验知识输出到国外，到日本，到朝鲜，到越南，到东南亚，为世界人民的健康做出过贡献；同时，中医药学也吸取了与自己有益的其他国家民族的医药知识如倭硫黄、高丽参、安南桂、波斯青黛、耆婆方、婆罗门按摩法及眼病理论等等，以充实发展自己。中医药学在18世纪以前，一直是在世界的前列。

在1840年的鸦片战争中，世界列强用坚船利炮轰开了中国的大门，中国沦入了半殖民地半封建社会，随着西方的文化侵略，传教士来到中国，带来了西医，展示了西方近代科学医学的文明，首先清末中医学家唐宗海表示了欢迎，吸纳了西方医学内容，欲与其汇而通之，并写成了

《医经精义》一书，但终因二者的文化差异，内部没有同一性，故汇而未能通；而丁福保、吴挚甫等则把西医捧为至善至美，对民族传统中医文化则肆意诋毁，恶毒攻击，彰显出了其一副民族虚无主义的嘴脸；余云岫则公然举起了"独尊西医"的大旗，主张在我国消灭中医。1929年，在第一次中央卫生工作委员会议上，提出了一个《废止旧医以扫除医事卫生之障碍案》，南京政府即据之下达"废止中医令"，企图在全国一举消灭中医，激起了全国中医药界和有识之士的坚决反对和强烈抗议，并组织代表团到南京请愿，南京政府被迫取消了"一切废止中医的法令"，中医赢得了生存空间，全国中医遂议定以向南京请愿成功的"三月十七日"为"国医节"，以此纪念"请愿"的成功！

新中国成立后，1950年全国第一次卫生工作会议上，余云岫又和宋大仁、江晦鸣联合提出了《改造旧医实施步骤草案》即他们的"四十年消灭中医计划"，得到了卫生部当时主要负责人的欣赏。1952年开始在全国贯彻实施，对中医进行登记，用西医科目考试中医，用西医学内容进修改造中医，把中医推上了灭亡的边缘，幸而毛泽东主席发现了，严厉批评了卫生部当时主要负责人，纠正了错误，挽救了中医，继而在全国创建了中医的教学、医疗和科研基地，以谋发展中医。遗憾的是，民族虚无主义思想的阴魂不散，以一个幽灵在中医机构内徘徊游荡，使党和政府的中医政策无法正确地贯彻落实。脱离中医药学实际，完全从西方搬来一套管理模式的方法，又在"中医科学化"、"中西医结合"、"中医现代化"等没有阐明确切实质的口号诱导下，导致了全国大部分中医院不姓"中"，大部分中医人员西医化而患上了"失语症"，没有自己的学术，没有自己的思想，没有自己的语言，唯西洋医学的马首是瞻，跟在洋人屁股后面爬行，洋步亦步，洋趋亦趋，唯洋是崇，甚至有人叫嚷："中医治病，必须要洋人点头"。使中医药学名存实亡，有其人无其术。中医药学受到了严重的损害，中医药文化不绝如缕！而怀着西方文化霸权主义同样心态的中国人，则要对中医药学文化落井下石，肆意诬蔑"中医不但是伪科学还是反科学"，声称"要告别中医中药"，充分暴露了他们"要彻底消灭中医药，彻底消灭中华文化"崇洋媚外的嘴脸！

　　我们看到，中医药学将成为世界各国人民的共同财富，那是消灭不得的，也是消灭不了的。由于化学药品的毒副作用，药源性疾病在世界范围内迅猛增加，数百种西药被禁止使用。人们的保健和治疗都要求回归自然，中医药学自然首当其选，从而为中医药学走向世界开辟了道路。中医药学以自己的独特疗效和少有毒副作用的优势走向世界，既可以自己的医学内容为所在国人民的健康事业做出贡献，又可以自己的整体论思想促进所在国科学技术的发展。

　　恩格斯在《自然辩证法》一书中说过："自然研究家尽管可以他们所愿意采取的态度，他们还是得受哲学的支配"。众所周知，近代科学是以"还原论"为其哲学基础的。近代科学在还原论思想指导下，统治了科学 400 年，为社会创造了财富，改善了人们生活，但也显现了它给人们带来的严重灾害。由于它的掠夺性开发，导致了资源枯竭，生态失衡，气候变暖，灾害频发，严重威胁着人们的生存。还原论走到了它的尽头。以还原论为思想基础的西医学，对重大传染性疾病的治疗似乎已无能为力，1955 年石家庄流行的"乙型脑炎"，20 世纪 80 年代江苏、江西流行的"出血热"，2003 年广东、北京流行的"非典型肺炎"，以及当前对艾滋病的治疗等，都显现了中医药学的治疗优势，显现了中医药学整体观在消灭疫病方面的强大威力，显现了中医药学的无限生命力！中医药学的整体论思想，给世界科学的发展带来了希望！

　　一、美国学者雷斯蒂沃（S. P. Restivo）在 1979 年就预言说："从21 世纪开始认识的新科学可能出现在中国，而不是美国或其他地方"（见《科学史十论》第四论）。

　　二、耗散结构理论的创建者，曾获诺贝尔奖的普里戈津（I. Prigogine）1979 年说："我们正向新的综合前进，向新的自然主义前进。这个新的自然主义将把西方传统连同它对实验的强调和定量的表述，同以自发的自组织世界的观点为中心的中国传统结合起来。"1986年他又在《探索复杂性》一书中说："中国文化具有一种远非消极的整体和谐。这种整体和谐是各种对抗过程间的复杂平衡造成的"（见《科学史十论》第三论）。

　　三、协同学（Synergtics）的建立者，德国物理学家哈肯

（H. Haken）说："我认为协同学和中国古代思想在整体性观念上有很深的联系。""虽然亚里士多德也说过整体大于部分，但在西方，一到对具体问题进行分析研究时，就忘了这一点，而中医却成功地应用了整体性思维来研究人体和防治疾病，从这个意义上说中医比西医优越得多。"他说，西方的分析式思维和东方的整体性思维都是他建立协同学的基础（见《科学史十论》第三论）。

四、2001 年 10 月 28 日英国《自然》杂志主编菲利普·坎贝尔博士在接受本书作者之一姜岩的采访时指出，在可预见的未来，信息技术和生命科学将是世界科技中最活跃的两个领域，两者在未来有交叉融合的趋势。他说，从更广的视野看，生命科学处于刚刚起步阶段，人类基因组图谱刚刚绘制成功，转基因技术和克隆技术也刚刚取得实质性突破。他说："目前对生命科学的研究仍然局限在局部细节上，尚没有从整个生命系统角度去研究，未来对生命科学的研究应当上升到一个整体的、系统的高度，因为生命是一个整体。"他认为，从原则上说，未来对生命科学的研究方法应当是西方科学方法与中国古代科学方法的结合，中国古代科学方法重视从宏观、整体、系统角度研究问题，其代表是中医的研究方法，这种方法值得进一步研究和学习（见《东方科学文化的复兴》第七章第四节）。

五、英国人彼得·詹姆斯说："为了取得非凡的成果，中国的古代医学肯定也在理论与实践的结合上下功夫。公元 10 世纪，中国的炼金术士研制了最早的天花接种疫苗，为免疫学奠定了基础。涂有含菌物质的棉球往往被放置在鼻孔内。16 世纪，这种技术在中国得到广泛的应用并从那里传到土耳其，进而使西方人对预防接种有了初步的认识。现代医学仍然可以从古代世界备受低估的医治者那里学到大量的东西，这些人的成就是相当惊人的"（见《世界古代发明·医学》）。

六、我国著名科学家钱学森在中华全国中医学会迎春座谈会上的讲话指出：中医现代化，我觉得还是对的，而且中医的现代化关系重大。我从前在给您（吕炳奎）的信上无非是说中医的现代化是整个医学的前途嘛，现在我还加点码儿，中医现代化可能引起医学的革命，而医学的革命可能要引起整个科学的革命。所以我们一定要向前走……

中医要是真正搞清楚了以后，要影响整个现代科学技术。中医的理论和实践，我们真正理解了，总结了以后要改造现在的科学技术，要引起科学革命。也就是美国的科学哲学家讲的，科学革命就是科学的一个新的飞跃。这些认识，这几年我越来越深刻。（摘自 1983 年 2 月第 1 期《中医通讯》）

七、"这种整体性、辩证性观念具体表现为在宏观上特别重视天人关系的和谐，在微观上则重视事物内部关系的协调。最能体现这种整体性和辩证性观念的学科是医学。我们在上文说过，中医特别强调阴阳的相互消长、平衡，强调对病因的综合考察，讲究辨证施治，这是这种观念的集中体现"（见《中国历史十五讲》第三章）。

八、中科院院士，中国科技大学校长朱清时说："当前我国传统的中医在世界上越来越受欢迎，这并非偶然。中医从整体上去研究复杂的人体，擅长综合地把握它们的规律，并用符号化方法描述它们（阴/阳、内/外、寒/热、虚/旺）。西医则把人体分解成系统——器官——细胞——分子，擅长从这些单元的状态推知身体的状态。20 世纪上半叶，西医的这种'还原论'式的研究方法，以至于学术界很多人把以中医学为代表的用整体论方法发展起来中国传统科学文化视为不科学。现在中医受欢迎，不仅是由于大量实践的检验，更重要的是因为分子生物学的发展，使我们对疾病的本质和中医的机制有了进一步的了解。所有疾病都可以直接或间接归于某些细胞复制出现异常。除基因疾病外，细胞复制出错的原因，既与细菌或病毒的入侵有关，也受复制过程中溶剂（细胞质等）的成分、浓度、酸碱性和温度等物理化学性态的影响"（见《东方科学文化的复兴》第五章第二节）。

九、朱清时等又说："中医是中国古代整体论思想在理论和实践两方面的集大成者，是人类文明的一朵奇葩。中医认为，宇宙是一个和谐而统一的有机整体，人体也是一个和谐而统一的有机整体，中医以这种整体观来看待宇宙及人体。中医曾一度在世界范围内包括中国被误解，特别是在 20 世纪上半叶的中国，很多人认为中医是骗人的把戏，包括鲁迅也曾持这种观念，不过学西医出身的鲁迅后来也认识到自己的偏颇。最近几十年来，随着复杂科学的兴起，全世界对中医有了更深刻的认识。以中国古代整体论思想为基础的中医不仅将大大促进全世界医学的发展，而且它的一系列思想和方法可应用于探索生命现象等复杂科学领域，甚至可以应用于解释整个宇宙的诞生与演化"（见《东方科学文化的复兴》第七章第五节）。

总之，由于复杂性科学的出现，中国古代整体论思想得到了世界科学家的肯定，一旦和现代科学相结合，就可能成为世界科学发展的灵魂，引领世界科学的第二次革命；另一方面，在全国中医药学领域里，提出了一些不合实际的错误口号的诱导，使中医药学陷入了异化的危机，而濒临灭绝的境地。对此，必须引起重视，加以纠正，使其与时俱进，进到中医药学内部规律的发展道路上去，而得到发扬光大，为世界科学的发展做出应有的贡献。

2006 年 8 月

民族中医药文化不容诬蔑

　　最近看了张功耀《关于征集就告别中医中药而致国家发改委公开签名的公告》的网上文章，感到非常愤慨！完全同意卫生部新闻发言人毛群安指出张功耀"征集取消中医的签名活动"，"这是对历史的无知，也是对现实生活中中医药所发挥的重要作用的无知和抹杀"。简直无知得性理颠倒、桀犬吠尧，说不出一句中国人的话来！

　　在我国社会里，客观存在的中医和西医，是完全不同理论体系的两种医学，分别属于东西方两种文化范畴，各有自己的文化特征，在长期的社会医疗实践过程中，两种医学都不能互相取代，也不能互相融合，都只能在自己的基础上按各自的内部规律向前发展，这是世界文化多元化的客观规律所规定。然而西方文化霸权主义者，从唯心论的立场出发，宣扬"西方文化中心论"，把自己的文化当作高人一等的普世文化，依仗自己的经济实力和掌握的先进信息技术的优势，强力向第三世界推行，企图吞噬第三世界的文化。张功耀发起"告别中医中药"的签名运动，就是迎合西方文化霸权主义，否定自己民族文化的崇洋媚外思想在中国当前的反映。

　　实践是检验真理的唯一标准。我国先民在史前时期就开始了医疗的活动。经过长期的实践活动，积累了丰富的实际经验，在古代先进哲学思想指导下，以长期实践经验为基础，创造发明了我国以"阴阳五行、藏府经络、营卫血气、精、神、津液、皮肉筋骨、五官九窍、七情六淫"与药物的"四气五味，升降浮沉"以及配方的"君臣佐使"等等为内容而具有辨证思维的中医药学理论体系，使中医药学从经验科学上升到理论科学，凸显了东方文化的特征。它包含了我国先民长期与疾病做斗争的丰富的实际经验和理论知识。几千年来，它一直指导了中医临床的实践，保障了中华民族的繁衍和昌盛，这是不可否认的客观存在！张功耀一叶障目，不见泰山。由于民族虚无主义横梗其胸，看不见民族传统文化的伟大而对中医药学和中医极尽诬蔑、毁谤、谩骂之能事。真理的标准不是依主观上觉得如何而定，而是依客观上社会实践的结果如何而定。"王婆骂街"是没有用的。因为谩骂不是战斗。这里且就张功耀装腔作势，诬蔑中医的网上文章（以下简称"张文"），择其要者提出我们的看法。

一、张文说："直到公元前 6 世纪，中国可能还没有'医'，只有'巫'。众所周知，'巫'是纯粹的'医骗子'。后来才逐步从'巫'当中分离出了'医'。由于中国古代的'医'起源于'巫'，使得中国的'医'一开始就与'巫'搅在了一起"。根据历史唯物主义观点，人类社会初期，生产力水平极度低下，知识未开，对一些自然现象如风、雨、雷、电、疾病、死亡等等无法理解，就误以为有一种超自然的力量"神"的作用，产生了"神"的观念。为了祈求神灵的降福免灾，从而有了"通人神之际"的所谓"巫觋"（女巫曰巫，男巫曰觋）。待生产发展有了剩余，足以供养一部分人不从事生产劳动的生活时，出现了第一次社会大分工——脑力劳动和体力劳动的分家，巫觋凭借自己掌握的医疗知识，专门从事以"舞而降神"的姿态为人治病，这就是"巫医"一词的本源，后来医、巫才分开，这也是社会发展的共同规律，无论世界的东方和西方，概莫能外。郭豫斌主编的《西方古文明》一书载，古埃及医学巨著《埃伯斯纸草》中"还掺杂着一些巫术迷信的内容"，美国维尔·杜伦著《东方的文明》也说："古埃及处方介于医药与巫术之间"，表明非独中国医学然也。张功耀在文中把古代"巫"诬蔑为纯粹的"医骗子"后，特标出"中国"二字，似乎巫术是中国"特产"。这如不是张功耀崇洋媚外的别有用心，就是张功耀对上古史的充分无知！

二、张文说："甲骨文中只有一个勉强可以解释过去的'病'字，却没有一个'医'字，哪怕是不可靠的'医'字也没有。这表明，在甲骨文流行的时代，中国还没有医学"。张功耀读了一本《文物考古与中医学》，就在那里妄言甲骨文里"病"、"医"二字的有无，真不知天有多高、地有多厚！须知我国发现出土的带字甲骨已有十六万片，甲骨片上不同的字大约四千五百多个，已识的有三分之一左右。我们知道，一定历史时期的文学艺术（包括语言文字），有一定历史时期的特点，因而只能用历史唯物论的立场，观点和方法，研究甲骨文字的思想内容和科学价值，绝对不能要求古人说出我们今天同样的话来。甲骨文无"医"字，然有"殷"字，作"殷"或"殷"，于省吾《甲骨文字释林》谓"古文殷字象人内府有疾病，用按摩器以治之。商器光簋有殷字（隶定作殷），像病人卧于床上，用手以按摩其腹部。"依据其书之甲骨文或作之"殷"字，我以为"正形象的表明一人手持针具在病人腹部进行针刺治疗。"殷、医双声字，故《说文·酉部》说："医，治病工也"。甲骨文中还有"疒"字，徐中舒《甲骨文字典》谓"用为动词，治腹病也，"其字"从广，从人，从手"，像人卧床上，用手在小腹进行按摩治疗。据此，则何谓甲骨文流行时代无医学？至于"病"字，甲骨文有"疒"作"疒"作"疒"，《甲骨文字典》谓，"从勹，从爿，爿象床形，人之旁或有数点，像人有疾病，倚箸于床而有汗滴之形。"徐中舒释义："通疾，病也，祸凡有疒，乃卜辞成语，为罹疾之义，"甲骨文"疾"，有时与疒通用，《说文》作"疾"，《疒部》说："疾，病也。"是"疒"、"疾"之为"病"义，其何"勉强"之有？甲骨文还记述有"疾身"、"疾天"（头）、"疾目"、"疾自"（鼻）、"疾齿"、"耳鸣"、"疾肱"、"疾足"、"小腹病"、"腹内寄生虫病"、"酒病"、"疫病"、"难产"等，初步把疾病作了分类。张岂之等《中国历史十五讲》指出："历年出土的商代甲骨卜辞中有300多片同医学有关"。怎么能说"在甲骨文流行的时代，中国还没有医学"呢？可见张功耀对甲骨学也是表现了充分无知！

　　三、张文在引录了《素问·汤液醪醴论》中从"帝曰：其有不从

民族中医药文化不容诬蔑

毫毛而生"句起至"帝曰，善"句止这段经文后说："……其中'平治于权衡，去菀陈坐'，所表达的是对水肿病人的治疗原则……然而，岐伯却以煞有介事的姿态讲出了一些连他自己都如坐云雾的'医理'，其中引起中医学者最大兴趣的莫过于'缪刺疗法'。"试问哪个中医学者，对这个"缪刺疗法"有"最大兴趣"？其实对这个"缪刺疗法"具有"最大兴趣"的就是你张功耀自己。你以为捡到了这根稻草，就可以把中医骂倒，须知《黄帝内经》中治疗水肿无用"缪刺法"者。

《黄帝内经》成书于战国末期，秦汉年间续有一些补充。在长期流传过程中，和其他古书一样，虫蛀简错、亥豕鲁鱼者在所难免，读时必用"校勘学"方法处理才有可能读好，故古人说："书不校勘，不如不读"。张功耀由于对我国古典医籍和校勘法的无知，加之狂妄心态，以致在对《汤液醪醴论》这段关于水肿文字读出了大笑话，如文中"缪刺其处"一句，《太素·知汤药》载此文无"刺其"二字，止作"缪处"，缪，"廖"之借字，今作"寥"，《玉篇·宀部》说："寥，力雕切，寂也。"是"缪处"乃"居处寂静"，何"缪刺"之义有？又如上文断为"去菀陈莝"句，其文则不可解矣，明明应以"去菀陈"三字为句，《灵枢·九针十二原》说："宛陈则除之"，《灵枢·小针解》说："宛陈则除之者，去血脉也"，《素问·针解篇》说："菀除则除之者，出恶血也"等皆可证。"莝"字乃他句之文，错简得已不成句，不得续于"去菀陈"三字下为句，以致四字义乖而难通，然后加以攻击也。足见张功耀对《黄帝内经》之无知也。

四、张文说："至于开鬼门，洁净府，精以时服，五阳已布，疏涤五藏"之类的医疗措施，则没有任何明确的操作含义。"这里"开鬼门"是指"发汗"，"洁净府"是指"利小便"，《金匮要略·水气病篇》所谓"诸有水者，腰以下肿，当利小便；腰以上肿，当发汗乃愈"者也。此文论述治疗水肿用发汗法或利小便法后，疾病向愈的机理，精气功用渐复，五藏阳气已通而布护全身，疏导和涤去五藏的阴浊之气，这怎么不能操作？怎么没有"明确的操作含义"？

五、张文说："1898 年，英国生理学家斯大林（Ernst H. Starling）描述了作用于毛细血管膜的水压力和胶体渗透压力（oncotic forces）之后，人们才逐步认识到，水肿是因为这种压力的平衡遭到破坏引起的。细胞内外钠离子含量的变化最有可能破坏这种平衡。这是西药医生劝告水肿病人少吃盐的科学依据所在。"根据上述，西方在 1898 年以后，人们才逐渐地认识到水肿病，是由钠离子含量的变化破坏了毛细血管膜的水压力和胶体渗透压力二者的平衡发生的，而中国早在两千多年以前都提出了"阴阳偏盛或偏衰而失去平衡产生的，"并至迟在 1515 年成书的《医学正传》中就规定了水肿病人的饮食"禁盐"，这比西方的要早几个世纪。

六、张文说："对于中药医生所接触的疾病，不管是已经认识的，还是尚未认识的，他总可以用一些莫名其妙的概念术语来装腔作势地作些'辨证'，就连 SARS 和 AIDS 那样的新型疾病，中药医生都要煞有介事'辨证'一番。不仅如此，它甚至能够针对所有的疾病开出药方。"这些都是说的事实，只有两句要作点说明，不管是已经认识的，还是尚未认识的。这是指西医的观点，在中医则只要能辨证准确都是认识的。中医未认识者怎么开药方？中医、西医是两种不同理论体系和医学术语，具有不同的认识疾病的方法和治疗疾病的思维方式，中医药学是以整体论为思想指导，且认为医学世界是"变动不居"的，治疗疾病必须因地因时因人制宜，病万变药亦万变，这就是中医药学的辨证施治，是唯物辩证法"具体问题具体分析"原则在医疗实践中的体现，是中医药学的一大特点和优势。中医药学治疗疾病，不是对抗疗法，而是根据疾病"有诸内必形诸外"的规律，通过辨证以调整人体机能，使之不利于病原体的生存而自行消亡以治愈疾病。2003 年上半年，SARS 流行时，凸显了中医的这种治疗优势。这是西医学绝对做不到的，是形而上学者永远不能理解的。中医药学的一些概念术语，是民族传统文化所特有的，真正的中医都能懂都会用，它不是"莫名其妙"的，中医用自己医学术语辨证，他"装了什么腔、作了什么势"？张功耀也加以攻击，可见张功耀对民族中医药文化的充分无知！

七、张文说："曾经被中医称为'大补之王'的人参经现代化研究之后，既没有发现其确切的营养价值，也没有发现其确切的药用价值，相反却发现了，它对于某些疾病（如高血压、便秘、咯血、重感冒、失眠、过敏）的有害作用。"这里首先应当指出的是，在中医药学里人参是被当作"药"而且是在"辨证"的基础上当作"药"使用的。《说文·艸部》说："药，治病草"，说明人参是治病才用的，无病则不用人参。《本草》谓"人参大补元气"，元气虚证始用人参补之。人参是中医的"补品"，不是西医的"营养品"。"补"和"营养"是两个不同的概念，不能混而一之，张功耀说20世纪美国人开始研究人参，没有发现人参有任何确切的营养价值，殊不知中医药学从来就没有说过人参有什么营养价值，只是说人参大补元气，可用于治疗元气虚弱的病证。还说什么人参"没有药用价值"，须知中医用药，丢掉了"辨证"就无所谓"价值"。所谓"大补元气"，主要是用于治疗肺气虚弱，不是说一切虚证人参都能治，如肾气虚用人参就无多大效果，血虚用人参就更补不起来了，人体无病，一般说来，吃人参，也是无益的。至于说"1970年以来，医学界陆续发现了人参的许多副作用，"这比中医发现人参"用之不当而害人"大约晚了将近250年。1757年徐大椿撰写的《人参论》已经明确指出了人参用而不当的危害。

　　八、张文说："中药以毒物入药已经在'中医现代化'研究中得到了不少揭示……"随之列出了几味矿物药和中成药可以中毒。然而《周礼·天官冢宰下·医师》说："聚毒药以共医事"，《素问·藏气法时论》说："毒药攻邪"，俗话也说："是药三分毒"。药之毒有大有小，也有无毒者。根据辨证论治的观点，事物都是变化的，都可以在一定条件下向它的对立方面发生转化，有毒药物本来是有害于人的，在一定条件下，即通过炮制、配伍、剂量控制、煎药方法、给药方式和辨证施治，使之治愈疾病而有益于人；无毒药物本来无害于人，如用之不当，亦能给人造成危害，如张文所举"天王补心丹"和日本人用"小柴胡汤"一样，用中药治病而不辨证施治，从而造成了医疗事故。这是谁的过错？能怪中医药学吗？在篡改了的"中西医结合"口号下，为了赚钱，大搞中药加西药，有些人根本未学中医，在那里滥开中成药；有些人虽学过中医，但已西医化，不会用中医思路开处方，也用西医观点滥开中成药；还有一些病人不懂装懂，自作主张滥吃中成药。这算中医吗？再说，毒药也是相对的。2003年上半年，SARS流行时，滥以大剂量的激素、抗生素治疗，造成病人"生不如死"，这和毒药有多大区别？张功耀津津乐道的西方化学医学，在取得了它的辉煌成就后，现在已在世界范围内造成了药源性、医源性疾病迅猛增加，数百味西药被禁止使用，人们的医疗和保健都要求回归自然。张功耀对此视而不见，听而不闻，还在那里宣扬"还原论"思想，真是天下之愚，莫甚于此！表明了张功耀对世界科学第二次革命的充分无知！

九、张文说："希波克拉底则无可置疑地留下了 10 大册之巨的《希波克拉底文集》。据西方科学史家介绍，这种比扁鹊的出生还要久远的古代医书所包含的医学主题有 53 个，迄今保存在巴黎国家图书馆公元 11 世纪出版的《希波克拉底文集》，最大页码编号是 5526。对此，我们只要指出，华夏出版社出版的刘衡如、刘山永父子的校注本《本草纲目》，连同'目录'和'索引'在内才 2000 页，足见《希波克拉底文集》著述的宏大了。"这种只以《希波克拉底文集》和《本草纲目》的页码论二者内容的"宏大"与"简略"，抽掉了二书的印刷精粗和字迹大小，就根本没有可比性，何况英国人彼得·詹姆斯等在《世界古代发明》一书里早就提出"科斯岛上的医学校保存和发展了希波克拉底的技术，而这大概便是希波克拉底著作——对古希腊医学最可靠的总结——的本源。在这部著作中，如果有的话，究竟有多大一部分真是由希波克拉底亲自撰写的？这始终是一个有待解决的问题，"龙伯坚《黄帝内经概论》一书更是明确指出："希波克拉底文集"的著作时代和希波克拉底本人的生存年代是有区别的。这部文集经过历代史学家的研究，已经肯定它不是成于一人之手，也不是成于一个时代的，其中有希波克拉底自己的作品，也有他的学徒或在他以后的医学家的作品。"这就很难将二书放在一起相比了。可见张功耀对"文献学"、"版本学"的无知！

十、张文说："19 世纪 50 年代，法国考古学家在伊拉克发现的由 20000 多个瓦版残片组成的《尼尼微医书》，其明确可追溯年代达到了公元前 2100 年，比夏启王朝立国还要早大约 100 年左右……最近，从公元前 16 世纪的草纸书中发现了古埃及人使用过来自克利特人的药方。这一证据把希腊医学的历史往前推进了 800 多年。遗憾的是，如此久远的医学历史文物和文献证据，在中华文明的考古中还没有发现。"众所周知，我国考古起步较晚，考古中虽未发现三、四千年前的医学文献，但发现的医学历史文物则比西方久远得多，据《光明日报》2002 年 5 月 29 日报道，我国考古人员在萧山跨湖桥新石器时代遗址的发掘中"发现了盛有煎煮过的草药的小陶罐"，说明史前期人们已经知道用草药治病，据北京大学考古文博院考古实验室的碳十四年代测定，跨湖桥遗址的校正年在距今 8000—7000 年间，这表明我国医学文物则要早于西方三千多年。况且我国医学的历史从新石器时代一直延续到现在，西方医学的历史则在 16 世纪即断裂，而从新在实验科学基础上建立了以"还原论"为指导思想的西医学，古希腊医学，并不是西医学之源，把它捧得再高，它也是消亡了的医学。根据物竞天择、适者生存规律，中医药学能够延续上下几千年，虽几经磨难，仍然未能被取代，表明它具有古希腊医学所不具备的特点和优势，至今还在为人民的健康事业发挥重要作用，作为中国人，何"遗憾"之有？

最后，简单提一下，张功耀连中医药学的道地药材和药物的炮制加工，也进行诬蔑和攻击，还把淘汰了几百千把年和社会上乱七八糟的人和事都加到了中医头上进行攻击。这些，就不一一驳斥了。

2006 年 10 月 27 日写于湖北中医学院

动态利用现代检测手段促进中医发展

——给卫生部高强部长的一封信

高强部长：

　　您在 1 月 8 日召开的 2007 年全国卫生工作会议上指出："中医有很多问题值得研究探讨，比如，现代医学的检测手段是为现代医学服务的，而中医不是这种思路，中医讲究的是全身治疗，整体治疗，大量使用现代医学手段对中医发展是利还是弊，值得研究。"表明了"问题意识"的出现，这就是智慧。只有提出了问题，才有可能解决问题，使事物得到发展。我国存在的中医、西医是两个不同理论体系的医学，分别属于东、西方的文化范畴，二者的学术思想基础有着质的差别。现代医学检测手段，是为现代医学服务的，完全适用于以"还原论"为哲学基础的西医药学，而对于中医药学来说，它就是一把"双刃剑"。用得好，它可以帮助中医药学发展；误用了，它则可以导致中医药学丧失疗效，最终使中医药学归于消亡。30 年前的 1976 年，我为岳美中老先生在西苑医院创办的培养全国高级中医人才的"中医研究班"讲课时，就提出了要"利用西医一切检测手段来延长我们的感觉器官，以看到病人深一层的病理变化"。但这只能以中医的辩证思维来利用，绝对不能以静止的、孤立的、形而上学的利用，被西医的结论牵着鼻子走，而使中医"西医化"。毛泽东先生说过："形而上学最省力，辩证法是要用气力的。"某些人多年身居中医管理工作要职，从来不顾中医药学东方文化的特点，总是把西医检测手段当做普遍真理和万能方法机械地向中医进行误导，以致造成全国大部分中医院不姓"中"，大部分中医人员"西医化"，中医药学的特色和优势不能很好发挥出来，医疗质量普遍下降。记得 20 年前，北京一位大学生患浮肿病，化验检查发现尿中有"管型（++++）"确诊为"，肾炎"，休学在家治疗，就诊于北京某医院一位老中医所谓"肾炎专家"，治疗一年多，吃中药 300 余剂无效，病人尿中管型（++++）未变，医生处方中党参、黄芪等温补脾胃药物也不变。这就是抛弃了中医特色、追逐西医化验结果而不辨证施治所使然。病家遂改弦更张，以自己的医药知识，自购河南生产以西瓜为主要药物的中成药"胜金丹"服之而愈，又如"文化大革命"之前，有一女孩，年 17 岁，被湖北中医学院附属医院收入十二病房治疗，全身洪肿，微有咳嗽，发热恶寒，小便短小色黄，血压高，化验检查尿中有蛋白，诊断为"血压高型急性肾炎"，经中药治疗寒热表证迅即消退，而余证未减。医院主治中医师力主按西医检测手段所得结果用药以治之，于是中药里有所谓"降压"作用者如杜仲、黄芩、夏枯草等等都集中用上，如此治疗了很长时间，诸证不见消退，正值这位主治医师黔驴技穷而无奈时，一人提议用"葶苈大枣泻肺汤"一试，服后小便如涌，尿中蛋白消失，血压亦降至正常而出院。更有甚者，当所谓"肝炎"高发之际，有些病人右胁隐痛，腹部膨满，大便稀溏，食欲不振，两手不温，明明是中焦虚寒证，当温补脾胃为治，但因化验检查诊断为"乙肝"，为"病毒"感染，遂治以清热解毒，茵陈蒿、龙胆草、板蓝根、鱼腥草、虎杖、栀子、黄柏等等苦寒药诛伐无过，致中阳竭绝，甚至三焦隔绝病危，而仍不醒悟。用中药治病，违背了中医认识规律，把西医的检测手段及其结论，用搬运工人的工作方法，从西医学里完整不变地搬运到中医临床上来，是不会有好疗效的，这已为无数临床医疗实践所证实！利用现代科学技术，只喊口号，玩弄概念，没有具体思路，犹"齐人拔苗助长，非徒无益，而又害之"也。今有提出对现代科学技术要"为我所用"者，这种"为我所用"的提法虽较前进了一步，但仍然没有阐明现代科学技术怎样"为我所用"？"我"怎样"用"现代科学技术而不被其"把我西医化"？故"为我所用"实为毛泽东先生早年提出的"洋为中用"在中医领域里的同义语，只有原则，感觉抽象，缺乏具体而明确的思路。根据以往经验和人们避难就易习惯，人们很容易还是走上西医固有的结论上去。为了正确利用现代科学技术促进中医药学发展，中医自己必须付出坚苦劳动，创造条件，促使现代科学技术的利用发生转化，从对其的静态利用，转化为对其动态利用，随人身疾病的整体变化而给其定位，从而取消其"决定一切论"。因而中医在医疗实践中，根据需要与可能，对现代一切检测手段小到体温计、听诊器、一般化验检查，大到彩色 B 超、CT、核磁共振等都要利用，积累资料，到一定时候，以中医药学的理论知识和实际经验为基础，用辩证唯物论的立场、观点和方法，对大量的占有资料进行整理、研究、分析，找出新的规律，把它纳入辨证施治中去，创造性的发展我国中医药学的"辨证施治"，使中医药学诊断现代化。是否有当？请示之。

即颂

政安！

李今庸

2007 年 2 月 9 日

时年八十有二写于湖北中医学院

动态利用现代检测手段促进中医发展

何祚庥叫嚷"取消中医"的用心何在？

　　近阅《环球人物》记者路琰访问何祚庥的二人网上对话，使我进一步认清了何祚庥崇洋媚外而无理攻击、毁谤、诬蔑我中华民族优秀的传统中医药文化，以迎合西方文化霸权主义的需要而暴露出其奴颜媚骨、冥顽不灵的民族虚无主义的心态。这里且就何祚庥否定中医的主要观点及其为人做些剖析。

　　一、何祚庥说："中医里的阴阳五行，简直不知所云，越听越糊涂，应该说中医里的阴阳五行是典型的伪科学"，"我反对的就是中医阴阳五行的这套理论。这是中医的核心，这是中医最重要的理论基础。但是在我看来，中医里阴阳五行理论是伪科学"。这里何祚庥对中医阴阳五行理论，一则斥之曰："伪科学"，再则曰："还是伪科学"。然而科学的真伪，绝不是依何祚庥主观上觉得如何而定的。我们且看辞书对"科学"一词所下的定义，中华书局1940年版《辞海》说："广义，凡有组织有系统之知识，均可称为科学；狭义，则专指自然科学"，上海辞书出版社1979年版《辞海》说："科学，关于自然、社会和思想的知识体系。……科学可分自然科学和社会科学两大类，哲学是二者的概括和总结，科学的任务是揭示事物发展的客观规律，探求客观真理，作为人们改造世界的指南"，辽海出版社2003年版"现代汉语"《辞海》说："科学：反映自然、社会、思维等的客观规律的分科的知识体系"。中医药学里的阴阳五行学说，既是中医药学的哲学思想，又是中医药学理论体系的组成部分，在指导中医几千年临床医疗实践过程中，受到了实践经验的严格检验，证明它是符合医学科学客观规律的知识体系，是谓"科学"无疑，其何"伪"之有？

众所周知，阴阳、五行，是我国古代的两个哲学派别，至我国战国后期，邹衍才把二者合在了一起。阴阳学说是阐明医学世界一切事物的对立统一规律（我已在 2005 年撰写与何祚庥商榷的《"整体论"是中医药学的哲学基础》一文中阐述过，这里不再赘），这是学人皆知的思想。至于五行学说，《中国教育报》记者张圣华有着客观的评说："五行是古人根据万物各自最突出的特点，以整体归类的办法把事物归分为五种类型，这是一种但求其要、汇其同，不计其细微之处的千差万别的归类方法。在没有任何可依赖的科学仪器的情况下，这种宏观归类法打开了人们可以继续推演思维的大门，这等于打开了人类文明的大门，让人们拥有了一种观察世界、分析世界并展开推理活动的简单而有效的办法。我们不能说五行说是完美的，但它却闪耀着智慧之光。有人说五行之论是一种假说，笔者不同意这种说法。对世界万物的归类方法有很多种，只要逻辑严谨，都能成立。就像人可以分为好人坏人，也可以分为男人女人、胖子瘦子、大眼的和小眼的。如果用科学把人分类，那可就没边没沿了。五行说是一种比较贴近日常生活的万物归类法，常人也能够很快会其大意。这样，大众之间可以很方便地用五行说进行交流。中国古人在两千年前的这个发明，对于中华文明体系的构建有着重要意义。五行之说就是放到今天也不可替代，这种对世界万物的关照方式能够把很多极端复杂的问题简洁化，使问题一目了然，更容易处理。

把五行说正式引入中医，最早见于《黄帝内经》。

事实证明，五行说绝非假说，更非虚妄。把五行说引入中医是中国人的一大创举。（引自《中国教育报》2006 年 12 月 10 日所载《对中医进行文化拯救》一文）。五行学说乃古人根据木、火、土、金、水各自的特性把医学世界万事万物按"以类相从"规律分属于五行，使复杂纷繁的医学世界简洁化，正是我国古人智慧一大创造，并以其五行的相生、相克规律论述五者的相互制约、相互促进、保持着医学世界动态平衡的发展，从而表明阴阳五行理论，赋予了中医药学以辨证思维，标志着中医药学具有东方文化的特征，而成为我国医学科学的特色。正是这一特色，保证了中医临床治病的独特疗效。现代生物学专家对世界各地人口的男女自然比例总是保持相对平衡状态者，亦为阴阳规律支配所使然也。我在近50年传授中医知识其中包括阴阳五行学说的过程中，听课者有中医有西医，有年轻学生、也有中年人和60岁以上的老年人，他们听得懂阴阳五行理论，而独何祚庥说他"越听越糊涂"。这是讲课人的笨于表达，抑是何祚庥的思想冥顽不化？就这样一个何祚庥还标榜他"这个人是讲究科学的，没有偏见"、人家"只要能给"他"证明阴阳五行的理论如何正确"，他"就相信这一理论是真科学"。何祚庥怀着崇洋媚外的洋奴哲学，任凭人们对阴阳五行讲述得如何清楚，他也是不会相信，拒绝接受。2005年6月我曾建议他好好读一读恩格斯的《自然辩证法》和毛泽东的《矛盾论》等著作，以减少对阴阳五行的误会。可何祚庥听不进去，既不读书，也不听讲，顽固地坚持己见，否定民族中医药文化，简直达到了思想僵化得不可理喻，导致了何祚庥的以管窥天，夜郎自大，把自己当作"绝对真理"的化身。凡是他不懂的知识体系，都被诬之为"伪科学"。其对中医学里"阴阳五行学说"的诬蔑就是典型的一例。何祚庥说："阴阳五行，玄而又玄"，"越听越糊涂"，"我听不懂就是伪科学"，他并没有也不可能有对中医阴阳五行的内容作过有说服力的理论分析，只是简单粗暴、蛮横无理的给扣上一顶不适宜的"伪科学"大帽子，表现了一个"学阀"的态度，装腔作势，以势压人。其实，他是"山间竹笋，嘴尖皮厚腹中空"，虽然他崇洋媚外，但他并没有多少洋知识，毛泽东在《改造我们的学习》一文中早已指出："有些人对于自己的东西既无知识，于是剩下了希腊和外国故事，也是可怜得很，从外国故纸堆中零星地捡来的"。这就是对他这类人的真实写照。

二、何祚庥说："中医的整体思维是很笼统的，不作具体分析，他们批评西医没有整体思维，这是说不通的。我在美国看西医，人家会'从头到脚'的用现代科技手段给你仔细检查一遍。怎么能说西医没有整体思维！可以说，西医的长处就在于既有整体思维又有具体思维"。这里何祚庥用了"以是为非"和"以非为是"的"颠倒黑白"手法，对中西医的哲学思想作了非客观的无知歪曲。恩格斯在《自然辩证法》

里说过："自然研究家尽管可以采取他们所愿意采取的态度，他们还是得受哲学的支配"。中医药学的哲学基础是"整体论"，西医药学的哲学基础为"还原论"，这已是中外学者的共识。然何祚庥出于讨好西方文化霸权主义对我文化进行分化、西化的需要，却昧着良心把中医"整体论"对具体事物的"视之模糊"歪曲为"言之笼统"，并斥之为"不作具体分析"。中医如真不作具体分析，它何以能做到辨证施治而治愈疾病？《东方科学文化的复兴》一书早已阐述："中医是中国古代整体论思想在理论和实践两方面的集大成者，是人类文明的一朵奇葩。……最近几十年来，随着复杂科学的兴起，全世界对中医有了更深刻的认识。以中国古代整体论思想为基础的中医不仅将大大促进全世界医学的发展，而且它的系列思想和方法可应用于探索生命现象等复杂现象领域，甚至可以应用于解释整个宇宙的诞生与演化"（见北京科学出版社2004年2月版第250页）。是整体论之为用大矣哉！中医认为，"宇宙是一个和谐而统一的有机整体，人体也是一个和谐而统一的有机整体"，中医药学里蕴涵着真正的整体论思想。西医学具有西方文化的特征，为西方科学，它以还原论为思想基础，长于分析而缺乏整体思维，《东方科学文化的复兴》指出："还原论认为，各种现象都可被还原成一组基本的要素，各基本要素彼此独立，不因外在因素而改变其本质。通过对这些基本要素的研究，可推知整体现象的性质。还原论是西方科学的灵魂"。（北京科学技术出版社2004年2月版第59页）何祚庥却说：他"在美国看西医，人家会'从头到脚'的用现代科技手段给你仔细检查一遍。怎么能说西医没有整体思维！可以说，西医的长处就在于既有整体思维又有具体思维"。何祚庥不论其治疗观念是着眼于整体还是着眼于局部，仅就这种"从头到脚"的检查一遍就美化其为"整体思维"，足见何祚庥对西方文化霸权主义的献媚和对哲学的充分无知！据不久前报纸所载西医专家、工程院院士钟南山说："中医最大的特点是整体变化，而西医则更视局部系统和器官。比如以前西医治疗肿瘤一定讲消除，但现在则追求人体如何带瘤生活得更好。这种整体观就是从中医那儿学来的"。钟南山实事求是地坦陈西医治疗肿瘤学得了中医整体观。这无异于给了在医学领域里崇洋媚外、抬西抑中的何祚庥一记响亮的耳光!

三、何祚麻说:"我认为中医冒充科学还有一个很不光彩的手法,就是把'辨证施治'偷偷改成'辩证施治'。请注意这两个词有很大差别。一个是'辨别'的'辨',一个是'辩论'的'辩'。早年的中医的书里写的是'辨证施治',但是解放以后,他们为了凑合共产党的唯物辩证法,他们就把中医书上写的治疗的基本原理偷偷改成了'辩证法'的'辩'。这根本就是欺骗嘛……因为共产党提倡唯物辩证法,他们这样一改,就可以说'我们从来就是符合辩证法的'。"当记者问及"您在哪里看到这个'辨'字给改了?"时,何祚麻并没有拿出一个证据,而只是空说了一句"太多了"。接着又诬蔑中医"用一种很不光彩的手法来推销中医",并说"这是伪科学鼓吹者常用的手法。"何祚麻既拿不出中医改"辨"为"辩"的真凭实据,表明何祚麻对中医是在造谣中伤!这才是真正的"用一种很不光彩的手法"来攻击"中医"而欺世盗名!何祚麻以为,他这样无中生有装腔作势一骂,就把中医骂倒了,殊不知他搬起石头砸了他自己的脚,使人们看清了他的灵魂。谁都知道,在中医药学里,辩证法思想的内容极为丰富,在《黄帝内经》里,即可随手拈来,如《素问·阴阳应象大论》说:"阴阳者,天地之道也,万物之纲纪,变化之父母,生杀之本始,神明之府也,治病必求于本";"阳生阴长,阳杀阴藏";"寒极生热,热极生寒";《素问·天元纪大论》说:"曰阴曰阳,曰柔曰刚,幽显即位,寒暑弛张,生生化化,品物咸彰";"动静相召,上下相临,阴阳相错,而变由生也";《素问·六微旨大论》说:"故非出入,则无以生长壮老已,非升降,则无以生长化收藏";《素问·藏气法时论》说:"五行者,金木水火土也,更贵更贱,……"等等,再说,中医辨证施治的思维方式,就是唯物辩证法"具体问题具体分析"原则在医疗实践中的体现。还用得着改"辨"为"辩"而冒充吗?即或是有改"辨"为"辩"者,也不见得是存心冒充辩证法,"辨"、"辩"二字本来就是可以互相假借而通用的,如《吕氏春秋·慎大览·顺说》说:"辨矣,客之以说服寡人也",《淮南子·道应训》载此文说:"辩矣,客之以说胜寡人也",作"辩";《荀子·议兵篇》说:"礼者,治辨之极也",《韩诗外传》卷四第十章载此文说："礼者，治辩之极也"，作"辩"；《史记·乐书》说："其治辨者其礼具"，《礼记·乐记》载此文说："其治辩者其礼具"，作"辩"；《史记·平准书》说："河东守不意行至，不辨，自杀"，《汉书·食货志》载此文说"河东守不意行至，不辩、自杀"，作"辩"；《史记·封禅书》说："群儒既已不能辨明封禅事"，《史记·孝武本纪》载此文说"群儒既已不能辩明封禅事"，作"辩"；《周易·系辞下》说："井以辨义"，李鼎祚集释引虞翻注："坤为义，以乾别坤，故辩义也"，作"辩"。《素问·上古天真论》说："辩列星辰"，王冰注："辩列者，谓定内外星官座位之所于天三百六十五度远近之分也"。是《素问》即用"辩"字为"辨"也。今《辞源·辛部》"辨"字条，亦谓"辨，同'辩'。"是"辨"、"辩"二字本相通，何祚庥不识，反诬中医偷改，足见何祚庥对我国文字"六书"之充分无知也。

何祚庥可以无中生有编造一个中医偷偷改"辨"为"辩"的神话来，他何尝不可另编造一个他的亲人被中医治死的谣言来丑化和诋毁中医？即使真有一位亲人被治死，也得加以分析，是遇到了不学无术的庸医的手中，还是被中医药学所治死？一个两岁小孩的一个亲人病死了，六、七十年后还能说明当时中、西医学不同的治疗水平和亲人死亡的详细情况，这本身就是值得怀疑的，更不能因为亲人死亡的一己之私，迁怒并否定整个民族的优秀文化，而无原则地美化西方医学。西医治病不死人？（只能做到不该死的人不死）。修建医院为什么还要建个"太平间"？西医滥用抗生素导致我国30万七岁以下儿童的耳聋，占总体聋哑儿童的比例高达30% –40%（见2007年1月13日《中国学生健康报》第10版）。何祚庥对此视而不见，听而不闻，却在那里装聋作哑，不置一词。其医学理性何在？民族感情何在？再说，何祚庥亲人之病，他不是指"走马看伤寒"而发于冬季的中医所谓"伤寒"，而是指"化验检查出了伤寒杆菌"而发于夏秋季节苍蝇传播传染的西医所谓"肠窒扶斯病"的"肠伤寒"。其病发生在68年前何祚庥两岁时的1938年左右，抗生素类药物第一种的"青霉素"都还未用于临床，而何祚庥却说"伤寒不是什么疑难杂症……治起来并不难。"试问当时西医有什么办法会轻而易举地可以治愈这个"伤寒病"？足见何祚庥是在信口开河和无知得可笑!

　　根据 2006 年 12 月 4 日《报刊文摘》报道,何祚庥曾以范仲淹《岳阳楼记》中"居庙堂之高则忧其民,处江湖之远则忧其君"以自况,表现了他又一次不恰当的自我标榜。何祚庥为了出名,唯恐天下不乱,不惜用惊人的话语向科技部、卫生部、发改委、环保总局、北京市委等部门"叫板",并反对南水北调,叫嚷取消中医,还对铁路建设说三道四,指手画脚,搅得人心不得安宁,而在自己的粒子物理专业领域里不作为,拿不出一点像样的成果来,这种不务正业的人,能和范仲淹笔下描述的"忧国忧民"的"古代贤能"相比吗?不配!实在不配!何祚庥倒是和晋代大司马桓温所说"大丈夫不能流芳百世,亦当遗臭万年"的思想相切合。虽"遗臭万年"也得捞上这个"名"。这就是何祚庥为什么"言必称美国,医必称西方"、诬蔑"中国传统文化有 90% 是糟粕"而到处搅扰的思想实质!

2007 年 2 月 2 日
写于湖北中医学院

三论我国中西医结合工作的成败

　　毛泽东主席生前在 1956 年接见医药工作者的讲话中，对我国医学发展提出了"把中医中药的知识和西医西药的知识结合起来，创造中国统一的新医学新药学"的构想，还没有来得及举行专业论证和充分讨论，我国出现了"超英赶美"的政治氛围，于是这一构想就被缩为概念不清的一句"中西医结合"口号在 1958 年见诸报端，且学术问题政治化。在行政力量的推动下，我国医药卫生领域里的教学、医疗、科研、防疫、舆论等都参与了这一运动，作过积极努力，在"文化大革命"中，卫生部刘湘屏发表了《中西医结合是我国医学发展的唯一道路》从而在全国又掀起了一个"中西医结合"的高潮。两次高潮，使我国人力、物力、财力受到了巨大的损失，没有获得一个真正的具有辩证思维的中西医结合科研成果，反而严重地冲击了中医药学理论体系和诊疗技术，导致了医疗质量的下降！

　　实践是检验真理的唯一标准。中西医结合工作在我国进行了半个世纪，至今没有出现一个中西医有机结合的成果，没有产生一个中西医统一的新理论。它表明了中西医学的不可通约性，表明了中西医结合只是一种主观愿望，它不符合我国中西医学发展的目前实际。即使我国中西医将来有可能结合，那也是几十年以后的事，硬把它拿到现在来做，欲速则不达，也是会吃力不讨好的。有些人明明知道"中西医结合"此路不通，但出于他的既得利益，不惜牺牲国家利益和民族中医药文化，昧着良心大叫"中西医结合"以捞取个人资本，完全丧失了学者的社会责任感，堕落成了可鄙的投机者！

列宁在《国家与革命》一书中曾经指出："把马克思主义改为机会主义的时候，用折中主义冒充辩证法是最容易欺骗群众的"。有些人把毛泽东主席生前构想的"把中医中药的知识和西医西药的知识结合起来，创造中国统一的新医学新药学"具有辩证思维的"中西医有机结合"，篡改成"折中主义"的把"中医药学内容"和"西医药学内容"毫无内在联系的拼凑在一起，大搞"中西凑合论"以欺骗群众，也欺骗领导。影响所及，造成了中医药学理论体系的支离破碎，中医人员的鱼龙混杂，中药理论的日渐异化和广大患者对中医的信任危机，正如楼宇烈先生指出的："近年来很多所谓'中西医结合'实际结果却是在用西医瓦解中医……"（见《光明日报》2007年3月20日第12版），使中医药事业在表面繁荣的景象中失去了自己的灵魂，几乎只剩下一个干瘪瘪的躯壳，有其名无其实，全国大多数中医院不姓"中"，大多数中医人员"西医化"，比较普遍地得了"失语症"，没有自己的学术，没有自己的思想，没有自己的语言。中医药"简"、"便"、"廉"、"验"的特色在消退，医患情感的亲密融洽在断裂，而"中药加西药"这种篡改了的"中西医结合"，在市场经济条件下，得到了广大临床医生的认同，从而为患者看病贵、看病难的原因之一。有的人对此竟视而不见，听而不闻，还裹挟一班人马跟着他闭着眼睛说瞎话，硬说"我国还有一支中西医结合队伍和一批中西医结合医疗机构，他们也是推动中医药事业发展的一支重要力量"（见《中国中医药报》2003年10月10日《关注名医培养造就一代巨匠》一文）。他们推动中医药事业发展了吗？他们是推动中医药事业向哪里发展？走向西医化是中医药事业的发展吗？颠倒黑白，混淆是非，真是无耻之尤！

有的人明明知道"取得中医行医执照者不得从事西医……这种制度有利于中医临床工作者一心一意研究中医，努力提高中医水平"（见《关注名医培养造就一代医匠》一文），却偏偏要以民族虚无主义崇洋媚外心理，看不起自己民族的中医药文化，千方百计地剥夺中医"一心一意研究中医，努力提高中医水平"的权利，并采取一切手段——行政的、经济的、思想的——促使中医靠拢西医，以实现其中西医学"结而不合"的"中西凑合论"，使中医在临床医疗中苍白无力，中医丢了，成为第二、三流西医，永远自我附属于西医，跟在西医屁股后面爬行，这就是导致"全国大多数中医院不姓'中'，大多数中医人员'西医化'"的主要原因。

众所周知，中医、西医，是绝然不同的两个理论体系，分别属于东西方文化范畴，各有自己的文化特征。西医的东西照搬过来，未必都有助于中医，中医的东西照搬过去，也未必完全有用于西医。"中医落后论"者硬说"如果一个取得执业医师资格的人在临床实际工作中，连最普通的体温表、听诊器、血压计等医学常用设备都不能使用，最常规的血尿便检验数据都看不懂，中医诊疗水平也就很难提高。"。会用体温计、听诊器、血压计和能看懂血、尿、便检验数据就提高了中医诊疗水平？以西医为标准，撇开中医整体现和辨证施治的需要来评论中医诊疗水平的高低，其本身就是荒谬的、无知的！谁都知道，检测诊断是为治疗服务的，这里且举病人"发热"为例，中医传统方法是以触诊测知其体温为微热，为高热，与体温计测量体温为38℃、39℃、40℃都有客观指标者不同。虽然体温计测量体温的精确度高一些，但它无助于中医治疗的用药，试问用中医治病哪一味药或哪个药方是退38℃烧的？哪一味药或哪个药方是退39℃烧的？又是哪一味药或哪个药方是退40℃烧的？没有，绝对没有。中医治病是整体观，是从全身思考的。简略地说，如体温高"发热"，则要看其"发热"与"恶寒"是同时存在？还是交替出现而为寒热往来？抑是"只发热，不恶寒"？或再兼"头痛"或"无头痛"，治疗是不一样的，此所谓"辨证施治"者也。听诊器检测结果的中医治疗亦然。中药里找不出哪味中药或哪个药方，是专门消除听诊的"干性啰音"或"湿性啰音"抑或是"奔马音"的。事实上，把西医检测手段照搬到中医里来，让中医按西医检测结果施治，绝对不会有好疗效的，这已为无数事实所证明。这是在提高"中医诊疗水平"的话语下促使中医趋于消亡！本来，人们看到我国中医药学术日渐萎缩感到痛心，建议政府在内地也仿效香港、台湾地区一样采取分业制，容许"中医临床工作者一心一意研究中医，努力提高中医水平"，发展中医。这是一种社会责任心的表现，应该得到欢迎！我2003

年 4 月 28 日写给吴仪副总理的信中也提出了同样建议："在临床医疗过程中，要严格中西医的界限，明确中医不能滥开西药处方，西医也不得滥开中药处方，清理医疗中的药物混用状态，减少药害和杜绝浪费"。不料这一建议冲撞了中医管理系统里某位管理者，在工作中对"建议者"竟无理进行排斥，甚至裹挟一班人马在报纸上发表文章组织围攻，大加声讨，不让人说话。这种企图禁锢人们思想的做法，严重阻碍了中医学术的自由讨论，违背了中央"十五大"确立的"解放思想，实事求是，与时俱进"的思想路线，与事业究竟有什么好处？诚然，我的这个建议是会妨碍"折中主义"的"中西凑合论"顺利实现，但它并未反对中医药学正确吸收和动态利用西医一切检测技术来发展自己。说实话，早在三十年前的 1976 年，我为岳美中老先生创办的培养高级中医人才的"中医研究班"讲课时，就提出过"我们必须在祖国医学的基本理论指导下，在临床工作中，利用现代科学的检查方法，如听诊器、血压计、心动图、心电图、扫描计、超声波、脑电图、X 光以及各种化验检查等等，（还有今天的 CT、核磁共振等）积累新的资料，找出新的规律，为祖国医学的辨证施治服务，从而发展祖国医学的辨证施治"（见《中医专题讲座资料汇编》第一集，一九七七年七月二十日全国中医研究班编制）。应该明白，现代科学检测手段，对中医来说，它是一把"双刃剑"，用得好，把它纳入辨证施治中动态利用，有创新，它可以促进中医药学的发展；如用得不好，把西医照搬过来，静态利用，和从前一样让西医已有结论牵着鼻子走，疗效不高，而只会渐归于衰败。这正是"中医落后论"者指引的前几十年走过的一条道路，绝对不能再走！

《论语·子路》说："子曰：必也正名乎，……名不正则言不顺，言不顺则事不成"，《春秋繁露·深察名号》说："名生于真，非其真弗以为名。名者，圣人之所以真物也，名之为言真也"。是"名"乃表明事物的"真实"，故常言要"名实相副"。毛泽东主席生前对我国医学发展提出的"把中医中药的知识和西医西药的知识结合起来，创造我国统一的新医学新药学"的构想，虽然不符合我国中、西医学发展客观规律的实际，努力了半个世纪而未能取得较理想的成果，但是这个构想的本身要求创造出一个统一的新理论体系的中西医结合新的医药学，则是具有辩证思维的。然而，"中医落后论"者在民族虚无主义思想支配下，别有用心地抽掉"把中医中药的知识和西医西药的知识结合起来，创造中国统一的新医学新药学"等文，只提出一个含义十分不清的"中西医结合"模糊概念，导致了"中西医结合"的名实混乱。《吕氏春秋·先识览·正名》说："凡乱者，刑（形）名不当也"是其义。由于"中医落后论"者为了迎合西方文化霸权主义对我"分化"和"西化"，一方面把"中西医结合"篡改为"中西凑合论"，另一方面制造谎言，说"中西医结合"是帮助中医"提高"、推动中医"发展"的，且不容人们对"中西医结合"工作的质疑和讨论，管理干部和新闻报刊也在那里用极不严肃的态度和极不确切的话语天天称说"中西医结合"，使"中西医结合"概念实际是"中西医凑合论"充斥于人们的视听，促成了一些学术浅薄者对其趋之若鹜，竞相效仿，中药加西药者有之，西医输液加渗中药液者有之，西医诊断用中药治疗者有之，西医外科手术加针刺止痛者有之，在同一个班次里教师各授中西医学知识而培养两个中专人才者有之，西医病房管理用中西药治疗者有之，中药化学提纯如"青蒿素"者亦有之。此皆不具备"学"的身份而混入了中西医结合的范畴。本来，在我国目前中西医学治疗水平的基础上，根据某些病情需要，中西医配合采用中西两法治病，是完全可以的，有益的。但这是"中西医配合"，属于"工作问题"，它与具有辩证思维的真正的"中西医结合"为"学术问题"是有严格区别的。如果在临床医疗中，不管病情怎样，概为"中西医结合"，而"中西医结合"创造最大的经济效益，则是错误的。它浪费了我国医疗资源，增加了病人的用药痛苦和经济负担，搅乱了我国"中西医结合"的定义，冲击了中医药学理论体系和辩证思维，危害了我国民族的中医药文化，是绝对应该揭露而给以澄清的。

"中西凑合论"可以休矣！

李今庸 2007 年 5 月 4 日
写于湖北中医学院

用唯物史观正确认识医学科学发展史

　　此前报刊上发表过某些文章认为，在古代，中国古医学和西方古医学都具有整体观，而在西方经过工业革命后，伽利略发明了显微镜、魏尔啸提出了"细胞说"，等等，逐渐建立起了"实验科学"，西方医学摒弃了其古医学的整体论思维，确立了以"还原论"为思想基础的分析方法，走上了近现代医学科学的道路。中国则依然保持以农为本的结构，医学则保持中国古医学的传统。从而认为西方医学是唯一科学，突飞猛进发展了，中国医学落后了，不科学了，或者说是经验医学了，"西医的科学水准就把中医越拉越远了"。这是对科技史研究的一种非历史唯物论的观点，它既不合乎中西医学发展的历史事实，也不合乎中西医学的当代现实。它是一种"环境决定论"，是一种"外因论"错误思想的反映。它没有揭露中西两种医学发展的历史本质。

　　中西医学发展的这种"环境决定论"，没有揭示事物的本质，没有揭示事物内部的矛盾运动，没有揭示事物发展的真正原因，因而它是不正确、不科学的。这种观点，导致了产生于农业社会的一切科学技术，比起工业社会产生的一切科学技术来百分之百都是落后的，而这样的结论，显然是十分荒谬的。例如2003年，广东、北京两地的中医治疗"传染性非典型肺炎"就收到了很好的疗效，现还正在有效的治疗着"艾滋病"，还有不少现代大医院里宣布"死刑"的病人，却被中医治好了。这些就是明显的例证。——当然，这也不是说农业社会产生的一切科学技术都比工业社会产生的科学技术要先进。这是要具体问题具体分析的。

我们知道，"唯物辩证法的宇宙观主张从事物的内部，从一事物对他事物的关系去研究事物发展，即把事物的发展看作是事物内部的必然的自己的运动，而每事物的运动都和它的周围其他事物互相联系着和互相影响着。事物发展的根本原因，不是在事物的外部而是在事物的内部，在于事物内部的矛盾性。任何事物内部都有这种矛盾性，因此引起了事物的运动和发展，事物内部的这种矛盾性是事物发展的根本原因，一事物和他事物的互相联系和互相影响则是事物发展的第二位的原因。"（引自《矛盾论》）西方近现代医学科学的出现，并不是西方古医学的延续和发展。西方古医学早在 16 世纪就已断裂而消亡了。恩格斯在《自然辩证法》一书中指出："一个民族想要站在科学的最高峰，一刻也不能没有理论思维。"表明理论在科学发展中重要性。它能够指导人们从事理性的实践。毛泽东引斯大林的话说："不以革命理论为指南的实践是盲目的实践。"（见《实践论》注 10）斯大林这虽是说的社会科学，但也同样适用于自然科学。因而西方古医学虽有整体论思维，但缺乏完整的医学理论体系，无以指导具体的医学实践，长期陷入医疗实践的盲目活动中，这就使西方古医学内部具有了矛盾性。由于这种内部矛盾运动的发展，西方古医学迫切需要改变其现状，而工业社会发展起来的实验科学，就为西方古医学改变现状准备了必要条件，西方医学不得不彻底抛弃了古医学的整体观，而进入近现代的形而上学分析科学的轨道。400 年来，它得到了充足的发展，而在医学领域里也取消了人文关怀，医务人员变成了仪器的奴隶，竟丧失了应有的主观能动作用。体现了西方医学科学文化的特征。中国古医学在长期农业社会里，在"地大物博，人口众多、历史悠久"的环境里，在具有创造和积累直接经验的优胜条件下，通过劳动实践，产生和积累了极为丰富的直接经验，并通过大量经验的总结整理，从而创造了以"阴阳五行、藏府经络、营卫血气、精、神津液、五官九窍、七情六淫、皮毛筋骨"和药物的"四气五味、升降浮沉"以及组方的"君臣佐使"等理论为内容而具有辩证思维和整体观念的分析方法，出现了中医药学理论体系以及丰富多彩的治疗方法。这个理论体系一经形成，就在几千年来的社会历史发展过程中，一直指导了临床医疗的实践，随着时间的推移和医疗实践的发展，不断地取得了新经验，创造了新理论，丰富和发展了中国医学科学，至十九世纪中期产生了专治急性热病的"温病学派"，大大推动了中国医学科学的前进，中国医学虽仍然保持着古医学的传统形态，但它的医学科学内容正在与西方近现代医学科学并驾齐驱。中医药学是以自己东方文化的面貌，从另一个知识体系中在丰富、在发展、在前进。在中医药文化领域里，其民族自卑感应该是没有容身之地的，因为它的产生是没有根据的。时间是检验真理的标准。中医不仅在治疗慢性病、疑难病、老年性疾病以及一时检查不出病原的疾病等方面有其优势所在，而且在治疗急性传染性疾病方面亦有不可忽视的作用和确切的治疗效果。二十世纪初，香港流行鼠疫和天花，患者多选择了中医治疗，连港英当局通过调查后也不得不承认中医治疗的优势。1955年，石家庄中医治疗"流行性乙型脑炎"；二十世纪八十年代，江苏、江西中医治疗"出血热"，都取得了很好的效果，尤其2003年上半年，北京地区发生的传染性非典型肺炎，死亡率百分之十点几居高不下，中医治疗介入后，其死亡率立即降了下来，凸现了中医对"非典"的治疗优势，得到了世界卫生组织官员的认可。这就有力地证明了中国医学的科学性和其强大生命力。

在西方工业社会实验科学的基础上形成和发展起来的"还原论"为思想指导的西医学理论体系，在中国农业社会医疗实践的基础上形成和发展起来的"整体论"为思想指导的中医学理论体系。它们二者的哲学基础、理论体系、医学形态虽然不同，但都是研究人的生、老、病、死的医学科学，其内部的矛盾运动和外部的环境条件影响不同，决定了东西方医学的差异性，并没有妨碍他们研究人体知识的系统性而成为医学科学的现实。

我国现实存在的中西两种医学，是在东西方两种文化背景下发展起来的，具有不同质的各自的优势和特点。一个国家有两种医学存在，总比只有一种医学要好，这种中西医学的二元并存局面，给人们的医疗保健事业，可以提供选择。这正是我们国家在医药卫生方面的一个优势所在。

然而，"西方文化中心论"者，将西方医学奉为唯一科学，奉为绝对真理，并以此为标准以评判世界医学科学的是非，力图对世界一切科学文化的垄断，严重阻滞了世界科学文化多样性的发展。事实上，世界各个民族在不同社会历史条件下创造的各自文化，正体现着国际社会大家庭"万紫千红"的文化景观，通过相互交流，吸取与自己有益的其他民族文化充实自己，必将促进世界文明的进步！但西方文化中心论者，抱着"西方文化霸权主义"不放，偏要它的"一花独放"而否认世界文化的多样性，破坏"万紫千红的文化景观"。利用它拥有的经济实力和掌握的先进信息技术，为自己的文化不遗余力地向第三世界渗透，极力要吞噬第三世界文化，对我国文化进行分化、西化。一些醉心于西方文化的中国人，在"中医落后论"和"中医不科学论"的思想支配下，紧密配合西方文化霸权主义，极力消灭或取代中国的医学科学，利用他们手中掌握的权力，一方面在"现代化"的口号下，从医疗实践中力主西医药取代中医药，另一方面在"没有随机"、"没有对照"的借口下，阻止中医药对传染性非典型肺炎的参与治疗，进而以张功耀、何祚庥、方舟子、王澄等人中外勾结，污蔑中医为"伪科学"而胡说什么中医"把名演员陈晓旭害死了"，上演了一出"取消中医签名运动"的闹剧，上演了一出反对中医药文化的"中外小合唱"。这些人为了崇洋媚外，讨好西方，不惜出卖灵魂，无中生有，造谣污蔑，毁典灭祖（有甚于"数典忘祖"）。殊不知有五千年发展史的中国医学科学具有无限生命力！1929 年比你何祚庥等能量大得多的海归派余云岫，在后来成为两个大汉奸的汪精卫、褚民谊的支持下，提出并通过一个《废止旧医以扫除医事卫生之障碍案》，南京政府据之发出了"废止中医令"，曾经使中医药文化陷入严重困境而不绝如缕。然终在中国共产党的中医政策阳光照耀下又得到了延续和复苏！足见何祚庥等人叫嚷的"取消中医"，是"蚍蜉撼大树，可笑不自量"也。

2007 年 8 月 6 日

写于湖北中医学院

用唯物史观正确认识医学科学发展史

《黄帝内经》在东方医学科学中的重要地位

——为纪念天津中医药大学建校五十周年而作

　　《黄帝内经》，是我国现世流传的时间最早、篇幅最大、内容最丰富的一部医学科学著作，是我国社会发展到春秋战国时期"诸子蜂起，百家争鸣"的一部划时代文献，是我国先民通过长期医疗实践、生活实践和解剖实践的经验总结。它以阴阳五行、藏府经络、营卫血气、精、神津液、五官九窍、皮肉筋骨等奠定了具有辩证思维的中医药学的理论体系，体现了我国古代"天人合一"的"整体论"思想，与以"还原论"为哲学基础的西方医学有着质的差别，标志着世界东方文化的特征。它规定了我国中医药学的发展方向，并为中医药学尔后发展奠定了牢靠基础。几千年来，《黄帝内经》建立起来的中医药学理论体系和丰富多彩的医疗方法，在保证中华民族繁衍昌盛过程中，不断地受到了临床实践的严格检验，同时也不断地丰富和发展了中医药学理论体系。历代医家在中医药学领域里的创新成就，就其医学理论体系而言，无一不是在继承《黄帝内经》学术基础上结合其当代的实践经验而总结产生的。东汉末年张仲景撰写的《伤寒杂病论》就是一个明显的例证。诸如华佗、皇甫谧、徐之才、陶弘景、巢元方、甄权、孙思邈、王焘、王冰、苏敬、庞安常、僧智缘、钱乙、陈自明、成无己、张元素、刘完素、张子和、王好古、李杲、朱彦修、赵养葵、张介宾、马莳、王肯堂、杨继州、李时珍、傅仁宇、万密斋、赵以德、吴谦、张志聪、吴鞠通、叶香岩、徐大椿、陈念祖等等，都是以《黄帝内经》为其理论渊源和学术基础，在中医药学领域里做出了自己的贡献，而成了各个医学历史时期的卓然一大家！这就表明《黄帝内经》一书的经典性，从而成为我国医学第一部"经典著作"。所谓"经典"者，经，常也；典，手持册也。经典就是业医者经常要阅读研修这部典册提高医学知识以指导临床医疗之用也。它对中医药学的临床医疗实践，既赋予了辩证思维和理论指导，又提供了具体方法和可靠经验，其历数千年之久而不衰，并经受住了西方近现代科学技术的强烈冲击，却仍然屹立在世界东方！

根据《黄帝内经》的观点，人是一"小天地"，与自然环境和社会环境都是一个统一的整体。人有食、色的天性，保证着人的生存和延续，人以五藏六府为中心而禀赋的五行之秀，产生着人体内在的"六气"以与客观外在的风寒暑湿燥火六气息息相关；产生着人体内在的喜怒忧思悲恐惊"七情"，以适应客观外界的变化。然而这些风、寒、暑、湿、燥、火、喜、怒、忧、思、悲、恐、惊以及欲食、男女等各自一旦失常，就都可能转化为人体致病因素而置人于病。

《素问·宝命全形论》说："人生有形，不离阴阳"。《素问·调经论》说："人之所有者，血与气耳"而"血气不和，百病乃变化而生"。人体一切疾病的发生，从总的来说，都是在一定的致病因素作用下，人体的阴阳气血平衡状态被破坏，导致人体阴阳气血失去正常的协调与和谐而发病，治疗则当调整人体机能，使之达到恢复人体阴阳气血的平衡协调状态。而不搞你死我活的对抗疗法。这种调整人体机能而愈病的治疗思想，对于查不清病原体或虽查清了病原体而一时尚无治疗方法的疾病，可以根据"有诸内必形诸外"的事物规律和不同病原体及病原体为病的不同过程所显现出来的不同证候，给以辨证施治，调整人体机能，改善人体内环境，使之不利于病原体生存而愈病。二〇〇三年上年北京地区发生的"非典型传染性肺炎"，其死亡率达百分之十点几居高不下，就是中医药学介入而使其死亡率迅速降了下来，凸显了中医药学的治疗优势！

《黄帝内经》提出了"无病先防，有病防变"的"治未病"的预防医学思想，认为人生活在大自然中，自当与大自然和谐统一，尊重大自然规律，对大自然有所敬畏，不杀知麑，不漉陂池，保持自然生态，法于阴阳，和于术数，食饮有节，起居有常，不妄作劳，心不惑于淫邪，目不劳于嗜欲，不慕于外物，不溺于声色，恬淡静寞，精神内守，呼吸精气，吐纳导引，内养真气，外慎邪风，神与形俱，气血周流，则体魄健全而却病，尽终其天年，度百岁乃去，《灵枢经·本神篇》说："故智者之养生也，必顺四时而适寒暑，和喜怒而安居处，节阴阳而调刚柔，如是则邪僻不生，长生久视。"此所谓"未病先防"者也。

《黄帝内经》认为，医学世界是一个"变动不居"的过程，人身生病，总是要传变，要发展变化的。疾病的发生发展可由轻变重，应当早期治疗，"上工救其萌芽"，以防止其传变而趋重，对病人造成严重伤害。在《黄帝内经》提供的"汤液"、"方药"、"必齐"、"醪醴"、"药酒"、"药熨"、"针刺"、"砭疗"、"灸煿"、"按摩"、"放血"、"膏疗"、"导引"、"行气"、"紊指"和"手术"切除等等，以及其思想体系指导而发展起来的各种治法中，选择最适合其实际病情的治疗方法，给以辨证施治。所谓"已病防变"者也。

《黄帝内经》不仅给我们留下了一个比较完备的中医药学理论体系，还给我们留下了不可多得的可靠的宝贵治疗经验，如《素问·针解篇》说："刺实须其虚者，留针阴气隆至，（针下寒）乃去针也；刺虚须其实者，（留针）阳气隆至，针下热乃去针也"。《灵枢·终始》说："刺热厥者，留针反为寒，刺寒厥者，留针反为热。刺热厥者，二阴一阳，刺寒厥者，二阳一阴。所谓二阴者，二刺阴也，一阳者，一刺阳也；所谓二阳者，二刺阳也，一阴者，一刺阴也，久痛者，邪气入深，刺此病者，深内而久留之。间日而复刺之，必先调其左右，去其血脉"。用针刺手法使人体产生凉感以退热，或以针刺手法使人体产生热感以祛寒。《素问·缪刺论》说："齿龋，刺手阳明，不已，刺其脉入齿中，立已"。此治下齿痛，配以刺两手合谷穴，留针 20 分钟，如治上齿痛，配以刺两足内庭穴，留针 20 分钟，疗效更确切，更稳定。数十年前，余曾治一壮年男子阴缩证，突发前阴茎垂上缩，疼痛难忍，叫呼不已，余以"前阴为宗筋之所聚"而"阳明主闰宗筋"，为之针刺足阳明经之归来二穴，留针 10 分钟，其病即刻若失，数十年来未复发。至于方药，包括"马膏桑引"在内，虽只有 13 方，而且"小金丹"一方还是宋人补上去的，但它制造了"复方"治病，促进了"方剂"的形成和药物治病的发展。且半夏汤治失眠，鸡矢醴治鼓胀，四乌鲗骨一芦茹丸治血枯，生铁落饮治怒狂，兰治脾瘅等等，皆为后世历代医家所习用。其中半夏汤一方，促进《千金要方》创制了"温胆汤"之方而《外台秘要》载《集验》则创制了"千里流水汤"之方。

《素问·阴阳应象大论》说："人有五藏化五气，以生喜怒悲忧恐"。人体七情的产生，是对客观外界的一种适应性变化，在正常范围内有益于人体健康，过节则转化为致病因素而置人于病。不同的情志，引起人体真气不同的改变，怒则气上，喜则气缓，悲则气消，恐则气下，惊则气乱，思则气结。情志为病的不同病机，反映出不同症状，给以不同的治疗。这种辨证施治思想，避免了"镇静剂"所带来的不良反应，显现出了中医药学的治疗优势。案例一：患者某，男，40岁，住湖北省枣阳市某区镇，干部。1975年4月某日就诊。患高血压病已多年，忽于两周前发生时而无故微笑，自己心里明白而不能控制，形体胖，头部昏闷，口干，舌苔厚腻而黑，脉象弦数。乃痰涎沃心，神明失守，治宜化痰涎，泻心火，拟导痰汤加味：胆南星10克，炒枳实10克，茯苓10克，法半夏10克，炙甘草6克，陈皮10克，大贝母10克，石菖蒲10克，黄芩10克，黄连10克，玄参10克。上十一味，以适量水煎药，汤成去渣取汁温服，日两次。按：《灵枢·九针论篇》说："心藏神"，《素问·调经论篇》说："神有余则笑不休"。心邪盛，则见时而无故发笑而不能自控。形体肥胖多属痰盛体质。痰浊郁结，清阳不升，津液不布，则头部昏闷，舌苔厚腻而口干，脉弦。痰浊化火，火极似水，故脉兼数象而舌苔兼黑色。《灵枢·癫狂篇》说："狂者多食，善见鬼神，善笑而不发于外者，得之有所大喜"。喜而气缓，津聚为痰，痰涎沃心，发为狂证善笑。导痰汤方加味，用导痰汤化痰行气，加大贝母、石菖蒲开郁通窍，黄连、黄芩泻心火，以平心神之有余。《素问·藏气法时论篇》说："心欲软，急食咸以软之"，加玄参咸软，以遂心欲而滋水以制火。药服七剂，痰消火退，善笑遂已。案例二：患者某，女，55岁，住湖北省襄樊市，家庭妇女。1972年5月某日就诊。儿子溺死，又家中失火被焚，三天前发病，神识不聪，烦躁欲走，多言语，善悲哭，舌苔白，脉虚。某医院诊断为"精神分裂症"，乃心神虚馁，痰浊扰心，治宜补心神而化痰浊，拟涤痰汤：法半夏 10 克，炒枳实 12 克，竹茹 15 克，胆南星 10 克，石菖蒲 10 克，陈皮 10 克，远志肉 10 克，炙甘草 8 克，党参 10 克，茯苓 10 克。上十味，以适量水煎药，汤成去渣取汁温服，日两次。按：忧思过甚则气结聚液为痰，故其发病则善悲哭而脉见虚象。《难经·三十四难》说："心色赤……其声言"，神明失聪，则精神恍惚而烦躁欲走，且多言语。涤痰汤方，用半夏、胆南星、竹茹、陈皮燥湿化痰，且陈皮同枳实行气以佐之，茯苓、甘草渗湿和中，以绝其生痰之源，党参、远志、石菖蒲补心安神，通窍益智。药服六剂，家中亦得到适当安慰而病遂愈。前者本之于《素问·调经论》"神有余则笑不休"，后者本之于《素问》同篇"神不足则悲"。案例三：患者某，男，20 岁。数年前曾发狂证多日，1966 年 11 月其病复发，狂走妄行，善怒，甚至欲持刀行凶。同年 12 月 5 日就诊于余。见其哭笑无常，时发痴呆，伴头昏、耳鸣、失眠、多梦、心悸、两鬓有掣动感，两手震颤，渐然畏寒，四肢冷，面部热，口渴喜饮，大便秘结。唇红，苔白，脉弦细数。治以柴胡加龙骨牡蛎汤去铅丹：柴胡 12 克，黄芩 10 克，法半夏 10 克，党参 10 克，生姜 10 克，大枣 3 枚（擘），桂枝 10 克，茯苓 10 克，龙骨 12 克，牡蛎 12 克，大黄 8 克。上十一味，以适量水煎药，汤成去渣取汁温服，日两次。服药四剂，狂止症退，改以温胆汤加味：竹茹 15 克，茯苓 10 克，炒枳实 10 克，陈皮 10 克，龙骨 12 克，法半夏 10 克（打），牡蛎 12 克，炒枣仁 10 克，石菖蒲 8 克，龟板 10 克，炙甘草 8 克。上十一味，以适量水煎药，汤成去渣取汁温服，日两次。服药数剂，其病痊愈，至今未复发。按：《素问·灵兰秘典论篇》说："胆者，中正之官，决断出焉"。《灵枢·九针论》说："胆为怒"。胆实痰郁，失其中正之用，无以正常决断，则善怒，甚则欲持刀行凶。胆主筋，司运动，其脉行于头面两侧，绕耳前后，故其狂走妄行，两手震颤，两鬓有掣动感而头昏、耳鸣。肝藏魂，胆为肝之府而为肝用，故失眠多梦。胆气通于心，心神失宁，故其哭笑无常，时发呆痴而心悸。胆气郁而不伸，其阳郁结于内，则面部热、口渴、大便结、唇红、脉弦细数。其阳不达于外，则四肢冷而渐然畏寒。柴胡加龙骨牡蛎汤升发胆气、化痰定神明。服药后怒止症退，再以温胆汤加龙骨、牡蛎、石菖蒲利窍化痰安神而收功。此例本之于《素问·藏气法时论》"胆为怒"，亦见于《灵枢·九针论》。由此可见，《黄帝内经》的理论对指导临床医疗的重要意义。

《黄帝内经》的教育思想：也很值得我们今天重视开发利用。它的教育观，是以教育对象即学者为本，教者随着学者转，全书一百六十二篇，皆是学者提问，教者解答的方式在传道授业，这就做到了教学的有的放矢，生动活泼，虽"学，然后知不足；教，然后知困"（《礼记·学记》语），然学者进取，教者敬业，不断提出问题，不断解答问题，从而达到"教学相长"，并在医疗实践中"则而行之"，"使百姓无病，上下和亲，德泽下流，子孙无忧，传于后世，无有终时"，把医疗经验和医学知识永远传承下去，而所传承的内容，必须是真知，是真正经验，《素问·金匮真言论》特别要求："非其真勿授"。何谓"真"？《灵枢·官能》提出"法于往古，验于来今"，而《素问·八正神明论》对此释之曰："法往古者，先知《针经》也；验于来今者，先知日之寒温，月之虚盛，以候气之浮沉，而调之于身，观其立有验也"。学习古代《针经》的理论知识和前人经验，结合现时的时令气候和人体气血阴阳的变化调治人体以验证之，而"观其立有验也"。

《灵枢·病传》说："或有导引、行气、蹻摩、灸熨、熨、刺、饮药之一者，可独守耶？将尽行之乎？岐伯曰：诸方者，众人之方也，非一人之所尽行也"。由于各人天资不同，性格各异，一人很难尽行诸方而臻于至精，必须根据各人特长而"因人施教"，如《灵枢·官能》所说："明目者，可使视色；聪耳者，可使听声；捷疾辞语者，可使传论；语徐而安静，手巧而心审谛者，可使行针艾；理血气而调诸逆顺，察阴阳而兼诸方；缓节柔筋，而心和调者，可使导引行气；疾毒言语轻人者，可使唾痈咒病；爪苦手毒，为事善伤者，可使按积抑痹。各得其能，方乃可行，其名乃彰，不得其人，其功不成，其师无名"。是以《素问·金匮真言论》说："非其人勿教"也。《史记·仓公列传》载，菑川公孙光与公乘阳庆相善，知阳庆善为方，尝欲受之，而阳庆以公孙光受学"非其人也"，不许。公孙光后书介淳于意与阳庆，谓其好术数，"其人圣儒"，淳于意事阳庆甚谨，阳庆授其《脉书上下经》、《五色诊》、《奇咳术》、《揆度阴阳外变》、《药论》、《石神》、《接阴阳禁书》等，而意尽得其传。这种因材施教、授徒择能的教育观，正体现了《黄帝内经》"非其人勿言，得其人乃传"（见《灵枢·官能》）的教育思想。我们今天的研究生教育对此很有借鉴意义！

根据以上很不完全的论述，已足以表明《黄帝内经》在东方医学科学中的重要地位，具有经典性，是每个研习中医者的必读之书（不是说只研习《黄帝内经》）。但由于它成书于两千多年以前，随着社会的发展，文字变得古奥，亥豕鲁鱼也在所难免，其博大精深的理论知识，如不利用打开这座宝库大门的钥匙，只在宫墙外望，是不能窥见其堂奥之美的。故而有人认为学习经典是一种"悲哀"，而民族虚无主义者，则否定中医也是拼命攻击《黄帝内经》，这就不足为奇了。但是，经典著作具有内容的深刻性，历史的传承性，价值的恒定性，读者的广泛性等特点，要想轻而易举地把它攻击垮，也是不可能的。

2008 年 1 月

写于湖北中医学院

循名责实："中西医结合"

　　1953 年冬，毛泽东在中央常委会的讲话中说："中医宝贵的经验必须加以继承和发扬，对其不合理部分要去掉，西医也有不正确的地方，也有机械唯物论，将来发展只有一个医，应该是唯物辩证法作指导的一个医"。这为我国医学的发展，提出了一个新的构想，在 1956 年 8 月同音乐工作者谈话时，进一步提出了"把中医中药的知识和西医西药的知识结合起来，创造中国统一的新医学新药学"。毛泽东构想的我国医学前景：首先是"学"，有系统的新理论体系。这个新理论体系的建立，必是来自于和高于西方现代科学（包括西医学）、中国传统科学（包括中医学）二者理论知识的有机结合而合二而一，形成"统一的"、"唯物辩证法作指导的一个医"，即所谓"创造中国自己的有独特的民族风格"新理论体系的新医药学。之后，这个新医药学，又概括为"中西医结合"提了出来。

　　然而，时至今天，我国中西医结合研究已经进行了长达半个多世纪，国家投入了大量人力、物力和财力，却收效甚微，甚至没有出现一个真正中西医有机结合的成果。研究成果等于零，凸显了研究者的方法论错误。他们受西方科学的影响，看不起自己民族的传统医学，没有用唯物辩证法作思想指导，以其掌握的现代科学知识和方法，对中医药学按其内部规律进行研究，而是千方百计地对中医药学进行概念替换和理论易辙，极力要把中医药学纳入西方医学的范畴，以消灭中医药学的灵魂。恩格斯说过："一个民族要想站在科学最高峰，一刻也不能没有理论思维"（见《自然辩证法》）。没有中医药学理论体系，何来中医药学的特色？我们知道，"一个没有特色的东西本身是没有多少生命力"的。

《释名·释言语》说："名，明也，名实使分明也"。"名"非"实"也，"实"非"名"也。任何事物，有"实"则有"名"，有"名"则应有其"实"，"实"以载"名"，"名"以命"实"，名、实相符，则事物得治，故《春秋繁露·深察名号》说："名生于真，非其真弗以为名。名者，圣人之所以真物也。名之为言真也"。名、实未符者，则应据"实"以正"名"，或循"名"以责"实"，做到"名、实相符"。然而我国中西医结合工作，也出现了"盛'名'之下，其'实'难符"，数十年来，"实"不符"名"，而未见有人对此提出"循名"以"责实"者，所以造成了人们医学思想的混乱，干扰了我国医学发展的正确方向。恩格斯在《自然辩证法》一书中曾经指出："不论在自然科学或历史科学的领域中，都必须从既有的事实出发，因而在自然科学中必须从物质的各种实在形式和运动形式出发；因此，在理论自然科学中也不能虚构一些联系放到事实中去，而是要从事实中发现这些联系，并且在发现了之后，要尽可能地用经验去证明"。我国的医学家们在研究中西医结合过程中，直接违背了恩格斯的这一正确的思想方法，没有从中医药学这个"既有的事实出发"，也没有"从事实中发现"中医药学发展的内部规律，而是以西方医学为目标，把中医药学纳入西方医学的范畴，造成了极为不良的影响。

第一，歪曲了中西医结合的实质。毛泽东明确要求用"唯物辩证法作指导"、"把中医中药的知识和西医西药的知识结合起来，创造中国统一的新医学新药学"，而医学家们所做的中西医结合则是：一方面把中医药学纳入西方医学范畴，使中医西医化；另一方面，用折中主义为指导，把两种不同理论体系的中医内容、西医内容毫无内在联系的拼凑在一起，形成"中西凑合论"。取代了人们对中西医结合实质及其方法论的探索。

第二，破坏了中医药学理论体系。新中国成立后，中医药学在党和政府中医政策的照耀下，其理论体系在一定范围内得到整理和发展，然由于"中医落后论"像幽灵一样在医药卫生领域里甚至科技界徘徊游荡和中医教育的西化，人们都追求时髦而避讳中医理论，又用西医检查方法而说西话，久之则不太熟悉的中医理论体系被遗忘，从而患上了"中医失语症"，没有自己的学术，没有自己的思想，没有自己的语言，在医学前进的道路上，是"西步亦步，西趋亦趋"，唯西方医学的马首是瞻。

第三，加重病人经济负担和用药痛苦。在当前情况下，如遇患者病情复杂，又限于技术水平和医疗条件，必要时用中、西两法治病是可以的。这并不是中西医结合。不能把中西医两法治病的工作，混说成是中西医学术上的结合，而对一切病人的治疗都无原则地一概开上中药加西药，增加病人的经济负担和用药痛苦，成为人们"看病贵"、"看病难"的原因之一，甚至还带来用药灾害。

第四，浪费了国家医疗资源。这里所说的医疗资源，主要是指药品，有些西药还是从外国进口的，我国有13亿人口，资源并不是丰富的，而在不必要的中、西药并用过程中，药物资源是成倍的浪费了，损失巨大。

总之，在中西医结合这50多年过程中，我国西医学仍然保持了独立发展，而中医药学理论体系则搞得支离破碎，满目疮痍，"中西凑合论"代替了"中西医结合"，真正中西医结合的实质则在人们思想中几乎荡然无存！

前不久召开的党的十七大提出了继续解放思想。我们一定要在这种思想路线指引下，做到思想解放，以冲破中医药领域内舆论在某些方面对人们的思想禁锢，积极开展百家争鸣，贯彻国家发展科学技术的方针，改变中医药学领域内某些问题"一家独鸣"的局面，在有前提的条件下，认真探索出具有辩证思维的中西医结合的科研方法，努力保护中医药学整体观的理论体系和辨证施治的特色优势，促进中西医结合的正确发展。我国著名科学家钱学森先生为我们引路已经走到了前面，树立了榜样。

随着社会的发展，近现代科学的哲学基础"还原论"的弊端都显现出来了，资源枯竭，环境污染，生态失衡，人口爆炸，灾害频发，新的传染性疾病突发，等等，严重威胁着人类的生存。人们在发现还原论种种弊端——只见树木，不见森林；只顾局部，不顾整体；只顾现在，不顾将来；只顾眼前，不顾长远等等的同时，也发现了世界一切事物及其过程都是互相联系，互相依赖，互相制约，互相促进的，从而出现了耗散结构理论、协同学、系统理论等等，想起了中国古代的整体论思想。中国古代这种整体观，在"天人合一"思想指导下，把人与周围环境看成是一个统一的整体，把人体内部各个组织也看成是一个统一的整体，而整体内则保持着平衡、协调与和谐，维护着整体功能的活动。中医药学则是我国古代整体论从理论和实践两个方面集大成者。钱学森先生在《论中医现代化问题》一文中指出："作为东方科学文明的代表——中国医学将在人类进步的洪流中积极吸取现代科学前沿的新思想、新观念、日臻发展完善自己的现代理论体系并以未来医学先导的身份，再次展示她新的科学价值"，"科学整体发展趋势与东方科学的呼应已经预示着，中医的现代化"不仅仅是二十世纪六十年代人们所说的"可以充实世界医学内容"，而是"将引起整个医学的革命"，并进而"可能要引起整个科学的革命"！

2008 年 4 月 17 日于湖北中医学院

时年八十有三

重拾文化自信

　　西方经过文艺复兴之后，社会进入了近现代，伽利略发明了显微镜，魏尔啸氏提出了细胞说，等等，建立了实验科学，彻底告别了西方古医学，在"还原论"哲学思想基础上，医学科学取得了突飞猛进的成就。而位于东方的中国，在长期农耕社会里，通过医疗实践，创造和积累了丰富的实际经验和理论知识，发明了丰富多彩的治疗方法，并形成了一个伟大的医学宝库。

　　1840 年，世界列强用坚船利炮轰开了中国的大门，中国陷入了半殖民地半封建社会，在世界列强侵略政策的影响下，传教士带来了西方医学。于是，中国出现了两种医学的局面，把西方进来的医学叫作西医，把中国传统的医学叫作中医。本来，中国有两种医学并存，可以让人民大众有病提供选择，这并不是坏事。但因为西方医学是带着文化侵略性质进入中国来的，故一直抱着狂妄的心理排斥中国传统医学，并导致 1929 年南京政府向全国下发了"废止中医令"（遭到了全国中医药界和有志之士的反对而未果），1952 年中央卫生部主要负责人开始在全国进行所谓"旧医"登记，以改造成为西医医助（遭到了党的驳斥而未行通），直到 2003 年"非典"在北京流行，死亡率居高不下，卫生部某官员还不准中医参与治疗（后在国务院领导要求中医药全面介入治疗，死亡率迅速降了下来）。和西方医学相反，中国传统医学以其"整体论"的博大胸怀，先后提出了"中西汇通"、"衷中参西"、"中西医结合"等口号，欲纳西方文化而包容之，将二者融为一体形成辩证唯物论的一个医。经过一百多年的努力虽未成功，然中国医学始终遵循"文化多元化"的规律，不加干扰地让西方医学在我国得到了长足发展。

我国现实存在的中医、西医，是两种不同理论体系的医学科学，各有自己的东西方文化特征。中医是我国古代人民在长期与疾病做斗争的医疗实践中积累了大量直接经验而总结、创造出来的，而西医则是在十五、六世纪后西方出现实验科学产生的，二者产生的历史条件不同，社会背景不同，发展过程不同，理论体系不同，医学模式不同，哲学基础不同，二者不具有同一性，因而现在缺乏结合的基础。客观规律，总是不以人们的意志为转移，故一百多年来，中西医既汇而未能通，又结而未能合，仍然是中医、西医而两两并立存在。因而启示我们：中医、西医只有按各自的内部规律发展，任何违背其内部规律的做法都是徒劳的。在"中医不科学"的思想指导下，西医始终坚持自己的独立发展，而中医则是始而"西医在朝，中医在野"，继而则是"在中医里面选西医"掌权以禁锢中医。既然中医、西医是两种不同理论体系的医学科学，又要求中医利用现代检查手段诊断疾病。这岂不是南其辕而北其辙，有人说："中医只能姓'中'，不能有复姓"，接着又说："要掌握科学检查方法，还要学习它的理论。"看来这些人除了提出"折中主义"的"中西凑合论"以外还能提出什么呢？记得 20 世纪 80～90 年代时，北京有位在西北大学读书的大学生，病浮肿休学在北京就诊于某医院肾炎专家的中医老大夫，检查尿"＋＋＋＋管型"，诊断为"慢性肾炎"，治疗一年多治疗吃药 300 余剂，"管型＋＋＋＋"未变，党参、黄芪之方等药也不变。之后，患者母亲购买河南一家药厂生产的"胜金丹"为主内服、安徽某山出产的石苇、白茅根煎水当茶饮而治愈，足以见中医药学是与西方医学并行而具有东方文化特征的另一个知识体系。现代科学检查方法要为我所用，必须加以辨证施治的改造——长期积累资料，到一定时候，在中医药学基本理论指导下进行总结，把它纳入辨证施治范围内，从而发展辨证施治。不加改造的拿来主义，照西医已有的结论行事，对中医是有害的。我们必须动态的利用现代检查手段，绝对不能静态利用。

金永利在《西方学者给历史"纠偏"》一文中说："近代以来，西方对他者的历史'偏见'无处不在。历史'偏见'的形成与西方殖民者自大而自负的心态有关，也与西方实行经济、军事和文化征服的目的有关。可悲的是，这种历史偏见和殖民主义思维在殖民统治结束后相当长的时间内仍在发挥深刻的影响。由于它的隐蔽性，许多人并未认识到它的存在。贬低自己的传统文化与制度，嘲笑自己文化与制度中有益的部分和盲目崇拜西方文化与制度甚至成了某种时尚与潮流。"西医学在中国就是一个"时尚与潮流"的典型例证。众所周知，科学虽然是没有国界的，但科学家是有祖国的。在世界上还存在国家的情况下，我们是属于自己祖国的，接纳和享受着国家给予的一切。因此，热爱祖国是每一个公民义不容辞、不可推卸的社会责任。我们要用自己行动和智慧，对祖国做出贡献。刘润为说："毋庸讳言，自冷战结束以后，中国在文化自信上出现了较大的失落，集中表现为对于西化的向往。失掉文化自信的原因当然很多，其中一个重要的客观原因，就是软实力西强我弱。如今，西方软实力的光芒日渐暗淡，中国文化软实力如日初升，这正是重拾文化自信的大好时机。"作为中医，要正确认识自己传统文化的优越性，正确认识上下五千年绵延未断的中华文化的内在根据性，树立热爱自己传统中医药文化的自信与自尊，争取中医药文化更多的话语权，克服自卑感和盲目崇拜西方文化而"自我附属"，以纠正不光彩的"时尚与潮流"，使中医医院做到真正姓"中"，在中医技术上精益求精，在中医药上攀登科学高峰。然现在拜金主义作祟，赵大元帅大行其道，致医疗和保健市场乱象丛生，药价虚高不下，假冒伪劣充斥，医生滥开各种检查或大处方、贵处方领取回扣，中医滥开西药处方，西医滥开中医处方，或开中、西药双重处方，这一方面严重浪费了国家的医疗资源，违背了建立节约型社会原则；另一方面增加了病人经济负担和用药痛苦甚至带来了严重危害。作为医药卫生系统的政府官员，对此情景置若罔闻，表现了似乎整治乏术和管理无能。据报载："韩国、新加坡、泰国及我国香港、台湾地区都采取分业制，即每位职业医师只能从事一种医学，取得中医行医执照者不得从事西医，取得西医行医执照者不得从事中医。这种制度有利于中医临床工作者一心一意研究中医，努力提高中医水平"。中国大陆难道不能做到这一点？非不能也，是不为也。

重拾文化自信

现在到了我国重拾文化自信的时机，职业医师必须采取分业制，明文规定中医只能开中药处方，西医只能开西药处方，以纠正混合开药，确保病人的利益。至于西医学习中医者，可以有"双重处方权"，然必须是合乎毛泽东主席 1958 年 10 月 11 日对卫生部党组《关于组织西医离职学习中医班总结报告》的批示条件者，否则，一概不予承认。

写于湖北中医药大学

2011 年 11 月 24 日

就《为什么要力挺中医》一文而论

　　最近我读了《光明日报》2012 年 8 月 24 日发表的《为什么要力挺中医?》一文,我认为是必要的。而且是很有必要的。不过,还是有几点值得商榷的地方。现特在这里提出来,以和该文作者曹洪欣先生商榷,并就正于海内外同道!

　　在预防医学领域里,中国发明的天花一次接种,可获得终身免疫。《世界古代发明·医学》中说:"公元 10 世纪,中国的炼金术士研制了最早的天花接种疫苗,为免疫学奠定了基础。涂有含菌物质的棉球往往被放在鼻孔内。16 世纪,这种技术在中国得到广泛的应用,并从那里传到土耳其,进而使西方人对预防接种有了初步的认识"。在此基础上,英国人改进为牛痘,通过多年的努力,1980 年 5 月 8 日,第三届世界卫生组织大会宣布人类已经消灭了曾经严重威胁人类健康和生命的天花之病。这是中医对世界医学的一大贡献。

一

　　养生防病,作者提出了中医养生、道家养生、佛家养生概念,未阐明它们的基本内容和区别之点以及养生的基本要求,不妥。养生,又名"重生",又叫"尊生",又叫"摄生",又叫"全生",又叫"养性",又叫"养形",又叫"全形"。养生防病,中医有着丰富多彩的内容。它不完全等同于治未病。惟须终身行之,终身受益。心意平和,随时可行。《庄子·内篇·养生主》："缘督以为经，可以保身，可以全生，可以养亲，可以尽年"，郭象注："顺中以为常也。苟得中而宜度，则事事无不可也。夫养生非求过分，盖全理尽年而已矣"，《春秋繁露·循天之道》说："故君子闲欲止恶以平意，平意以静神，静神以养气，气多而治，则养身之大者得矣"，又说："故仁人之所以多寿者，外无贪而内清净，心和平而不失中正，取天地之美以养其身，是其且多且治"，《吕氏春秋·季春纪·尽数》说："故凡养生，莫若知本，知本则疾无由至矣"，高诱注："《传》曰：'人受天地之中以生，所谓命也'，孟子曰：'人性无不善'。本其善性，闭塞利欲，疾无由至矣"，《吕氏春秋·开春论·审为》说："中山公子牟谓詹子曰；身在江海之上，心居乎魏阙之下，奈何？詹子曰：重生。重生则轻利。中山公子牟曰：虽知之，犹不能自胜也。詹子曰：不能自胜则纵之，神无恶乎（比言"宁神以保性"）。不能自胜而强不纵者，此之谓重伤。重伤之人无寿类矣。"养生者必须"胜欲"，只有战胜个人欲望，才能使"嗜欲不能劳其目，淫邪不能惑其心"（《素问·上古天真论》），以保证"真气从之，精神内守"（同上篇），而"无为（不违背自然规律）则俞俞（庄子语，成玄英疏：'从容和乐之貌也'）。俞俞者，忧患不能处，年寿长矣"。当然，"年寿长"不等于永远不死，《吕氏春秋·季春纪·尽数》说："察阴阳之宜，辨万物之利以便生，故精神安乎形，而年寿得长焉。长也者，非短而续之也，毕其数也。"活到人应该活到的年纪。

在物欲横流、拜金主义、道德沦丧、人心浮躁的今天，有几个人能够静下来做到真正的养生。

二

作者说："早在《黄帝内经》中，我们的先辈就提出了'上工治未病'的理念。'治未病'的中医预防学思想，包括未病先防，既病防变和愈后防复三方面内涵"，可商。《黄帝内经》中"治未病"不包括"未病先防"，如《素问·刺热篇》说："肝热病者左颊先赤；心热病者颜先赤，脾热病者鼻先赤；肺热病者右颊先赤；肾热病者颐先赤。病虽未发，见赤色者刺之，名曰治未病。""上工不治已病治未病……此之谓也。"《灵枢·逆顺》说："候其可刺奈何？伯高曰：上工刺其未生者也；其次，刺其未盛者也；其次，刺其已衰者也；下工刺其方袭者也；与其形之盛者也；与其病之与脉相逆者也。故曰：方其盛也，勿敢毁伤，刺其已衰，事必大昌。故曰：上工治未病，不治已病，此之谓也"。《金匮要略·藏府经络先后病篇》："问曰：'上工治未病，何也？'师曰：'夫治未病者，见肝之病，知肝传脾，先当实脾，四季脾王不受邪，即勿补之。'"是所谓"上工治未病"者，乃谓"早期治疗"也，《素问·八正神明论》曰："上工救其萌芽，必先见三部九候之气，尽调不败而救之，故曰上工"，《灵枢·官能》说："是故上工之取气，乃救其萌芽"，杨上善《太素·知官能》注："邪气初客，未病之病，名曰萌芽"，又注《本神论》："萌芽，未病之病，病之微也"，又注《虚实补泻》说："刺虚奈何？答曰：微，即未病之病也"，可证。《史记·扁鹊仓公列传》说："扁鹊过齐，齐桓侯客之，入朝见，曰：'君有疾在腠理，不治将深。'桓侯曰：'寡人无疾。'扁鹊出，桓侯谓左右曰：'医之好利也，欲以不疾者为功。'后五日，扁鹊复见，曰：'君有疾在血脉，不治恐深。'桓侯曰：'寡人无疾。'扁鹊出，桓侯不悦。后五日，扁鹊复见，曰：'君有疾在肠胃间，不治将深。'桓侯不应。扁鹊出，桓侯不悦。后五日，扁鹊复见，望见桓侯而退走。桓侯使人问其故。扁鹊曰；'疾之居腠理也，汤熨之所及也；在血脉，针石之所及也；其在肠胃，酒醪之所及也；其在骨髓，虽司命无奈之何。今在骨髓，臣是以无请也。'后五日，桓侯体病，使人召扁鹊，扁鹊已逃去。桓侯遂死。"晋·皇甫谧《针灸甲乙经·序》说："仲景见侍中王仲宣，时年二十余。谓曰：'君有病，四十当眉落，眉落半年而死。'令服五石汤可免。仲宣嫌其言忤，受汤勿服。居三日，仲景见仲宣谓曰：'服汤否？'仲宣曰：'已服。'仲景曰：'色候固非服药之诊，君何轻命也！'仲宣犹不信。后二十年果眉落，后一百八十七日而死，终如其言。"《三国志·魏书·方技传》说："盐渎严昕与数人共候佗，适至，佗谓昕曰：'君身中佳否？'昕曰：'自如常。'佗曰：'君有急病见于面，莫多饮酒。'坐毕归，行数里，昕卒头眩堕车，人扶将还，载归家，中宿死。"

可见古人所谓治未病，是指人已受病而病未发其人尚无感觉，非谓其健康无病也。

三

作者说："中西医结合的成就有许多，如西医的辨病和中医的辨证相结合诊断、治疗模式和方法的创立；针刺原理推动神经生物学、生理学及病理学等基础学科的发展，具有重要价值的新药发明以及西医医院大量应用中成药等等"。这话欠妥，不符合于"中西结合"医学的定义。众所周知，毛泽东通过多年思考，提出了"学习西医的人，其中一部分又要学中医，以及运用近代科学的知识和方法来整理和研究我国旧有的中医和中药，以及把中医中药的知识和西医西药的知识结合起来，创造中国统一的新医学新药学"，"把中西医界线取消"，"发展只有一个医，应该是唯物辩证法指导的一个医"。在 1958 年报纸上将其概括成"中西医结合"。这是中、西两种医学知识有机结合的新医学体系。这种新的医学体系，必是来源于中西两种医学，它既是中医，也是西医；既非中医，也非西医；既高于中医，也高于西医这样一种医学形态。但是，正如作者所说："中西医结合存在着诸多困难，一是东西方文化的差异性，二是医哲交融的歧义性，三是中西医缺乏对应性语言，难以沟通，四是研究方法的局限性"。一句话，中医、西医是两种不同理论体系的医学，各有自己的文化特征。必须根据各自的内部规律进行研究发展。作者的学术态度欠严肃，上述中西医结合的困难"四难"，未解决一个，接着即又说"中西医结合的成就有很多"，这不是太夸张不实了吗？说"西医的辨病和中医的辨证相结合诊断、治疗模式和方法的创立"，是中西医结合的成就。列宁在《国家与革命》一文中说："把马克思主义改为机会主义的时候，用折中主义冒充辩证法是最容易欺骗群众的。"大家知道，中医、西医理论体系不一样，西医病名一旦确诊就是固定的，治疗模式也是不变的，而中医辨证则是随着病情的发展变动不居，病万变药亦万变，二者是怎么做到有机地结合呢？实际上，根本不可能。它只能和中医辨证相结合，而且早已自然地结合了。为了时髦，把西医病名死搬硬套而纠结在一起，不感到别扭吗？再说"针刺原理推动神经生物学、生理学及病理生理学等基础学科的发展"，这推动我国基础医学这几个学科的发展当然是好事，但它没有提高中医针灸的疗效，没有提高中医针灸的理论，没有产生中医针灸和西医二者的共同理论机制，没有被中西医结合所包容，实难纳入中西医结合的范畴。尤其严重的是他的这种所谓中西结合是在千方百计地对中医进行概念替换和理论易辙，力图将其纳入西方预防医学的范畴，把中医学理搞得支离破碎，打乱了中医药学理论体系，搅浑了中医药学实际经验，造成了中医院不姓"中"，大多数中医人员西医化，没有中医自己的语言，没有中医自己的思想，没有中医自己的学术，这种状况如任其长期存在下去，中医药学这份宝贵文化是不堪设想的！至于"具有重要价值的新药发明"，当是指的屠呦呦的"青蒿素"，留待下面详谈，而说"西医医院大量应用中成药"，也是中西医结合的成就。这简直有点俗不可耐。它客观上鼓励了西医大开中成药处方以创收，而增加病人的经济负担和痛苦，甚至造成病人的危害。这是坚决不可提倡的！

四

作者说："从重理论轻解剖到王清任大胆挑战前人理论，并进行纠正，是发展，从《衷中参西录》到中西医结合的各项成绩，是发展"，可商。作者说："王清任大胆挑战前人理论，并进行纠正，是发展"。这个所谓"发展"，当然是指"心乃出入气之道路，何能生灵机、贮记性"的记述，以否定心主思维在人体主导作用。考我国汉代许慎《说文解字》一书，将"囟"、"思"、"心"三个字排列顺序则可知其"心气上于脑产生思维活动"。《尔雅·释诂上》郝懿行义疏说："囟，䐉盖也。人从囟至心如丝相贯。心、囟二体，皆慧知所藏。人之思虑生于心而属䐉……"䐉与脑同。下面再看现代心藏移植的案例。

1990 年 11 月 9 日《武汉晚报》第八版刊载，"在摩洛哥首都拉巴特，47 岁的职员里兰尼患了严重的心藏病，生命危在当夕。由于找不到人的心藏进行移植，医生决定实行一项大胆的尝试，用猪心代替"，

"手术后，那颗植入病人胸腔里的猪心正常跳动"，但他的"行为变得像猪"，"他在走路时，喜欢用双手和双膝触地而行，而且还嗜好到垃圾堆里乱爬乱拱，弄得全身肮藏不堪"。1998 年 1 月 2 日《长江日报》第四版刊载："56 岁的美国妇女克莱尔·塞尔维亚从小就有健康问题，心藏一直有杂音……随着年龄的增长，她的心肺功能日益恶化，常常要靠氧气维持生命，整天躺在病床上。1988 年 5 月 29 日，塞尔维亚接受医生建议成为新英格兰地区第一个心肺移植手术患者，经过 5 个半小时的手术治疗，塞尔维亚终于从死神的阴影中逃脱出来，获得了新生。然而，使人意想不到的是，这个手术不仅把她从多年的疾病中拯救过来，而且她的生活也由此发生了巨变。譬如，她以前是喜欢喝茶而厌恶啤酒，可当她手术苏醒过来的第一件事就是想喝啤酒；原来她曾经憎恨的绿胡椒粉现在喜欢了；她还特别钟情于炸鸡，手术复原后她第一次开车就着魔似地到一家炸鸡店买了几块炸鸡。更奇怪的是她的行为举止也发生了变化，她变得具有过去从来没有过的攻击性，更加自信，敢作敢为，更具有男子气概，喜欢开快车……塞尔维亚……通过一份报道那场车祸的报纸找到了捐赠者的家，死于车祸的小伙子 18 岁，叫蒂姆·拉明德兰，小伙子生前最爱吃的食物就是炸鸡，就在车祸现场，他还抱着一盒刚刚买来的炸鸡块。同时，小伙子的家人还证实了许多在她身上的奇怪现象都是蒂姆生前的所作所为。"据此，则证心气上入于脑，而脑果受心气支配。

事实上，有的中医理论，是以哲学的思辨认识的，比如"经脉循环"，就是一例。而王清任真正医学形迹可征者，惟其活血逐瘀诸方，血府逐瘀、膈下逐瘀、通窍活血等为创见，惜该文未被提及。至于说"从《衷中参西录》到中西医结合的各项成绩，是发展"，但没有"到"，我国中西医结合工作始终没有达到中西医结合的境界，至今已半个多世纪，没有出现一个学术上真正有机地结合的成果。因而无所谓"发展"，只是关着门在家里作揖"自己恭喜自己"而已！屠呦呦作为第一发明人研究青蒿素项目得到重大进展，不是中医而是中国对世界人民健康的贡献，已经得到了包括西方国家在内的全世界的高度评价和认可。从而表明了屠呦呦研究的青蒿素是完全按照西药的药理药化要求的，我们也高兴，因为它是中国的发明。然而它不含有中药的理论知识，故不属于中西药的有机结合。

　　工作上中西医并重，是说的卫生行政部门，既要重视发挥中医作用，也要重视发挥西医作用。而学术上的中西医结合则是另外一个事，它要统一东西方文化，统一中西医哲学基础——"整体论"和"还原论"，则非唯物辩证法莫可胜任。唯物辩证法是实事求是的，客观规律不以人的意志为转移。我国搞中西医结合工作已有 50 多年了，1958 年在"赶英超美"的氛围中，报纸上正式提出"中西结合"这一命题。于是，全国数十家医疗科研机构对中西结合的途径进行了积极而认真地探索，数十家医药刊物对此项工作经验进行了及时地交流和宣传。"文革"期间，报纸上更是发表了《中西结合是我国医学发展的唯一道路》的文章，全国医药卫生领域里又掀起了一个"中西结合"的高潮，广大中西医结合工作人员长期都在仔细寻找中医、西医的结合点，以求得到突破。但遗憾的是，至今仍然没有取得这一突破。因而也没有出现一个学术上真正的中西医有机结合的成果。现在临床上所谓的中西医结合，实际上是中西医在诊疗工作中的合作共事，或者是中西医的两法治病，无关于学术上的中西医结合也。如果现在说"中西结合是中国在 20 世纪对人类医学发展的一大创举和贡献"，是否有夸张之嫌？面对世界医学，说话总要留点余地，何况国内国外都有学者认为中西医具有不可通约性。

2012 年 10 月 24 日

湖北中医药大学

就《为什么要力挺中医》一文而论

中西医二者没有同一性（一）

在医学领域里，坚持医学理论对医疗实践的依赖关系，坚持理论指导下的医疗实践，坚持理论与实践的辩证统一。这里所谓的"理论"，是指东方文化的中医药学理论，所谓"医疗实践"，是指东方文化的中医药学医疗实践。只有具备东方特征的中医药学，才能符合中华民族的实际，我们才会运用自如，才能立起沉疴，起死人而肉白骨也。

回忆近代以来，在世界列强的文化侵略政策影响下，中国人有的主张消灭中医，有的主张中西汇通，有的主张中西医结合，经过长期实践后，结果呢，是中医消而未能灭，中西医汇而不能通，也结而未能合，中医西医仍然各是各。因为它不符合中西医发展的内部规律。应该知道，中医、西医，分别属于东西方两个文化范畴，各有自己的文化特征，二者产生的时代背景不同，历史条件不同，理论体系不同，哲学基础不同，医学模式不同，二者没有同一性，不可能结合成一个医学。为了中西医结合，医学家们还在千方百计地对中医进行艰苦的概念替换和理论易辙，力图将其纳入西方医学的范畴，从而实现中医学的现代化。这种形式主义的现代化，没有能够促使医学向前跨进半步，相反，还使中医药学被撕裂被变形，发生西化，不可掌握，失去疗效，危害病人。本来，我国有中医，有西医，是一个医疗资源的优势，必要时可供人们的选择。为什么偏要违背医学的自然规律而要搞中西医凑合论以摧残具有东方文化特征的中医药学呢！

在中医高等学校教材里，亦是长期充斥"中西凑合论"。我国"中西医结合"的命题，从 1958 年公开见诸报端算起已经半个多世纪，没有取得一个真正的具有辩证思维的中西医有机结合的成果，长期停留在寻找中西医的"结合点"上，既然尚未找到结合点，写教材就当"文抄公"，你抄我的，我抄你的。教材越抄越厚，稿费越抄越多，越是距离经验越远。这需要几代人才能肃清影响，提高质量。

2015 年 6 月 18 日

中医药学有强大生命力

　　近代以来，在世界列强的文化侵略政策的影响下，中国人有的主张消灭中医，有的则主张中西医汇通，有的则主张中西医结合。经过长期实践后，表现出了中医是消而未能灭，中西医则是汇而未能通，或是结而未能合，中医西医仍然各是各。为了中西医结合，医学家们还在千方百计地对中医进行艰苦的概念替换和理论易辙，力图将其纳入西方医学的范畴，从而实现中医学的现代化。这种形式主义的现代化，没有能够促使医学向前跨越进半步，相反，还使中医药学被撕裂、被变形，发生西化，失去疗效，危害病人。本来，我国有中医，有西医，是一个医疗资源的优势，必要时可供人们的选择。为什么偏要违背医学的自然规律而要搞中西医凑合论以摧残具有东方文化特征的中医药学呢？蔑视辩证法，是不能不受惩罚的。

　　我国"中西医结合"的命题，从1958年公开见诸报端算起已经半个多世纪，没有取得一个真正的、具有辩证思维的中西医有机结合的成果，长期停留在寻找中西医的"结合点"上。在中医高等学校教材里，亦是长期充斥"中西医凑合论"。上下五千年从未间断过的我中华民族优秀文化中医药学，被浮躁浅薄者攫取了，编写教材则不读书、不思考，只做"文抄公"，你抄我的，我抄你的，教材越抄越厚，越抄离实际经验越远，价格就越高，稿费就越多，学生总是要买的。有些人硬说将来《伤寒论》教材还是中不中、西不西的两张皮的烦琐之势成立，我不知其何所据？其实，不过是装腔作势，不懂装懂而已！这种把传道、授业、解惑的严肃课堂，当作自由市场，贩卖自己的私货，稍有谬误，是会害人的。尤其两个不同理论体系的医学，容易出差错。我早在给时任国务院副总理吴仪同志的第一封信就建议过："在临床医疗过程中，要严格中西医的界限，明确中医师不得滥开西药处方，西医师也不得滥开中药处方，清理医疗中的药物混用状态，减少药害和杜绝浪费。"（《李今庸医案医论精华》，北京科学技术出版社，2009 年 4 月版，第 265 – 267 页）

十年前，我给国家中医药管理局原常务副局长李振吉同志的信中，明确表达了"中医、西医分别属于东西方两个文化范畴，各有自己的文化特征，二者产生的时代背景不同，历史条件不同，理论体系不同，哲学基础不同，医学模式不同。二者没有同一性，短时间没有结合的可能。"（见人民日报出版社《中国当代思想宝库》632 – 635 页）。其实，早在几年前，中西医结合专家在北方就召开了一个小型中西医结合工作总结会议，结论是"中西医结合的路走不通，不能向外说。"在北京，有一天中午吃午饭时，上海中医专家说："中西医结合的道路走不通，而且出自某某某之口。"今有山东中医药大学祝伯讷先生，2015 年 5 月 14 日在《中国中医药报》第三版发表了《中医药创造三大奇迹》一文，指出"……起源于中国的西方的自然科学的各学科的成就，到十九世纪末已经全部融合了——只有中医是个例外，至今与西医学格格不入，找不到可融合的基本点。即便由政府决策和推动也不能促其融合。两千年前确立的理法方药体系之所以一直有效地主导临床防治至今，在于它如实地认识和掌握了健康与疾病的客观规律，如实地认识和掌握了对病变进行有效调理的机制和规律。这种'两千年一贯'，在世界医学中是独一无二的。"表明了中医药学是有强大生命力的。

2015 年 7 月 8 日

中医药学有强大生命力

为中医药学现状与韩启德先生商榷

　　读韩启德先生发表在《光明日报》2016 年 1 月 11 日第 11 版上刊登的《关于当前发展中医药的几点看法和建议》一文，颇有商榷之必要，特提出以就正于全国同道。

　　一、韩启德先生说："中华人民共和国成立之后政府从来都大力支持中医药发展"。此话无历史事实支持，可商也。考中华人民共和国的最高医药卫生行政管理机关是中央卫生部，其负责人是党组织书记贺诚，在我国 1950 年召开的第一次全国卫生工作会议上，贺诚特邀请 1929 年提议在全国废止中医而未逞的海归派余云岫再提消灭中医的办法。就在这个会议上，余云岫和宋大仁、江晦鸣三人，联合提出了一个所谓的《改造旧医实施步骤草案》。在贺诚操纵下，《草案》获得了通过。王斌则发表了《在一定的政治经济基础上产生一定的医药卫生组织形式与思想作风》，污蔑中医是"封建医"，只能在农民面前起到有医生治疗的安慰作用。1952 年，贺诚在全国实行了所谓旧医登记，在各地办中医进修，学习各种西医课程，改造中医为西医助理，从而消灭中医。被毛主席发现了，严厉地批判了贺诚的错误思想，罢了贺诚的官，《人民日报》1954 年 10 月发表了《正确地贯彻党的中医政策》的社论，毛主席挽救了中医。为了发展中医和培养中医人才，1955 年在北京创办了中医研究院（北京中国中医科学院前身），1956 年在北京，上海，广州，成都创办了四所中医学院。1958 年保定会议上出现了大办中医教育的高潮，各方兴起了十几所中医学院，不久遇上三年困难。在整顿、巩固、充实、提高的八字方针中，卫生部长们又要砍掉全国所有的中医学院，幸有吕炳奎老仗义执言上书周恩来总理才得以保存下来。之后，卫生行政领导部门长达若干年不准中医病房收治急重病和发热病人。

二、韩启德先生说："中医药不能排斥现代科学，当今世界，任何事物都要接受现代化的洗礼。中医药不能故步自封，要采用现代科学方法，证实确切疗效，揭示作用原理。"可商。中医药的发展，只有依靠中医药学的内部规律才有可能。中医药学是中华民族的原创医学，是一个建立在中华民族文化基础上的独立的知识体系，从一开始，几千年前就规定了其发展方向，在保障我国人民身体健康和民族繁衍昌盛过程中，受到了医疗实践的严格检验。并在这个严格检验过程中得到了巩固和发展。近代以来，世界列强用坚船利炮轰开了中国的大门，使中国沦入了半封建半殖民地社会，由于殖民主义政策的结果，从而产生了民族虚无主义，中国人自己有的主张消灭中医，有的主张中西医汇通，有的主张中西医结合。通过一定时间的社会实践，中医是消而未能灭，中西医则汇而未能通或结而未能合，中医西医仍然各是各。从新中国成立前成立的国医馆提出"中医科学化"到新中国成立后提出了中医现代化以来，屈指一数已有一百二十多年。摧残的中医学术不少，中医宝贵的经验丢失也很多，现在是中医院已多数不姓"中"了，明明是中医丢得太多了，中医几乎都得了"失语症"，没有自己的学术，没有自己的思想，没有自己的语言。还在说中医"故步自封"，还在说中医在"排斥现代科学"。再说"故步自封"虽不可取，而好高骛远，崇洋媚外则亦不可取也。

2016 年 1 月 17 日写

为中医药学现状与韩启德先生商榷

我国从来就没有过"中西医结合"
的客观基础

　　毛泽东先生说："历史的经验只得注意。"习近平总书记说："历史是人类最好的老师。"我们记得，1958 年在超英赶美的政治氛围中，报纸上出现了"中西医结合"这一命题，从而在全国医药卫生界的中西医药卫生工作者无一例外都投入到中西医结合的洪流之中。尔后，刘湘屏任卫生部长，又发表了一篇《中西医结合是我国医学发展的唯一道路》，从而又掀起了一个中西医结合的高潮，高潮下去，则逐渐出现一些专门中西医结合的机构，如中西医结合研究所、中西医结合医院等。这个所谓"中西医结合"，前后共搞了五十七、八年，始终只停留在寻找中西医的"结合点"上。时至今日，连这个"结合点"都缥缈未见，还遑论什么"结合"？简直是"痴人说梦"。2012 年 8 月，我曾建议我校组织一次召开中西医结合讨论会，而力主中西医结合的当权者则未敢召开。实际上，中西医结合，是我国民族虚无主义者在新的条件下发生的演变，根本不存在中西医结合的客观基础。

湖北中医药大学

2016 年 2 月 29 日修改

附件：建议我校组织召开一次中西医结合讨论会。

李今庸中医思考　读医心得

建议我校组织一次召开中西医结合讨论会

一、主旨：发扬民族文化

二、讨论内容：

1. 团结中西医和中西医团结。

2. 中华传统医学和中医现代化。

3. 中西医并重和中西医结合，中西医能否结合？怎么结合及结合后是一个什么样医学形态？

三、思想方法：辩证唯物论亦是折中主义。

四、请省委宣传部长出席。

五、请新闻记者会后在《光明日报》上向全国报道。

注：提倡相互尊重，礼貌发言，讨论会上，一律平等，无所谓领导与被领导，老教授和年轻学者，老师与学生，只要言之成理，持之有故，皆可在大会上发言，会议之后，不作结论，学术观点，自我修正。

李今庸建议

2012 年 8 月 20 日

我国从来就没有过『中西医结合』的客观基础

再论中西医不可结合（一）

《2030年中医药服务领域全覆盖》说："遵循中医药发展规律，促进中西医结合。"此话可商。

列宁在《进一步退两步》一文中说："没有抽象的真理，真理总是具体的。"遵循中医药发展规律，怎么样可以"促进中西医结合"？中西医结合是一个什么样的医学形态？毋庸置疑，是一种互不粘连的两块瓦。列宁在《再论工会·目前局势及托洛茨基和布哈林的错误》一文中说："根据最普通的或最常见的事物，做出形式上的定义，并以此为限。如果在这样的情况下，拿两个或更多的不同的定义，把它们完全的偶然的拼凑起来（既是玻璃圆筒，又是炊具），那么我们所得到的就仅仅是一个指出事物的各个方面的折中主义。"折中主义绝对阐明不了整个内容的本质。玩弄概念，交代不了过程，仍然无济于事。事实上，二者的哲学基础不同，理论体系不同，医学模式不同，就规定了其发展方向不同。客观事物的发展规律，是不以人们的主观愿望为转移的。多年来，寻找中西医的"结合点"是徒劳的，枉费心机的。中西医结合论者可以休矣。

湖北中医药大学

2016年3月2日

中西医不可能结合（二）

　　我国古代社会发展到"诸子蜂起，百家争鸣"春秋战国时代，天文、历法、农业、手工业等等都有很大发展，医药亦积累了丰富的经验，并出现了一些医药小册子，如《脉经上下篇》、《奇恒势六十首》等。于是秦、楚、齐、燕、韩、赵、魏等七国的古代医家，聚集在一起进行交流，在求大同、存小异的原则下，总结写出了一部划时代的医学巨著——《黄帝内经》。它承载着阴阳五行、藏府经络、营卫气血、精、神、津液、五官九窍、皮肉筋骨、毛发肤腠、三百六十五孔穴及日月潮汐等理论体系。这个理论体系具有无限包容性，只要同类，就可以吸收接纳，促其发展，因而，它有广阔的发展余地，同时它有排他性，非其同类，则排除之，以保其自身的纯正。这就是东方医学的特色。几千年来，在保障我国人民身体健康和民族繁衍昌盛方面起到过不可忽视的重要作用，也受到了临床实践的严格检验，并在这个严格检验过程中得到巩固和发展。《八十一难》、《伤寒论》、《金匮要略》、《金匮玉函经》、《脉经》、《华氏中藏经》、《肘后方》、《针灸甲乙经》、《诸病源候论》、《备急千金要方》、《千金翼方》、《外台秘要》等等，等等。真是"出则汗牛马，入则充栋宇"，不胜其书。这些都是《黄帝内经》理论体系指导下医疗实践的结果。我根据临床所见，创立了一个病种热冲征：妇女子宫摘除后，热冲阵阵逆上于头面，而见面热面红面汗出，烦躁，旋而自己如常人，移时诸热冲逆上之证又作，如此反复不已，治以"自拟平冲汤"。中医药学是我中华民族的原创医学，根据实践，可不断发展，不断创新。近代以后，西方医学进入了中国。中国有了中医、西医两种医学并存的局面，但中医、西医仍然各有自己东西方文化的特征，因而中医、西医是两种完全不同质的医学科学。二者产生的时代背景不同，历史条件不同，哲学基础不同，理论体系不同，医学模式不同，二者没有同一性，不可能结合成一个医学。我国自从1958年报纸上公开见到"中西医结合"命题，立即掀起了一个"中西医结合"的高潮，全国中西医药卫生界无一例外地都投入到这一洪流中，不久，刘湘屏任卫生部长，发表了《中西医结合是我国医学发展的唯一道路》，又一个无果而声消。这个中西医结合至今前后已搞了两个高潮共有五十七、八年，没有取得一个具有辩证思维的科研成果。中西医结合，只是一个抽象概念，其本身不具有真理性。列宁在《再论工会·目前局势及托洛茨基和布哈林的错误》一文中说："根据最普通的或最常见的事物，做出形式上的定义，并以此为限。如果在这样的情况下，拿两个或更多的不同的定义，把它们完全的偶然的拼凑起来（既是玻璃圆筒，又是炊具），那么我们所得到的就仅仅是一个指出事物的各个方面的折中主义。"我国中西医结合，是按折中主义而存在的。折中主义，是不能转化的。这亦印证了长期都没有找寻到中西医的"结合点"原因所在。还找一百年，亦不可能找到这个所谓"结合点"，只有了一个"借口"而已。列宁在《国家与革命》一文中早就说过"把马克思主义改为机会主义的时候，用折中主义冒充辩证法是最容易欺骗群众的。"尽管如此，人们终究会把它认识清楚的。

湖北中医药大学　李今庸

2016年4月4日

中医西医二者没有同一性（二）

　　我国的西医学从来就是投入多大力量发展多大程度，而中医药学则总是提一些不切实际的口号误导全国中医，如其在报刊上一而再，再而三地强调这个所谓"中西医结合"。中西医根本就没有"统一性"，它二者显然是不能结合的。因为世界上一切事物都是按照辩证法规律运动的，而中西医结合不符合辩证法，其两者之间不是对立统一，没有矛盾性，所以搞了六七十年都没有结合，再搞一百年，两百年还是不可以结合。因为它根本没有结合之机，违背了自然规律，无论何人都是要碰壁的，客观事物总是不以人们意志为转移。鼓吹中西医结合的"专家"，寻找"结合点"前后就搞了数十年，至今这一"点"还是缥缈无踪影，遑论"结合"？直是痴人说梦而已！天下之愚，莫甚于此！西医学是以还原论为哲学基础，中医学是以整体论为哲学基础，二者的哲学基础就不同，岂能结合为一体？

2016 年 5 月 2 日

中华民族的原创医学

  我国古代社会发展到"诸子蜂起、百家争鸣"，春秋战国末期，天文、历法、物候、农业、手工业都得到了相当程度的发展，提出了"阴阳说"、"水说"、"五行说"、"精气说"等唯物主义哲学观念，积累了大量的人体的大体解剖、生活和医疗的实际经验，在先进哲学思想指导下，将上述经验加以升华，进行了理论创造。在秦、楚、燕、齐、韩、赵、魏七国医药学家集中交流讨论，在求大同，存小异的原则指导下，充分发展了各自的医疗经验，形成了"阴阳五行、藏府经络、营卫气血、精、神、津液、膏、脂、肓、膜，五官九窍、三百六十五孔穴以及皮、肉、筋、骨、脉和药物的'四气五味、升降浮沉'以及配方的'君、臣、佐、使'等理论，有养生和治病方法的药物、导引、吐纳、针刺、灸焫、按摩、药熨、放血、排脓、紧束四末、腹水放之而急束腰以饮闭药等，真是丰富多彩"。从而创造出了具有辩证思维的中医药学理论体系。写出了具有划时代意义的一部鸿篇巨制《黄帝内经》。而这个《黄帝内经》所载的中医药学理论体系；是我中华民族的伟大创造，具有我们民族的原创性，与西医学有着质的区别。它的发展，符合我们这个民族的实际。这就规定了它的发展方向，故在保障我们这个民族发展过程中，受到过医疗实践的严格检验。在这两千多年医疗严格检验过程中又得到了巩固和发展，甚至还吸收了其他民族与自己有用的医药知识充实了自己，如安南桂、倭硫黄、波斯青黛、安息香、阿魏、乳香、没药、质汗、耆婆方以及某些眼科理论，都成了中国医药学这个伟大宝库的内容。1955 年，石家庄发生流行性乙型脑炎，1957 年，江苏、江西两地发生出血热，都是中医战胜的，尤其 2003 年，北京爆发了"传染性非典型肺炎"，其初死亡率占百分之十点几居高不下，而中医药治疗一介入，其病死亡率则迅速降了下来，凸显了中医药的治疗功效，并得到了世界卫生组织的认可，表现了中医药学的强大生命力！中西医学是两个决然不同的理论体系，不能互相取代。中医药学治病，必须辨证施治，就是"病万变药亦万变"，这就是《黄帝内经》规定的"整体论"治病原则。不可化验检查见到尿中"有蛋白"，就一味地去"消蛋白"，这样，所谓"肾炎病人"是不会好的。这已为临床实践所证明。现代医学一切检验手段，必经中医药学加以改造，才是为我所用的。否则，对现代一切检查拿来就用，被其结论牵着鼻子走，无异是在残害病人。

读 医 心 得

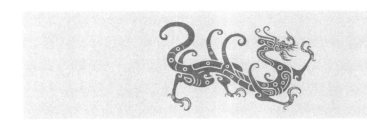

中医学理论体系的形成

《黄帝内经》一书，是我国现存的一部较早的医学古典著作。它详细地论述了中医学有关人体生理、解剖、病因、病机、发病、诊断、治法和预防等方面的知识，集中体现了中医学独特的、系统而完整的理论体系。

一、医药起源于劳动

在人类社会的太古时期里，由于生产工具的原始，能获得的食物是很少的，经常受到饥饿的威胁，往往见到什么吃什么，偶然吃到大黄而泻下，吃到麻黄而汗出，吃到藜芦而呕吐，吃到车前而尿多。并且吃到大黄泻下而腹胀减轻，吃到藜芦呕吐而胸闷消失，这样无意识地经过了无数次的实践经验积累，逐渐地并有意识地把它用于医疗来消除人体的不舒，于是产生了原始的古代医药。

人们在运用石器工具进行物质生活资料的生产活动中，常无意中被石器撞击到身体的某些部位而消失了某些疾病，如撞击到合谷部而齿痛告愈，撞击到列缺部而头痛遂已，在长期生活实践中，积累了一些运用工具治病的经验，创造了我国古代的"针砭疗法"。《说文解字·石部》说："砭，以石刺病也。"古人在利用火热取暖和烧烤食物以及保存火种的过程中，被火烧伤的事情会常有的。由于人体某一部位的偶然烧伤，竟消除了人体的某一疾病，如烧伤了足三里的部位而腹泻停止，它和"针砭疗法"一样，在经过了无数次以后，被人们加以利用，这就发明了"温灸疗法"。

另外，人们在与毒蛇、猛兽的斗争和部落之间的战争中，常常会发生外伤，因此，用泥土、树叶、口涎等掩敷伤口的外治方法随即产生。以上就是人类最早的医疗活动。

二、巫的产生及其和医疗的关系

在太古时期里，由于生产力的低下，人们的知识贫乏，而对人的分娩、疾病、梦呓、死亡和其他的一些自然现象如风、雷、雨、冻、旱等，都无法解释，于是就认为世界之外另有一种"神灵"在发生作用。有了疾病就认为是鬼神在作怪，遂用祈祷的办法企图请求"神灵"保佑和帮助，来解除疾病。随着生产力的提高，便逐渐地产生了专门从事祷祝一类的"巫师"。到殷商之时，更是被巫教的神学所笼罩。但是，经验医学的本身仍然保留着，并且在和巫祝的激烈斗争中向前发展。

三、我国古代唯物主义哲学思想的产生

周秦时代，由于社会生产力的不断发展，各种自然科学如天文、历法、数学、医学等都取得了相当的成就。这时期产生了朴素的唯物主义哲学，中医学就是在这种哲学思想指导下发展起来的。这一时期我国一些古代唯物主义哲学家，提出了很多唯物主义的解说。有的用阴阳来解释自然现象的生成和变化；有的认为世界万物是水、火、木、金、土等五种元素所构成；有的提出精气是构成世界万物的基本物质。

（一）阴阳说

阴阳说认为自然界也与人和动物一样，是由两性阴阳产生的。它以"近取诸身，远取诸物"的比类方法，从男女两性的差别，论及人类以外的昼夜、寒暑、牝牡、生死等自然现象和社会现象，并从中抽象出阴阳两个基本概念。所谓"阳"，是指积极、进取、刚强、阳性等特性和具有这些特性的事物；所谓"阴"，是指消极、退守、柔弱、阴性等特性和具有这些特性的事物。世界万物就是在阴阳的运动推移之下发生和发展的，所以说："男女媾精，万物化生。"（《周易·系辞下》）"凡人物者，阴阳之化也。"（《吕氏春秋·恃君览·知分》）"阴阳者，天

地之大理也。"(《管子·四时》)

阴阳说首先肯定了世界是物质的,"盈天地之间者,唯万物"(《周易·序卦》)。继而把千变万化复杂纷纭的事物抽象概括为阴阳两方面。探索了事物发展的内在原因,阐明世界万物都在对立统一的矛盾之中,受着阴阳总规律的制约,并由于对立统一的矛盾运动的推动,一切事物都在不断地发生变化、向前发展,而且发展到一定程度的时候,即向自己的对立面进行转化。这种对世界万物生长变化过程的认识,反映了我国古代的唯物论观点和辩证法思想。

(二) 五行说

木、火、土、金、水,是人们日常生活中常见的和不可缺少的五种物质形态。人们从生活生产的实践中认识到,世界上凡是单一的东西都是不能发展变化的,世界万物都是由不同性质和作用的木、火、土、金、水五种物质所构成的,这五种物质的不同性质和作用的相互影响是促成世界万物变化发展的动力,事物的变化发展,就是按着这五种物质的不同性质和作用相互关系的规律进行的。这种五行说,和上述的阴阳说一样,既反映了我国古代唯物主义的世界观,也反映了我国古代朴素的辩证法思想。

(三) 精气说

精气说认为世界上一切物质都是"精气"所产生,提出"精气"是万物生成之本源的观点。"精气之集也,必有入也,集于羽鸟与,为飞扬。集于走兽与,为流行。集于珠玉与,为精朗(当作'良')。集于树木与,为茂长。集于圣人与,为明。"(《吕氏春秋·季春纪·尽数》)比较正确地说明了万物的物质性及其统一性。后来的许多唯物主义哲学家都继承了这一说法。

四、我国古代哲学和中医学的关系

如上所述,我国古代的阴阳学说和五行学说等哲学思想,影响着我国古代自然科学的发展,中医学理论体系就是在这种哲学思想影响下形成的。我国古代医学家,在这种哲学思想的指导下,用这种朴素的唯物论的认识论和辩证法的方法论,把我国古代散在的、零散的医疗经验加以总结，使之上升为理论，建立了中医学的理论体系，写出了一部伟大的医学巨著——《黄帝内经》，给中医学的发展奠定了基础。

在《黄帝内经》这部著作中，广泛地存在着这种哲学思想的反映。例如，它提出了"精"是构成人体的基本物质，说："夫精者，身之本也。"（《素问·金匮真言论篇》）这种"精"，也是生成人体各部组织的本源，而普遍存在于人体的各部组织之中。这种"精"不断地被消耗，同时也在不断地从饮食水谷之精微中摄取。因为"人之生"，没有精气的存在是不能设想的，而人体各部组织进行活动，促成人体生长发育的过程中，又必须有赖于对精气的"用其新，弃其陈"，使其"日新"（《吕氏春秋·季春纪·先己》）。这个精气的"用新弃陈"的过程，就是人体各部组织新陈代谢的过程，而阴阳五行的运动则贯穿于这个过程的始终。但是，中医学由于受当时历史条件的限制，它的唯物论观点和辩证法思想只是朴素的，原始的，不完全和不彻底的，甚至还杂有一些不纯的东西，因此必须用辩证唯物主义的观点来对待它、研究它。

中医学的阴阳学说

一、阴阳是事物存在的普遍规律

中医学的阴阳学说，"有名而无形"（《灵枢·阴阳系日月》），是事物抽象出来的一对基本概念，是事物普遍存在的对立统一规律。它阐明一切事物都存在着互相对立的两个方面，这两个方面又互相联系，并通过这两个方面的互相斗争促进事物的发展。《素问·阴阳应象大论篇》说："阴阳者，天地之道也，万物之纲纪，变化之父母，生杀之本始，神明之府也。"正表达了这种辩证法的思想观点。

《素问·六节藏象论篇》说："天为阳，地为阴；日为阳，月为阴。"《素问·金匮真言论篇》说："外为阳，内为阴。"《素问·明阳应象大论篇》说："水为阴，火为阳。"《素问·阴阳别论篇》说："去者为阴，至者为阳；静者为阴，动者为阳；迟者为阴，数者为阳。"表明阴阳是事物对立的两个方面。这阴阳对立的两个方面，普遍存在于一切事物中，没有任何一个事物是不存在阴阳对立的两个方面的。《素问·阴阳离合论篇》说："阴阳者，数之可十，推之可百，数之可千，推之可万，万之大不可胜数，然其要一也。"由于事物范围的极其广大和事物发展的无限性，而每一具体事物及其发展的每一具体过程又都有自己特殊的运动形式，其每一具体事物及其发展的每一具体过程的特殊运动形式，又都是采取对立的矛盾运动，所以事物对立的两个方面的"阴阳"可以多到"不可胜数"的程度，如事物对立的两个方面还有升降、上下、出入、先后、左右、幽明、昼夜、刚柔、寒热、清浊、成败、生死、开闭、表里、奇偶、终始、虚实、盛衰、补泻、标本、消长、大小、方圆、有无、形神、正邪、顺逆、往来、缓急、弛张、远近、泽夭、治乱、祸福、善恶、吉凶、胜负、强弱、滑涩、浮沉、短长、雌雄、主客、气血等等。这些事物对立的两个方面，都可以用"阴阳"二字概括。

《素问·天元纪大论篇》说："阳中有阴，阴中有阳。"事物的阴阳两个方面，在一定条件下，共处于一个统一体中。而事物阴阳对立的两个方面，不是互不相干、各自孤立的，而是互相联系、互相依赖的，古人叫作"阴阳互根"。阴阳双方都以一方作为另一方的生存条件，没有对方，自方也就不能存在。如没有生，死就不见；没有死，生也不见。没有上，无所谓下，没有下，也无所谓上。没有邪，无所谓正；没有正，也无所谓邪。没有升，无所谓降；没有降，也无所谓升。没有寒，无所谓热；没有热，也无所谓寒。没有虚，无所谓实；没有实，也无所谓虚。没有缓，无所谓急；没有急，也无所谓缓……所以古人说："孤阴不生，独阳不长。"一切对立的双方都是这样，因一定的条件，一方面互相对立，一方面又互相联结，互相贯通，互相渗透，互相依赖，互相为用。《素问·阴阳应象大论篇》所说"阴在内，阳之守也，阳在外，阴之使也"，就是说明这种情况。

二、阴阳是事物发展的动力

《素问·天元纪大论篇》说："阴阳不测谓之神。"所谓"神"是存在于事物内部保证事物发展变化而为事物本身所具有的生机；所谓"神"，是事物发展的内部力量，是促进事物发展变化的动力。而"神"又是事物对立统一的阴阳运动产生的。阴阳无极，"神"普遍存在于一切事物过程中，并存在于一切事物发展过程的始终。"神也者，妙万物而为言者也"（《周易·系辞上》）。《素问·天元纪大论篇》说："曰阴曰阳，曰柔曰刚，幽显既位，寒暑弛张，生生化化，品物咸章。"

三、阴阳的相互消长和相互转化

中医学阴阳学说认为，一切事物都是不断运动、不断发展、不断变化的，而任何事物的运动都采取相对的、静止的状态和显著的变动的状态，即"渐变"和"突变"两种运动形式。事物在渐变过程中，阴阳对立的两个方面，或此消彼长，或此长彼消，一方面减少，另一方面即增加，它只有数量的变化，没有质量的变化，这在阴阳学说里，叫作"阴阳相互消长"，当事物处在突变过程中，则阴阳对立的双方，各依一定的条件，向自己对立的方面进行转化，事物量变达到某一点，发生质的变化。《素问·阴阳应象大论篇》所谓"重阴必阳，重阳必阴"，就是说明阴阳对立双方在一定条件下的相互转化。

四、阴阳的斗争和平衡

《素问·阴阳应象大论篇》说："阴阳者，天地之道也，万物之纲纪……"阴阳存在于一切事物中。事物阴阳对立的两个方面，既是互相联系，互相依赖，又是互相排斥，互相斗争着的。阴阳的斗争，贯穿于一切事物过程中，贯穿于一切事物发展过程的始终。《灵枢·根结》说："阴道偶，阳道奇。"张介宾注："奇者，数之单，如一、三、五、七、九是也；偶者，数之拆，如二、四、六、八、十是也。"阴阳的奇偶，表示了阴阳基本形态的不平衡性，表示了阴阳对立双方的完全不等同。一、三、五、七、九的基数和二、四、六、八、十，具有强烈的差异性；《素问·太阴阳明论篇》说："阳道实，阴道虚。"虚者不足，实者有余，不足和有余，也表示了阴阳对立双方的强烈差异性。阴阳学说基本规律的虚实奇偶，正表明了阴阳对立双方斗争的无处不有和不断存在。而且还明确提出了"阴胜则阳病，阳胜则阴病"（《素问·阴阳应象大论篇》）阴阳斗争的观点。但事物的运动处在第一种状态即渐变过程的时候，因为它只有数量的变化，没有性质的变化，所以显出好似静止的面貌，这就是中医学所说"阴阳调和""阴平阳秘"这一阴阳动态平衡的实质。阴阳动态平衡的观点是中医学中一个极为重要的观点，只有在阴阳取得相对平衡的状态下，机体才得以维持健康，一旦阴阳失去平衡，疾病随之产生。

中医学的五行学说

一、五行学说的形成和演变

五行学说，是我国古代的一种哲学思想。它存在于我国古代天文、历法、医学、农业、历史、军事、星相等各个方面。它的形成，是有着一个发生发展的过程。我们弄清楚五行学说的产生过程和形成时代及其演变情况，对于正确理解它的作用，是极为重要的。

五行学说产生在春秋战国时代，它是在"万物本原唯水说"的基础上发展而来的。根据马克思主义的观点，人类对客观世界的认识，总是由低级到高级，由简单到复杂，由片面到更多的方面。这是人类认识史发展不可逾越的规律。在原始社会里，由于生产水平十分低下，人们对于一些自然变化无法理解，就误以为有一种超自然的力量在起作用，产生了"神"的观念，出现了巫祝；到了殷商时代，人们逐渐意识到男女两性交合就发生变化产生下一代，没有神的作用，于是"近取诸身，远取诸物"（《周易·系辞下》），"引而伸之，触类而长之"（《周易·系辞上》），由人身推及世界万物的产生，后来，人们在生活生产实践中，发现了天地物体都有水，因而认为世界万物的生长发展都离不开水，提出了水是生成万物之本源。《管子·水地》说："……是以水者，万物之准也，诸生之淡也，违非得失之质也，是以无不满无不居也，集于天地而藏于万物，产于金石，集于诸生，故曰水神。集于草木，根得其度，草得其数，实得其量；鸟兽得之，形体肥大，羽毛丰茂，文理明著。万物莫不尽其几……故曰水者何也，万物之本原也，诸生之宗室也，美恶贤不肖愚俊之所产也。"水既是没有生命的东西的基础，又是一切生物发生和成长的泉源，这就给万物起源作了唯物主义的解释，体现了"万物本原唯水说"。

这里只是提出了"水"这个单一物质作为世界万物生成的本原。由于冶炼术的改进和发展，在春秋时代，铸铁发明了，铁的质量提高了，铁被广泛应用于农业生产和其他许多方面，促进了我国古代手工业和农业的巨大发展。随着生活生产的实践，人们逐渐认识到一切孤立的单一东西都是不能变化发展的，因而他们在水的基础上，又提出了日常生活中不可缺少的"水""火""木""金""土"这五种不同性能的物质形态为生成世界万物的本原，《国语·郑语》所载"以土与金、木、水、火杂，以成百物"之文，正说明了这一点。古人在探讨万物起源的过程中，根据人们认识发展史的规律来说，从单一的"水"进而发展到"水""火""木""金""土"五者的杂合是很自然的。《尚书·洪范》所列五行的次序："一曰水，二曰火，三曰木，四曰金，五曰土"，这种"水""火""木""金""土"五者杂合产生万物的观点是从单一的"水"产生万物的观点发展而来的。

万物本原五行说认为，世界一切事物都是由水、火、木、金、土等五种不同性能的物质杂合组成的，因而事物都具有与水、火、木、金、土相类似的五种特性，于是就用取象比类的方法，把各种事物从属于水、火、木、金、土等物质之下，而用五行学说给以阐明。

春秋时代及其以前的一些哲学家把某一种或某几种特殊的物质作为世界的本原，这是唯物主义的。它的意义在于解决了世界的物质性问题，有力地打击了殷周以来奴隶主阶级所鼓吹的反动的"天命观"。使人们的思想从宗教迷信的束缚下解放了出来，促进了我国古代生产的发展。他们的缺点就是把物质和物质的个别形态混为一谈，用某些特殊性质的物质来说明所有的东西，特别是说明与其性质相反的东西。这是古代朴素唯物主义的共同特点。

在"以土与金、木、水、火杂，以成百物"的"万物本原五行说"的认识论产生以后，人们在社会实践中，进一步观察了客观世界，认识了有水湿的地方可以生出草木，草木燃烧即有火，火后剩余的为灰土。金是在土中生成的，而金熔化后又为水液。还认识了金属物质可以砍杀草木，草木钻出而土裂，土可遏止水流，水可以灭火，火可熔金。他们认为前者是"相生"，后者是"相胜"，后者亦即后世所谓的"相克"。同时，他们也发现了客观世界的每一事物都是在不断运动，都是在不断发生、发展和变化着，而每一事物的运动变化都和它周围的事物相关联，于是就用五行相生相胜来阐明世界运动变化的规律，产生了"五行生克说"，这就使解释万物本原的五行说演变为解释事物运动变化的五行说，使五行学说从古代朴素唯物论的认识论演变为古代朴素辩证法的方法论。这个演变完成时代，大约在战国早期。解释万物本原的五行学说这时已被更能说明世界物质性和统一性的精气学说所代替。

五行学说的出现，严重地打击了静止不变的形而上学观点，促进了我国古代思想的发展，促进了我国古代生产和科学的发展，所以在战国时期，五行学说得到了广泛的流行。但是五行学说的辩证法思想，带有朴素的自发的性质，由于时代的局限还不可能有完备的理论，不可能完全合乎客观世界的规律，因而不能完全解释宇宙，它虽然阐明了世界是一个统一的整体，但它解释具体事物不清楚，因而对总的解释也是笼统的；它用"取象比类"的方法，把世界万事万物的相互关系，都用这五种不同性能的水、火、木、金、土的相生相克的公式去硬套，使世界上复杂事物都局限于水、火、木、金、土五者之中，这就抹杀了客观事物的质的多样性及其复杂联系。正是这些缺陷的存在，使它不可能真正揭示出世界事物的本质，因而它就容易被唯心主义者所歪曲、所利用。

二、五行学说在中医学中的价值

五行学说是中医学理论体系的组成部分。几千年来，它与阴阳、藏象等学说一直指导着中医学的临床医疗实践。现在就来谈一谈它是怎么样进入到中医学里来的，在中医学里究竟有多大价值。

在古代，我国劳动人民在长期的生活生产实践中，创造了许多医疗方法，并在长期的医疗活动中，在不断与疾病做斗争的过程中，在人体解剖实验中，通过无数次的经验积累，逐渐地认识了人体藏府组织的功能活动和病理变化，逐渐地认识了人体藏府组织之间的相互关系，逐渐地认识了导致人体发病的致病因素，逐渐地认识了人和外界环境的相互关系，逐渐地认识了药物和其他疗法的治疗作用。人们通过对医疗实践经验的总结，使这些认识深化，初步形成了理论，又放到了医疗实践中检验。春秋战国时期，我国古代农业、手工业得到了较大的发展，推动了医学前进，也产生了先进思想，从而促进了我国古代社会的变革。

医学家们为了适应当时社会生产发展的需要，把医学向前推进了一步，以"阴阳五行学说"为指导，对战国时代及其以前的医疗经验和医学理论进行了一次全面总结，把人们对医学世界的认识引向深入。例如古人在医疗实践中看到腹满喜按，口淡无味，不欲饮食，疲乏无力等，认为是脾的病变，于此推论出脾的生理功能是运化水谷精微以生气血，为了说明为什么独有脾能运化水谷精微以生气血而他藏不能，就根据"土爱稼穑"的理论，用取象比类的方法，认定"脾属土"。再例如古人在医疗实践中看到脾病腹满喜按，不欲饮食等导致了肺司呼吸的功能失常而病少气不足以息，于此推论出脾有促进肺藏功能活动的作用，为了说明脾和肺的关系不同于和他藏关系的所以然，就根据五行生克学说，认定这属"土生金"。又例如古人在医疗实践中看到肝病胁肋胀痛，急躁易怒等导致了脾的运化功能失常而病腹满不食，于是推论出肝有抑制脾藏功能活动的作用，为了说明肝和脾的关系不同于和他藏关系的所以然，就根据五行生克学说，认定这属"木克土"，等等。后来医学家在五行学说的思想指导下，在医疗实践中，紧密联系临床实际，创造了"虚则补其母""实则泻其子"的治疗原则和"滋水涵木""培土生金""佐金平木""扶土抑木""壮水制火"以及"执中央以运四旁"等治疗方法，指导着中医学的临床实践。但是，五行学说的辩证法思想，是不彻底的，它解释事物较笼统，没有也不可能提出要"继续地向着尚未研究过的或者尚未深入研究过的各种具体的事物进行研究，找出其特殊的本质"，因而使中医学没有能够随着医疗实践的发展而对医学上的发展了的东西进一步地深入研究，五行学说代替了具体医学理论的创造，束缚了中医学的发展。因此，对于五行学说中具有医学实践内容的部分，应该给以继承，研究，发扬；对于脱离医疗实际的唯心部分，

中医学的五行学说

应该给以扬弃和否定。五行学说指导医疗实践，也只是在一定场合中适用，不能把它当作疾病发展的普遍规律到处搬用，到处硬套。它必须以临床现象为基础才是有用的，如果把它在医学中的作用稍一夸大，就要陷入唯心主义。

藏象学说及其产生的客观基础

　　藏象学说，是中医学理论体系中的一个重要组成部分，它在中医学理论中占有极为重要的地位，是中医学其他理论的基础。它在我国民族的绵延和发展上，曾经起过重大的保证作用，它以临床实践为基础，几千年来又指导了中医学的临床实践。藏象学说广泛地应用于中医学的解剖、生理、病理、诊断、治疗、方药、预防等方面，是中医学基础理论之一，对临床各科的医疗实践都起着重要作用。

一、藏象学说的基本概念

　　"藏象"一词，首先见于《素问·六节藏象论篇》。所谓"藏象"，张介宾谓是"藏居于内，形见于外"。藏象学说，是研究人体各藏府组织器官的生理功能、病理变化和相互联系以及与外界环境相互关系的学说。它也以我国古代朴素辩证法思想——"阴阳五行学说"为指导，论述人体是一个以五藏六府为中心、以"心"为主导，通过经络运行气血到各部，不断产生神的活动，并按"以类相从"的规律，把人体各部分组织联结成一个既分工又合作、与外界环境息息相通，从而维持人体生命活动的有机整体。

二、藏象学说的内容及其主要功能

　　藏象学说主要有下列两个部分，这两个部分又互相联系、互相依赖而不可分割。

藏府：包括五藏、六府和奇恒之府。在中医学里，心（包括心包络）、肝、脾、肺、肾称为五藏（附命门）；胆、胃、小肠、大肠、膀胱、三焦称为六府；脑、髓、骨、脉、胆、女子胞称为奇恒之府。由于奇恒之府的各府分别从属在其他藏府，故一般只称"五藏六府"。五藏的共同功能是"藏精气而不泻"，六府的共同功能是"传化物而不藏"。《素问·调经论篇》说："血之与气，并走于上，则为大厥，厥则暴死，气复反则生，不反则死。"血气相并即为邪，邪入藏府，气机阻塞致人暴死，然身温和而汗自出则为入府；府气"传而不藏"，邪气传出，正气复反，人即苏醒而生。如唇口青而身逆冷则为入藏；藏气"藏而不泻"，邪气不出，正气不得复反，人不苏醒，唯死而已，故《金匮要略·藏府经络先后病脉证并治》说："问曰：寸口脉沉大而滑，沉则为血实，滑则为气实，血气相搏，入藏即死，入府即愈，此为卒厥，何谓也？师曰：唇口青，身冷，为入藏，即死，如身和，汗自出，为入府，即愈。"（此文原有错简，今据《千金要方·平脉·三关主对法》文改正）至于各藏府的具体功能，列述如下：

（一）五藏

1. 心　居膈上。心将进入经脉内的津液化赤生血，主一身之血脉而推动血液在经脉内运行不息，藏神而主导全身，其华在面，开窍于舌，在液为汗，在志为喜。其经手少阴。

【按】心主血脉，《素问·八正神明论篇》说："血气者，人之神。"《灵枢·营卫生会》说："血者，神气也。"血是神的物质基础，血气流行到那里，那里组织得到营养，就产生神的活动，发挥其正常功能。神在不同的部位，发生不同的作用，我们叫它不同的名称，如在心为神，在肝为魂，在肺为魄，在脾为意，在肾为志。

附：心包　心包附有络脉，其络脉是通行气血的径路。心包为心之屏障；又引心火下入肾中。其经为手厥阴。

2. 肝　肝居右肋，气行于左。随人体动静调节血液流量（藏血），肝藏魂，性喜条达，有疏泄之用，主一身之筋而司肢体运动，其华在爪，开窍于目，在液为泪，在志为怒。其经足厥阴。

【按】《素问·阴阳应象大论篇》说："左右者，阴阳之道路也。"

肝属木，为阴中之少阳，主人身生发之气，旺于东方，东方在左，故其气从左上升，《素问·刺禁论篇》所谓"肝生于左"是也。惟其气从左上升，故为病亦有见于左者。如《难经·五十六难》说："肝之积，名曰肥气，在左胁下，如覆杯，有头足，久不愈，令人发咳逆痎疟，连岁不已。"《金匮要略·疟病脉证并治》所载"鳖甲煎丸"之治"内有癥瘕，外有寒热"的"疟母"，其癥瘕就正在左胁下。至于肝体居右而脉行两胁以及其他功能失常而导致的病证，一般中医书均已论述，故这里从略。

3. 脾 脾居于大腹，在胃的下方，其形扁长。主消磨水谷，运化水谷精微，统摄血液沿一定的道路朝一定的方向运行，藏意，主肌肉四肢，其华在唇，开窍于口，在液为涎，在志为思。其经足太阴。

【按】脾属土，位居中焦，水谷在中焦消化后，化生出水谷精微，通过脾的运化功能，将其输送到人体的不同部位，产生出不同的营养物质，即将其中的"精专"部分输送到肺脉，变为红色而成血；循十四经脉运行，将其中的"慓悍"部分输送到上焦化为气；将其中的另一部分输送到肾藏化为精；将其中还有的一部分通过三焦输送到皮毛肌腠关节孔窍以及脑髓之中化为津液。

4. 肺 肺居胸中，行气于右。主一身之气，司呼吸、声音，藏魄，性喜肃降，能通调水道下输膀胱，主宣发而外合皮毛，开窍于鼻，在液为涕，在志为悲。其经手太阴。

【按】肺属金，为阳中之少阴，主人身收杀之气，旺于西方，西方在右，故其气从右下降，《素问·刺禁论篇》所谓"肺藏于右"是也。惟其气从右下降，故为病亦有见于右者。如《难经·五十六难》说："肺之积，名曰息贲，在右胁下，覆大如杯，久不已，令人洒淅寒热，喘咳，发肺壅。"临床上，亦每见急性病咳嗽时牵引右胁疼痛者。

5. 肾 肾居腰里，左右各一。主水，藏精，为生殖之本，生髓充骨通脑，其华在发，为作强之官而出伎巧，藏志，主纳气，开窍于耳及前后二阴，在液为唾，在志为恐。其经足少阴。

【按】肾藏精，为先天之本，一以其精繁衍后代，一以其精营养本人藏府经络、肢体百骸。

附：命门　为肾中真阳，原气之所系，男子以藏精，女子以系胞。

（二）六府

1. 胆　胆附于肝，气通于心。贮存精汁，主决断，有疏泄之用。其经足少阳。（又为奇恒之府）

【按】胆藏精汁，故于六府内独主情志活动。《灵枢·九针论》说："胆为怒。"胆气通于心，心藏神，胆气上扰心神则病哭笑无常，今人每用温胆汤加味治疗惊悸失眠，收到较好效果。

2. 胃　胃居上腹部，上与贲门处接食道，下与幽门处交小肠。主受纳和腐熟水谷，与脾为后天之本，气血生化之源。其经足阳明。

【按】《灵枢·玉版》说："人之所受气者，谷也。谷之所注者，胃也。胃者，水谷气血之海也……"饮食水谷入胃，通过胃脘的阳气熟腐和脾的消磨进行消化。胃阳不足，失其熟腐之用，则水谷不化而大便带完谷，治则暖中温胃以助熟腐，如用所谓"助消化"的消积导滞之山楂、麦芽等克伐人的生气则谬矣！

3. 小肠　小肠居小腹内，上与幽门处接胃的下端，下与阑门处交大肠。主对胃府移下来的已经消化过的食糜作进一步消化，然后通过济泌别汁的作用，在阑门将其中清的部分（水液）挤而滤入下焦渗进膀胱，将其中浊的部分（糟粕）送入大肠。其经手太阳。

4. 大肠　大肠上与阑门处接小肠下端，下即肛门。主对小肠送下来的糟粕部分进行燥化形成粪便，然后通过传导作用将粪便从肛门排出体外。其经手阳明。

5. 膀胱　膀胱居小腹内，贮存津液，化气布津，排泄小便。其经足太阳。

【按】《素问·灵兰秘典论篇》说："膀胱者，州都之官，津液藏焉，气化则能出矣。"膀胱贮存津液，通过少阳三焦的决渎作用，得到气化，一部分上升为气，敷布藏府空窍；一部分下出为尿，排出体外。《伤寒论·辨太阳病脉证并治》说："若脉浮，小便不利，微热消渴者，五苓散主之。"正是膀胱蓄水，气化失常，无以上升为气而渴欲饮水，无以下出为尿而小便不利，故治用五苓散化气利水，气化则津布而口渴自止。

6. 三焦　三焦居藏府之外，为五藏六府之外郭。根于肾系，为原气之别使，主持诸气，司决渎，通行水道。其经手少阳。上焦如雾，中焦如沤，下焦如渎。三焦者，水谷之道路，气之所终始也；上焦主纳，中焦主化，下焦主出。

（三）奇恒之府

1. 脑　脑居颅骨腔内，为髓之海，通于眼、耳、鼻、口，为"元神之府"，肾精所养，心神所居。

2. 骨髓　髓居于骨腔，会聚于脑，为精液所化成，充养全身骨骼。

3. 骨　骨分布全身，赖筋联缀，为髓之府，支架人体。

4. 脉　脉分经脉和络脉两类，网布周身，联结人体内外上下，壅遏营气，令无所避，为"血之府"，运行血气周流全身，营养五藏六府、四肢百骸和五官九窍。

5. 胆　胆已于上述"六府"之中论述，本处从略。

6. 女子胞　女子胞居于小腹内，在膀胱之后方，为冲、任、督三脉的发源地。主通行月经，孕育胎儿。男子精室则贮精液。藏象学说从整体观念出发，认为藏府的生理功能以及藏府之间、藏府和其他组织器官之间的相对平衡协调（通过经络气血的联系和调节），维持着人体的正常生命活动；机体和外界环境保持对立统一关系，是通过藏府和所属组织器官的机能活动来实现；致病因素作用于机体后，疾病的发生、发展和转归，也主要是取决于藏府和所属组织器官的机能状态。

三、藏象的实质

中医学所说的藏府，不仅仅是指解剖学上的实质藏器，更主要的是指功能单位，是人体生理功能和病理变化复杂反映的概括。中医学所谓藏府和精、神、气、血、津液等的机能活动，实质上就是整体的活动。因此，决不能单纯以现代医学的解剖学、生理学以及病理学的观点去理解，而应把它看成是历代医学家认识和研究机体生理功能及病理变化的理论概括。

中医学的藏象学说，其产生和发展，是有着客观基础的。

藏象学说及其产生的客观基础

（一）解剖试验

解剖试验在我国古代文献中，记载是很多的，现在择其要者抄录几段：

（1）《灵枢·经水》说："若夫八尺之士，皮肉在此，外可度量切循而得之，其死可解剖而视之……"

（2）《吕氏春秋·贵直论·过理》说："截涉者胫而视其髓……剖孕妇而观其化，杀比干而视其心。"

（3）《战国策·宋策》说："剖伛之背，锲朝涉之胫。"

（4）《汉书·王莽传》说："翟义党王孙庆捕得……太医尚方与巧屠共刳剥之，量度五藏，以竹筳导其脉，知所终始，云可以治病。"

（5）郭璞注《山海经·海内经》引《开筮》说："鲧死三年不腐，剖之以吴刀。"

（6）《内经》《难经》所载人体藏府的位置、形状、大小、长短、轻重、坚脆以及盛谷之多少等，正是我国古代医学对人体解剖的观察和记录。它所得的许多数据和现代解剖学知识相近。

（7）还有宋代欧希范《五藏图》和杨介《存真图》以及清代王清任《医林改错》等，也表明我国古代进行了人体解剖的活动。

（二）长期的生活观察

（1）人体穿着同一衣服，瘟则不病，寐则易病。因而认识到卫气"温分肉，充皮肤，肥腠理，司开阖"而"日行于阳，夜行于阴"。

（2）小孩子哭泣则涕泗交流而时现咳嗽。因而认识到肺主悲，在液为涕，在变动为咳。

（3）饱甚则腹部胀痛。因而认识到胃居腹里而主纳谷、熟腐。

（4）饮食太甚（包括饥甚）则口流清涎。因而认识到脾主消磨水谷，在液为涎。

（5）忍尿劳作则牙齿松动疼痛。因而认识到肾合膀胱，主骨，为作强之官，齿为骨之余，劳则伤肾。

（6）忍尿吹"号"则尿胀消失。因而认识到膀胱藏津液，气化则出；上升为气，下出为尿。

（7）天热则汗出，汗出过多则心慌。因而认识到热气通于心，心在液为汗。

（8）天寒则尿多。因而认识到寒气通于肾。

（三）大量的临床实践

从病理现象推论出生理功能，《素问·玉机真藏论篇》有"善者不可得见，恶者可见"之语。例如：

（1）受凉感寒则病恶寒，发热，咳嗽，鼻塞，流清涕——风寒伤肺。因而推论出肺合皮毛，开窍于鼻，在变动为咳。

（2）胸满，咳喘，浮肿，小便不利——肺气壅塞，水液以从其合。因而推论出肺居胸中，外合皮毛，其气清肃下行，通调水道。

（3）鼻孔时时衄血，心慌，心烦，面色白——血不养心。因而推论出心主血，藏神，其华在面。

（4）腹时膨满，肠鸣，大便稀溏，食欲不振，四肢不温——脾虚湿困。因而推论出脾居腹里，主四肢，能消磨水谷，运化津液而性恶湿。

（5）头昏，腿瘦，腰痛，滑精，头发枯槁脱落——肾不藏精，精亏无以生髓荣发。因而推论出肾居腰里，藏精，生髓充骨，脑为髓之府，其华在发。

（6）小腹账满，小便不利，口渴欲饮水，发热恶寒——水热互结，津不化气。因而推论出膀胱居小腹，主藏津液，外应腠理毫毛。

总之，藏象学说是古人从长期生活、临床实践，以及对人体解剖粗浅的认识基础上，通过综合、分析、比拟、推演而概括出来的对人体的生理、病理、诊断、治疗等的理论总结。深入开展藏象学说的研究，对继承发扬祖国医学遗产，促进中医现代化具有重要意义。因此，我们必须在辩证唯物主义指导下，贯彻"实践第一"的原则，在医疗实践中，用现代科学的知识和方法，对中医学的藏象学说给以认真的切实的研究，探讨出它的实质，把它提高到现代科学水平上来。

藏象学说是辨证论治的理论基础

　　所谓"辨证论治"，就是在中医学的理论指导下，根据病人的临床表现辨别其病的性质，确立治疗的方法。这是中医学的特点，也是中医学的精髓。中医学认为，人体发病，都有其一定的内在因素和外在因素；而其发病后人体所表现出来的每一临床现象都不是各自孤立的，而是与其他各个临床现象有着密切的内在联系，并且各个临床现象的出现，也不是杂乱无章的，而是有其规律性。因此，临床上对疾病的"施治"必须"辨证"，而"辨证"则又必须"在中医学的理论指导下"进行。这是中医学的整体观念，它里面含有非常宝贵的辩证法内容。

　　中医学在临床活动中，运用望、闻、问、切等"四诊"方法，全面收集其疾病资料，然后在中医学的理论指导下，对占有资料进行细致的研究和分析，找出疾病的本质，并依此而确立其战胜疾病的方针。例如：我们收集到头痛、项强、发热、恶风、汗出、脉浮缓等证象的时候，并不能理解它是一个什么病证，也不能理解它的发生原因，只有当我们用中医学的基本理论为指导进行分析之后，用中医学的观点把它加以整理、加以组织、加以研究之后，我们对它具有了理性认识，才会懂得它是"中风病"，它是风邪中于人体太阳经的所谓"表虚证"，才能判别它和伤寒病的头痛、项强、发热、恶寒、无汗而喘、脉浮紧等所谓"表实证"麻黄汤方的证治不同。又如，《伤寒论·辨太阳病脉证并治》说："伤寒，脉结代，心动悸，炙甘草汤主之。"在临床上疾病所表现出来的证象除"脉结代，心动悸"而外，可能还会有"头昏""目眩"

"失眠""多梦"，以及"面色白""肢体无力"等征象出现，但这些都是次要的，只有心藏真气虚的"脉结代，心动悸"是其主征，是其主要矛盾，所以用炙甘草汤方补中焦之汁以资益真气。

正虚容易受邪，邪伤必定害正。人体的患病，是既有邪气的存在，同时也是正气的衰弱。在治疗工作中，必须依据疾病的临床表现进行分析，辨别出其病是偏于邪气之盛抑或是偏于正气之衰，从而确定其攻邪抑或补正的治疗方法。《伤寒论·辨霍乱病脉证并治》说："霍乱，头痛，发热，身疼痛，热多欲饮水者，五苓散主之；寒多不用水者，理中丸主之。"二者都是湿邪扰于中焦，中焦之气挥霍缭乱使然。但前者"欲饮水"，标志着其主要的矛盾方面在外邪偏盛，用五苓散宣阳化气、驱除外邪；后者"不用水"，标志着其主要的矛盾方面在正阳偏虚，用理中丸温阳助正、调理中气。

表证可以入里，里证可以出表。疾病在其发展过程中，总是依赖自己的内部规律在不断地传变或转化。而疾病在其传变或转化的时候，由这方面飞跃到另一方面，就具有了另一方面的特点，具有了不同质的内容。因此，在临床工作中，要不断地根据疾病新的情况，采取相应的新的治疗方法。《伤寒论·辨太阳病脉证并治》说："脉浮者，病在表，可发汗，宜麻黄汤。"（按《伤寒论》的一般读法，本节当寓有头疼、体痛、发热、恶寒、无汗、脉紧等证象在内）。同篇又说："病发热头痛，脉反沉，若不差，身体疼痛，当救其里，宜四逆汤。"前者"脉浮"是伤寒病的太阳表证，用麻黄汤发表泄卫以散寒；后者"脉反沉"，是其病已伏少阴之机，是伤寒病的太阳表证正向少阴里证转化，用四逆汤温里助阳以驱寒。

疾病的发展和变化，既然都不是以人们的意志为转移，而是以它自己的规律在发展，我们就绝对不可用一个方套定一个病、一个病固定一个方，而应该认识并掌握它的规律。中医学的基本理论，就是对各种疾病普遍规律的总结。掌握了它，就能很好地在临床上辨证施治，就能正确地认识疾病，从而战胜疾病。

我们知道，每一疾病在其发展过程的每一阶段都有其自己的一定特点，而许多互不相同的疾病在其发展的过程中，时常又可有相同的病理机制。因此，在临床工作中，往往一个治疗方法，不能适用于一个疾病发展的全部过程，如麻黄汤方只能适用于伤寒病的太阳表证，不能适用于伤寒病的少阴里证，而一个治疗方法，却又可能适用于许多疾病发展过程中在病理机制上相同的某一过程，例如真武汤方既能适用于伤寒病中的肾阳虚弱不能制水，又能适用于水气病中的肾阳虚弱不能制水。这就是中医学"同病异治""异病同治"的客观基础。

《金匮要略·血痹虚劳病脉证并治》说："虚劳腰痛，少腹拘急，小便不利者，八味肾气丸主之。"同书《消渴小便不利淋病脉证并治》说："男子消渴，小便反多，以饮一斗，小便一斗，肾气丸主之。"这二者虽是两种疾病，且小便症状一是"不利"，一是"反多"，但它们的本质却是一个，在发病原因上都是房劳伤肾，在病理机制上都是肾气虚弱，所以都可以用肾气丸滋阴补阳以蒸化肾气。应该指出，病人的临床症状，只是疾病的现象，而非疾病的本质，一个医学临床工作者，在医疗活动中，只触及疾病的外部现象，不深入到疾病内部，不抓住疾病的本质，是不能认识疾病、战胜疾病的。但是，另一方面，研究疾病的本质，又得从疾病的现象入手，现象是本质的反映。

中医学在长期的医疗实践中，根据各种疾病发展的规律，创立了各种不同的辨证方法，如"八纲辨证""藏府辨证""六经辨证""卫气营血辨证"和"三焦辨证"等，分别适用于治疗各类不同的疾病。

八纲辨证是概括性的辨证纲领，用以说明疾病的大体性质和总趋向，而藏府辨证、六经辨证、卫气营血辨证和三焦辨证，是杂病、伤寒和温病的具体辨证方法，各有其特点和应用的范围。它们都是以藏象学说为其理论基础的，并在医疗实践中充实和发展了藏象学说。

一、藏府辨证

一般用于杂病。它是以疾病过程中正、邪斗争和藏府机能失常所反映出的证候作为辨证依据，来判断疾病的病因、病位和性质。它是直接受藏象学说指导的一种辨证方法。例如肾阴虚、肾阳虚，就是研究肾机能失调的一系列表现而得出的结论。

二、六经辨证

它是《伤寒论》所用的辨证方法。《伤寒论》是一部阐述由六淫之邪引起的外感疾病的书籍。《伤寒论》中以"太阳""阳明""少阳""太阴""少阴""厥阴"等六经的名称分别概括各种不同类型的病证，反映藏府及其所属经络在受病邪侵袭时所出现不同类型的病理变化和临床征象。太阴病主要反映脾的病变，少阴病主要反映心或肾的病变，厥阴病主要反映肝或心包的病变，少阳病主要反映胆或三焦的病变，阳明病主要反映胃或大肠的病变，太阳病主要反映膀胱或小肠的病变，但也有部分太阳表证是反映肺的病变。由于六经辨证紧密联系藏府，所以它也可应用于杂病。

三、卫气营血辨证和三焦辨证

二者同是温病的辨证方法。温病学主要是研究温热之邪侵犯人体后引起的疾病的科学。卫气营血辨证，根据温病过程中病变深浅及其传变情况而分"卫分""气分""营分""血分"。三焦辨证，是根据温病的不同阶段藏府病变的重心所在及其传变关系而划为"上焦""中焦""下焦"。二者是温病过程中藏府机能失常及正、邪斗争情况的概括。如叶香岩《外感温热篇》中就指出："温邪上受，首先犯肺，逆传心包，肺主气属卫，心主血属营"，"若斑出热不解者，胃津亡也"，"热邪不燥胃津，必耗肾液"等。卫分病，一般指肺及所主皮毛的病变；气分病，主要指胃府的病变，但也包括其他五府和肺、脾两藏的病变；营分病，主要指心与心包络的病变；血分病，主要指心及所主血脉的病变。叶氏察舌、验齿方法也是以齿龈、舌与藏府之关系为其理论根据的。吴瑭在《温病条辨·中焦篇》第一节自注说："温病由口鼻而入，鼻气通于肺，口气通于胃，肺病逆传则为心包，上焦病不治则传中焦，胃与脾也，中焦病不治即传下焦，肝与肾也。始上焦，终下焦。"明确地指出上、中、下三焦证候与心肺脾胃肝肾的关系及传变过程。总的说来，卫气营血辨证详于从病变深浅、病情轻重来论述藏府机能变化的总的情况，而三焦辨证则详于各阶段藏府病变的重心所在，它在一定程度上补充了卫气营血辨证的不足。因此，二者纵横联系，相辅相成，相得益彰。

四、八纲辨证

八纲即阴、阳、表、里、寒、热、虚、实。其中阴、阳二纲为总纲。八纲是概括性的辨证纲领，用以概括疾病的大体性质和发展的总趋向，它是应用"四诊"和各个具体辨证方法对病情进行调查研究之后得出的，适用于分析归纳一切病证。八纲辨证概括了六经辨证、藏府辨证、卫气营血辨证和三焦辨证等具体辨证方法所反映的疾病的基本性质。但临床应用八纲辨证，又不能代替各种具体辨证方法。八纲辨证必须与这些具体辨证方法中任何一个相结合，才有实际意义。例如：八纲辨证属里、热、实（阳证），可以在六经辨证中的阳明府实证出现，可以在卫气营血辨证中的逆传心包（营分）和三焦辨证中的上焦病出现，也可以在藏府辨证中的膀胱湿热证出现。所以说，光凭八纲辨证，尚不能确定疾病的具体部位和具体性质，当然也就不能确定出具体的治疗方法。八纲与这些辨证中的任何一种结合，就能更深入地认识疾病的性质、部位、正邪斗争情况与疾病发展趋势，从而指导治则的确立和方药的选择。这说明八纲辨证和各种具体辨证方法的关系是共性和个性的关系，且这种关系是建立在藏象学说基础上的。

综上所述，我们可以看出，藏象学说是辨证施治的理论基础，而辨证施治则是中医学基本理论在临床工作中的具体运用，是辩证法"具体问题具体分析"原则在医学领域中的体现。我们必须在中医学的基本理论指导下，利用现代科学的方法，积累新的资料，找出新的规律，为发展中医学的辨证施治而努力。

心与神的关系

一、心藏神

《素问·灵兰秘典论篇》说："心者，君主之官，神明出焉。"任何一个藏府的活动变化，都有心的活动参加，并且起着主导作用。心的功能正常，则五藏六府各司其职，胥以相安，维持着人体生理活动有条不紊；反之，心如发生变动，则出现如《灵枢·口问》中所说的"五藏六府皆摇"，百病乃生，所以《素问·灵兰秘典论篇》说："主明则下安……主不明则十二官危。"我们知道，心之名藏，固然是说明着这个藏器在形态上居在人体的中心，但同时也说明心藏通过它所主的血脉在人体的生理病理活动中起着促进、推动和支配的作用，具有接受五藏六府反应和决定五藏六府活动的中枢作用，所以《灵枢·本神》说"所以任物者谓之心"，正指出了心的这种意义。

二、什么叫"神"

从上面所述，可以清楚地看到心之所以能够统率五藏六府而主导人体全身的活动，就在于它"藏神"而"出神明"，所以《淮南子·精神训》说："心者形之主也，而神者心之室也。"然而，什么是神和什么是神明呢？《素问·天元纪大论篇》说："阴阳不测谓之神。"说明神是阴阳不测所产生的。所谓"阴阳不测"，就是事物发展变化的对立统一规律的矛盾运动，因此，所谓"神"，就是事物内部对立统一的矛盾运动从而产生出来的促使事物发展变化的一种内部力量；这种内部力量，通过事物的发展变化表现出来而被人们所发现，这就叫"神明"，所以《荀子·天论》说："列星随旋，日月递炤，四时代御，阴阳大化，风雨博施，万物各得其和以生，各得其养以成，不见其事而见其功，夫是之谓神。"《淮南子·泰族训》也说："天设日月，列星辰，调阴阳，张四时，日以暴之，夜以息之，风以干之，雨露以濡之，其生物也，莫见其所养而物长，其杀物也，莫见其所丧而物亡，此之谓神明。"这说明神是事物内部力量的表现，是事物内部矛盾运动的反映。

神用无方，而是存在于一切事物发展变化的过程之中。一切事物的"变化之道"，皆是"神之所为"。没有任何一个事物的发展变化能够离开神的活动而进行，也没有任何一个发展变化的过程能够离开神的活动而存在。《素问·六微旨大论篇》说："非出入则无以生长壮老已，非升降则无以生长化收藏，是以升降出入，无器不有。"所谓"升降出入"，就是阴阳的运动方式，就是事物内部的矛盾运动。这种运动，必然地产生促成事物发展变化的力量，产生神的作用。一切事物，都有这种运动的存在，也都有神的产生，因而也都在不断地变化和发展。神之为用大矣哉！神普遍存在于人体各部组织之中，任何一个组织没有神的存在就没有生机，所以《灵枢·天年》说："失神者死，得神者生。"

中医学经过长期的医疗实践，观察到神在人体内是无处不到的，它普遍存在于人体各部组织之中。古人根据神在不同部位发挥的不同作用给它定下了不同的名称。如《素问·六节藏象论篇》提出了"神藏五"，正是说明神在人体内的普遍性。王冰注曰："神藏五者，一肝、二心、三脾、四肺、五肾也。神藏于内，故以名焉。所谓神藏者，肝藏魂、心藏神、脾藏意、肺藏魄、肾藏志也。"然而在中医学里，人体四肢百骸五官九窍，均内属于五藏六府，而六府又为五藏之用，故言五藏，则六府和四肢百骸五官九窍亦赅在其中。

三、神的产生

从上所说，神是"阴阳不测"所产生，是人体（包括胚胎时期）组织活动变化的内部力量。由父母"两精相搏"（《灵枢·本神》）所产生的称为先天之神，由这种先天之神推动血气运动所产生的称为后天之神。这种后天之神推动着人体各部组织的生理活动。《素问·阴阳应象大论篇》说："阴阳者，血气之男女也。" 血为阴，气为阳。血为气之府，阳气的集聚依靠于阴血的内守，气为血之帅，阴血的运行依靠于阳气的推动，二者相互依赖，相互为用。然而在某种意义上，气只是血的功能活动，而血则是气的物质基础，所以《灵枢·营卫生会》说："故血之与气，异名同类焉。"

人体有十二经脉、三百六十五络和很多很多细小的孙络之脉。这些经脉（包括络脉和孙脉，下同），"内属于府藏，外络于肢节"（《灵枢·海论》），贯通于人体内外上下，网布周身，"为血气之府"（《甲乙经·经脉第一中》），"受血而营之"（《灵枢·经水》），血气聚集在经脉之中，则从经脉流行于各部，"以荣四末，内注五藏六府"（《灵枢·邪客》），给人体各部以营养，使其"神乃自生"（《素问·六节藏象论篇》），而成为维持人体各部的，也包括血气本身在内的功能活动的动力。

"气阳血阴，人身之神。"（朱震亨《格致余论·色欲箴》）血气和调，则阴阳孕育出新生之机，于是神因之而产生。是神为血气运动的最高形式，而血气则是产生神的物质基础，血气的运动则是产生神的根本源泉。《素问·八正神明论篇》说："血气者，人之神。"《灵枢·营卫生会》说："肝受血而能视，足受血而能步，掌受血而能握，指受血而能摄。"这些正说明了这一点。人体各部功能正常，人才可以健壮地生长发展，所以《灵枢·九针论》说："人之所以成生者，血脉也。"

四、神的作用

神是血气运动所产生，而气只是血的功能活动，惟有血才是神气的根本物质基础。

心藏在人体中，通过其所主的血脉中的血气运动而产生的神，主导着人体五藏六府，不仅表现在生理方面，而且也表现在病理方面和治疗上。如《素问·调经论篇》说："血气不和，百病乃变化而生。"《素问·四时刺逆从论篇》说："是故邪气者，常随四时之气血而入客也。"

在治疗上也是"凡刺之法，必先本于神"（《灵枢·本神》），"守人之血气有余不足可补泻也"（《灵枢·小针解》），以纠正其血气不和的偏盛偏衰之过，而达到人体各部平衡协调，恢复健康的状态。

中医学对脑的认识

脑，在我国古代，人们早就对它有一定的认识。不过，由于中医学是以五藏六府为中心，常是把五藏六府以外的人体各个部分都从属于五藏六府之下。虽然脑是一个"奇恒之府"，但对五藏六府来说，仍然居于从属的地位，所以历代医家对于脑的研究是比较少的。

一、脑的生成

中医学认为，脑的生成是基于一种最精微的物质——"精"。《灵枢·经脉》说："人始生，先成精，精成而脑髓生。"在人出生以后，脑又赖于人体藏府之精的不断奉养以维持其继续发育和活动的需要。《灵枢·本神》说："肾藏精。"《素问·上古天真论篇》说："肾者，主水，受五藏六府之精而藏之。"《素问·阴阳应象大论篇》说："肾生骨髓。"《素问·五藏生成论篇》说："诸髓者，皆属于脑。"《灵枢·海论》说："脑为髓之海。"髓是肾中所藏之精，通过经络进入脊内，再沿脊上行至于头部而聚于脑中，以充养这个"奇恒之府"。由于肾精的不断生髓充脑，这就使脑的功能活动保持着正常的生理状态，正因为脑的活动依赖于肾精的充养，所以中医学在讨论脑的时候，常是把脑从属于肾藏之中。

二、脑为元神之府

《素问·解精微论篇》说："水之精为志，火之精为神。"据此，则木之精为魂，金之精为魄，土之精为意，而神、魂、魄、意、志五者在古人则并称之曰"五神"。这就说明神在古人的笔下，有时候是被称作"精"的。

《素问·脉要精微论篇》说："夫精明者，所以视万物，别黑白，审短长。"因此人能够别黑白、审短长的过程，就是神的活动过程，是脑中之神在两目视物的基础上进行活动的反映，是脑中之神在两目发现事物的基础上分辨事物的结果。这里所谓"精明"，虽是指的眼睛，但也包括主导眼睛视物的脑中元神在内，所以"脑"在《本草纲目》里就称之为"元神之府"了。

三、脑的功用

人耳之听，目之视，鼻之嗅，口之味，都是脑之灌精而濡空窍、脑中元神活动的结果。《医林改错·脑髓说》说："灵机记性在脑者，因饮食生气血，长肌肉；精汁之清者，化而为髓，由脊骨上行入脑，名曰脑髓，盛脑髓者，名曰髓海；其上入骨，名曰天灵盖。两耳通脑，所听之声归于脑……两目即脑汁所生，两目系如线，长于脑，所见之物归于脑……鼻通于脑，所闻香臭归于脑……"人体头部的耳目鼻口就是这样担任着对外界物质的声色形臭味的接触，并将接触所得的信息材料立刻传达给脑中元神，以便产生出应有的反应。

《金匮玉函经·证治总则》说："头者，身之元首，人神之所注，气血精明三百六十五络皆归于头。"故脑为元神之府，在人体中担当着对事物的认识、思考和记忆的重要任务。《本草备要》说得更清楚："人之记性，皆在脑中。小儿善忘者，脑未满也；老人健忘者，脑渐空也。""今人每记忆往事，必闭目上瞪而思索之，此即凝神于脑之意也。"

四、脑的病变

在脑的疾病变化过程中，精气不足则表现为头倾、胫酸、懈怠安卧、脑转耳鸣、目眩视深；邪气侵犯则表现为头痛、浊涕；元神受伤则立即死亡。所以《灵枢·口问》说："上气不足，脑为之不满，耳为之苦鸣，头为之苦倾，目为之眩。"《灵枢·海论》说："髓海不足，则脑转耳鸣，胫酸眩冒，目无所见，懈怠安卧。"《素问·气厥论篇》说："胆移热于脑，则辛鼻渊，鼻渊者，浊涕下不止也。"《灵枢·厥论》说："真头痛，头痛甚，脑尽痛，手足寒至节，死不治。"《素问·刺禁论篇》说："刺头中脑户，入脑，立死。"

五、脑为心使

根据唯物主义的观点，人的思想意识等精神世界的产生，都是物质世界刺激人体头脑的结果。因而，人的思想意识，也都是客观物质在人们头脑中的反映，都是客观物质派生出来的东西。物质是第一性的，人的思想意识是第二性的，没有物质世界的存在，也就根本没有精神世界。然就人体组织器官对于接受物质反应、产生思想意识来说，在中医学里，脑是受着心藏支配的，是为心藏所使的，因为人体中脑之所以能够进行各种思维活动，就在于脑是一个元神之府，而这个脑中的元神，却又是来源于心藏。杨上善注《太素·厥头痛》说"头是心神所居"，说明了这一点。《素问·调经论篇》说："心藏神。"《灵枢·大惑论》说："心者，神之舍也。"只有心神进入脑中，脑才有可能发生思维活动，思字的构成，既从"囟"，又从"心"，就说明这个问题。

脑为心之使，心为脑之主，因而，在许多古代文献里，都是把耳、目、鼻、口的视、听、嗅、味、言和意志、思虑等精神活动撇开脑髓而直接归述于心藏的。

浅谈胆府

胆，原作"膽"，《说文·肉部》说："膽，连肝之府，从肉詹声。"胆府居于肝之短叶间，其形如悬瓠，有经脉起于目外眦、绕耳前后、行身之侧而与肝相连，构成肝胆的藏府表里关系，同主疏泄而筋为其应，咽为其使，而成为"化水谷而行津液"（《灵枢·本藏》语）的"六府"之一。

《灵枢·本输》说："胆者，中精之府。"胆内"盛精汁三合"，因其精汁藏于胆府之内，又叫"胆汁"，其味至苦，此"地气之所生也，皆藏于阴而象于地，故藏而不泻"（《素问·五藏别论篇》），从而使胆有别于"传化物而不藏"的其他五府，所以又被称为"奇恒之府"。

《素问·金匮真言论篇》说："夫精者，身之本也。"《灵枢·经脉》说："人始生，先成精。"精为有形之本，是构成人体的基本物质，也是促进人体生命活动的物质基础。精之为用大矣哉！

物至精粹必有神。精气充而神自生。五藏是"藏精气而不泻"的，内舍神、魂、魄、意、志等五神，故称为"五神藏"。六府之中，惟胆存精汁，藏而不泻，亦主"神志"，为"中正之官"而出"决断"，胆气顺，则五藏六府之气皆顺，胆气逆，则五藏六府之气皆逆，故《素问·六节藏象论篇》说："凡十一藏，皆取决于胆也。"

胆为肝之合，属木而为少阳，生于水而胎有火，其气后通于肾而主骨髓，前通于心而司神志，所以《灵枢·经脉》谓胆"主骨所生病"，而《备急千金要方》卷十二把髓脑附于胆府之后，《医学入门·藏府总论》注引《五藏穿凿论》谓"心与胆相通"而强调"胆病战栗颠狂，宜补心为主"。

正因为如此，所以在临床上胆府有病，除可表现出口苦、呕吐、目眩、咽干、耳聋、胁痛等经、气为病之证外，还常出现神魂不安和情志失常如失眠、多睡、善恐、易怒、惊悸、太息以及善欠等证，所以《华氏中藏经·论胆虚实寒热生死逆顺脉证之法》说："胆热则多睡，胆冷则无眠。"《素问·宣明五气篇》说："胆为怒。"《灵枢·邪气藏府病形》说："胆病者，善太息，口苦，呕宿汁，心下澹澹，恐人将捕之。"中医学里的这个"胆府理论"，长期指导着中医学的医疗实践，证明它是符合临床实际的。例如：

（一）胆实善怒

某男，20岁，农民，湖北人。数年前曾发癫狂一次，1968年11月其病复发，失眠，多梦，狂走妄行，善怒，甚则欲持刀杀人，哭笑无常，时发呆痴，头昏，耳鸣，两鬓有掣动感，心下悸动，两手震颤，四肢发冷，身体淅然畏寒，面部发烧，口渴喜饮，大便秘结，唇红，舌淡，苔白，脉弦细数。至12月来武汉就医，治以柴胡加龙骨牡蛎汤去铅丹四剂而狂止证退，又以温胆汤加龙骨、牡蛎、炒枣仁、石菖蒲、龟板等数剂而病愈，至今未复发。

（二）胆怯善恐

某女，40岁，职工，住重庆市。原有胃下垂之病。1976年4月24日突然发病，头顶昏闷而掣痛，且目痛欲脱，失眠，易惊，心慌，心悸，惕惕善恐，性急躁而易悲哭，善太息，小便黄，月经量少而色黑，苔薄，脉弦而重按少力。曾在重庆某医院住院治疗数月而无效，至1977年6月18日在武汉就医，治以温胆汤加党参、石菖蒲为主，其他则据证候变化以炒枣仁、龙齿、当归、白术、胆南星、远志、合欢皮、夜交藤、白芍、朱砂、防风等药加减出入，服40余剂而病基本告愈回重庆。

（三）胆寒不眠

《备急千金要方·胆府·胆虚实》说："治大病后，虚烦不得眠，此胆寒故也，宜服温胆汤。"《张氏医通·不得卧》载张石顽曰："一少年因恐虑两月不卧，服安神补心药无算，余用温胆汤倍半夏（加）柴胡一剂，顿卧两昼夜，竟尔霍然。"临床上，每用温胆汤加炒枣仁治疗失眠症而收到较好效果。

（四）胆热多睡

《太平圣惠方·治胆热多睡诸方》载有"治胆热，神思不爽，昏闷如睡（醉），多睡少起，宜服茯神散方……"《张氏医通·不得卧》说："胆实多卧，热也，酸枣仁一两，生为末，茶清调服。"

（五）胆寒骨节疼痛

《备急千金要方·胆府·髓虚实》载有"治髓虚，脑痛不安，胆府中寒，羌活补髓丸方……"

（六）胆寒齿痛

某女，约45岁，住武汉市。1975年4月发病，右侧牙齿上连头角下及右颈剧痛不可忍，身体渐然畏寒，面黄无华，苔白，脉弦，以针刺止痛一天而复发，服二乌豆腐方无效，用温胆汤加白术服之痛减而右半身微麻如虫行，遂予原方再加党参、防风，服之痛止而病愈，至今未复发。

（七）胆郁善欠

某女，50岁，1951年春，大病后形容消瘦，频频呵欠，苔薄而前部偏左后方有一蚕豆大斜方形正红色苔，脉弦细数。乃邪热内蕴，胆气被遏，甲木郁陷于阴分，少阳生气欲升而不能，治以小柴胡汤加黄连，一剂而病已。

综上所述，可以看出中医学的"胆府理论"是我国古代长期医疗实践经验的总结，是中医学理论体系的一个组成部分，同中医学里其他藏府一样，是对人体生理功能和病理变化的概括，与现代医学解剖学上的实质藏器的胆囊是不一样的，不能用现代医学里的胆汁注入肠中，帮助消化的理论来解释和取代中医学里的"胆主疏泄，帮助消化"，因为中医学里的胆府尚有"内存精汁，藏而不泻，气与心通，出决断，主骨所生病"的理论，所以临床上的"胆实善怒""胆虚善恐""胆寒不眠""胆热多睡""胆寒骨、齿疼痛"以及"胆郁善欠"等是有其理论基础的。

精、神、气、血、津液的内在联系

　　藏府的功能活动，体现了整个人体的生命活动，而"神"则是这种生命活动的概括。藏府的功能活动，依赖于精、气、血、津液等作为物质基础，精、气、血、津液等在营养藏府、保证藏府功能活动的过程中不断地被消耗，又在藏府功能活动过程中从饮食物里不断地得到滋养和补充。神是在这些活动过程中产生的，又主导着这些活动的全过程。

一、精、神、气、血、津液等的主要功能活动

　　精、神、气、血、津液等都有自己的功能和特点，在人体生命活动过程中，发挥着各自的作用。

（一）精

　　精是一种液体物质，是构成人体和维持人体生命活动的基本物质。精源于先天，依赖后天水谷之精的滋养和补充，藏于肾中，为先天之本，主生殖，温润五藏六府、十二经脉及五官九窍、四肢百骸。

（二）气

　　气是一种微小物质，又是物质运动和功能的反映。气充满全身，主司呼吸，帅血运行，化行津液，温养皮肤肌腠、五藏六府。气有以下几种：

　　1. 真气　充满全身，人体正气皆是真气。《灵枢·刺节真邪》说："真气者，所受于天，与谷气并而充身者也。"《素问·离合真邪论篇》说："真气者，经气也。"

2. 大气　大气即真气。《素问·气穴论篇》说："肉之大会为谷，肉之小会为溪，肉分之间，溪谷之会，以行荣卫，以会大气。"《素问·五运行大论篇》说："帝曰：地之为下否乎？岐伯曰：地为人之下，太虚之中者也。帝曰：冯乎？岐伯曰：大气举之也。"

3. 宗气　积于胸中，以司呼吸、声音，推行营卫。《灵枢·五味》说："其大气之搏而不行者，积于胸中，命曰气海，故呼则出，吸则入。"《灵枢，刺节真邪》说："宗气留于海，其下者，注于气街；其上者，走于息道"。

4. 营气　水谷精微的"精专"部分在经脉中运行如雾露灌溉营养人体全身。《灵枢·营卫生会》说："中焦亦并胃中，出上焦之后，此所受气者，泌糟粕，蒸津液，化其精微，上注于肺脉，乃化而为血，以奉生身，莫贵于此。故独得行于经隧，命曰营气。"杨上善《太素·十二水》注："营气行经如雾者也，经中血者，如渠中水也，故十二经受血各营也。"

5. 卫气　水谷精微的"慓悍"部分在经脉外循行，昼日行于阳，夜则行于阴，外实皮肤肌腠以抵御外邪，内温五藏六府。《灵枢·邪客》说："卫气者，出其悍气之慓疾，而先行于四末分肉皮肤之间而不休者也，昼日行于阳，夜行于阴，常从足少阴之分间行于五藏六府。"《灵枢·本藏》说："卫气者，所以温分肉，充皮肤，肥腠理，司开阖者也。"

6. 元气　又叫"原气"，为肾精所化，藏于肾中，别出一支为三焦后天之运用，促进藏府经络的功能活动。《难经·六十六难》说："脐下肾间动气者，人之生命也，十二经之根本也，故名曰'原'。三焦者，原气之别使也，主通行三气，经历于五藏六府。"

（三）血

血是一种赤色液体物质，为气之府。按一定规律，沿一定方向，循环流动于经脉之中，营养人体内外上下各部组织。

（四）津液

津液是人体内除血液、精液而外的一切正常液体物质。变血，补精，化气，濡养藏府经脉和皮肤肌腠，滑利关节，濡润空窍。

（五）神

神是人体和人体组织的生命活动，以精血为物质基础，是血气阴阳对立的两个方面共同作用的产物，调节人体各部组织的正常功能活动，维持人体与外界环境的统一。

二、精、神、气、血、津液等的相互关系

人体的精、神、气、血、津液等都各有自己的功能和特点，但不是各自孤立、互不相干，而是有着内在的联系。在人体生命活动过程中消耗的精、气、血、津液等，其补充来源都在于中焦脾胃化生的水谷精微，都是中焦水谷化生的精微物质，通过不同道路，分布到不同部位，而变化为具有不同形态和不同功能、营养人体组织、维持人体生命活动的基本物质。神，则贯穿于这种变化的各个过程之中。在藏府组织的功能活动和神的主导下，精、气、血、津液之间，互相渗透，互相促进，互相转化。

（一）血与气的相互关系

1. 血对气的关系　《血证论·阴阳水火血气论》说："守气者即是血。"血为气之府，血盛则气旺，血病亦可导致气疾。临床上，血虚常见少气，失血过多则每见气脱。血液瘀滞又易导致气机阻塞，如跌打损伤则每见胸闷便结，故《金匮要略·惊悸吐衄下血胸满瘀血病脉证并治》说："病人胸满，唇痿舌青，口燥，但欲漱水不欲咽，无寒热，脉微大来迟，腹不满，其人言我满，为有瘀血。"

2. 气对血的关系　《血证论·阴阳水火血气论》说："运血者即是气。"王冰注《素问·五藏生成篇》说："气行则血流。"气生成于血中而固护于血外。气为血之帅，血在脉中流行，实赖于气之率领和推动，故气之正常运动，对保证血液的产生、运行和功能都有着重要的意义。气旺则血充，气虚则血少，气行则血流，气滞则血瘀。临床上，常见气虚不能摄血则血溢而崩漏，不能行血则血不华色而面色白，治用补气以摄血则血止，以运血则色泽；气滞则失去行血之用而腹胀经闭，治用行气以活血则经通。

《灵枢·营卫生会》说："血之与气，异名同类焉。"血与气的关系

非常密切，临床上每见血液外失无以守气则气脱，气脱又无以摄血则血更外失，治疗用"血脱者固气"，以大剂"独参汤"补气摄血而气充血止，气充又有助于新血的产生而病愈，故《十药神书》治血证，于甲字十灰散止血、乙字花蕊石散破瘀之后，用丙字独参汤补气以生血。

（二）血与精的相互关系

1. 血对精的关系　《诸病源候论·虚劳诸候·虚劳精血出候》说："精者，血之所成也。"血液流行入肾中，与肾精化合而变为精。《血证论·男女异同论》说："男子以气为主，故血入丹田亦从水化而变为水，以其内为血所化，故非清水，而极浓极稠，是谓之肾精。"由于血能化精，故《血证论·男女异同论》谓"男子精薄，则为血虚"，是以治肾虚精少者，每于填精药中兼以养血药。

2. 精对血的关系　《素问·上古天真论篇》说："肾者主水，受五藏六府之精而藏之。"冲脉与少阴之大络起于肾下，为十二经脉之海，乃"精血所聚之经"，肾精进入冲脉，与血海之血化合而变为血，毛发为血之余，故《类经·藏象类·藏象》张介宾注谓"精足则血足而发盛"。是以肾精衰少者，每见毛发枯槁甚至脱落，如《金匮要略·血痹虚劳病脉证并治》所说："夫失精家，少腹弦急，阴头寒，目眩，发落……"

（三）血与津液的相互关系

1. 血对津液的关系　《灵枢·邪气藏府病形》说："十二经脉三百六十五络，其血气皆上于面而走空窍……其气之津液皆上熏于面。"血液在经络之中运行而从脉中渗出于脉外，与脉外的津液化合以濡润皮肤肌腠为津液。《灵枢·营卫生会》说："夺血者无汗。"治疗上，"衄家，不可发汗，汗出必额上陷，脉急紧，直视不能眴，不得眠。""亡血家，不可发汗，汗出则寒栗而振。"（《伤寒论·辨太阳病脉证并治》）血液瘀结不能渗于脉外为津液以养皮肤肌腠，则肌肤干燥粗糙甚至甲错。

2. 津液对血的关系　《灵枢·决气》说："中焦受气，取汁，变化而赤，是谓血。"中焦水谷化生的津液，从中焦进入肺脉，与经脉中运行的血液化合即通过心藏变化而为血。《灵枢·痈疽》说："肠胃受谷……中焦出气如露，上注溪谷而渗孙脉，津液和调，变化而赤为血。"《灵枢·营卫生会》说："夺汗者无血。"汗乃津液之所化，汗出过多则津少血伤，血伤则无以养心而心慌，故《伤寒论·辨太阳病脉证并治》说："汗家，重发汗，必恍惚心乱……"临床上亦见吐泻过甚则津液衰少，无以充实血脉而脉微欲绝者，故《伤寒论·辨霍乱病脉证并治》谓："恶寒脉微而复利，利止，亡血也，四逆加人参汤主之。"成无己注说："《金匮玉函经》曰：'水竭则无血'，与四逆汤温经助阳，加人参生津液益血。"

（四）血和神的相互关系

1. 血对神的关系　杨上善《太素·营卫气》注："血者，神明之气，而神非血也。"血气在经脉中运行不止，环流周身，滋养五藏六府、四肢百骸、五官九窍，产生神的活动，保证人体组织器官的正常功能，"目受血而能视，足受血而能步，掌受血而能握，指受血而能摄"。血盛则神旺，故血虚则神怯，血尽则神亡。

2. 神对血的关系　《灵枢·经水》说："经脉者，受血而营之。"王冰注《素问·诊要经终论篇》说："脉者，神之用。"经脉营运血气流行周身，实赖神明之运为，神主导经脉运动和血液流行，故神正则血流和畅，神恐则血气不升而面色白，神怒则血气逆上而面色红赤，甚至血溢络伤而吐血。

临床常见有女子月经不调而神躁易怒，且又悲哭；亦见有女子郁怒久久未解而月经失调，且又头偏痛而眼睛失明。

（五）精和气的相互关系

1. 精对气的关系　《素问·阴阳应象大论篇》说："精化为气。"张介宾注说；"精化为气，谓元气由精而化也。"精藏于肾，为阴，在肾阳的蒸动下，化为元气，通过三焦，升腾于上，布达周身，以养人体的藏府组织，促进藏府组织的功能活动。精盈则气盛，精少则气衰。故失精家每见少气不足以息，而行则气喘，口咽干燥，懒于言语，所谓"元精失则元气不生，元阳不见"，即是此义。

2. 气对精的关系　张介宾引张紫阳："精依气生……元气生则精产。"元气充塞于周身，流布不已，入肾中与肾精化合变为白色浓稠的膏状之精，其精在化成之后而不漏泄走失，实又赖元阳之气固护于外。气聚则精盈，气弱则精走。故元气亏损每见失精，"精升则化为气"，"气降则化为精"，"精之与气，本自互生，精、气既足，神自旺矣。"

（六）精和津液的相互关系

1. 精对津液的关系　《素问·逆调论篇》说："肾者水藏，主津液……"肾精通过肾阳的蒸动化为元气，别出一支为三焦之运用，以保证三焦通行津液之能。故肾精虚则三焦失职而津液不布，时见尿短黄、咽喉干、皮肤燥，或为水渍皮肤而浮肿；肾精伤耗，肾阳不用，无以化气布津，则口咽干于上而渴欲饮水，水液溜于下而小便常多，如《金匮要略·消渴小便利淋病脉证并治》所谓"男子消渴，小便反多，以饮一斗，小便亦一斗，肾气丸主之"。是其例。

《灵枢·口问》说："液者，所以灌精濡空窍者也。"液能灌精以濡空窍，是津液之中本自有精，津液的精华部分即是精，此殆即所谓"广义之精"也。《灵枢·平人绝谷》中所谓"水谷之精气"、《灵枢·五味》中所谓"天地之精气"，皆是广义之精。

2. 津液对精的关系　《灵枢·五癃津液别》说："五谷之津液，和合而为膏者，内渗入于骨空，补益脑髓，而下流于阴股。"水谷在中焦化生的津液，通过三焦元气的作用，输布人体全身，濡养藏府及其所属各部组织器官，其滑利关节的津液，一部分渗入骨空，与髓液化合，入于肾中，为肾精的组成部分。故补精药多能生津，如肉苁蓉、菟丝子、枸杞、黄精、熟地、山药等。《素问·阴阳应象大论篇》所谓"精不足者，补之以味"即是。且时见补肾兼补脾之法，以脾健则化谷，谷化则津液生，津液生则精之化源始充，近人所谓"后天滋先天"者是也。

（七）精和神的相互关系

1. 精对神的关系　《灵枢·本神》说："肾藏精，精舍志。"肾精进入冲脉而化血，血气随经脉运行于肾中而产生肾志，志者肾之神。志舍于精中而赖精以滋养。精盛则志强。肾精不足，无以养志，则每病善忘之证。《灵枢·本神》所谓"志伤则喜忘其前言"，《类证治裁·健忘》谓"惟因病善忘者，或精血亏损，务培肝肾，六味丸加远志、五味"是其例。肾中之精气，上交于心中，化为心中真液，以养心神，则心神得以守舍而藏于心。精可养神，神赖精养，精盛则神旺，精衰则神扰。故肾精衰少不能上交于心而每见心烦失眠。且肾中之精滋养于髓，髓液充满养于骨而会聚于脑。精髓所聚，于脑为最多，故脑有"髓海"之称。惟其聚精最多，则为心神之所居，是之谓"元神之府"也。精盛脑盈，神安其居，则耳目聪明；精衰脑空，神失其正，则脑转耳鸣，目眩昏冒而无见，故失精家耳目多不精爽，肾精虚少亦可病眩晕之证，即所谓"下虚则高摇"。

《灵枢·本神》说："两精相搏谓之神。"杨上善《太素·藏府之一》注："两精相搏，共成一形，一形之中，灵者谓之神者也，即乃身之微也。"此当指精、血、津液等广义之精所生之神。

2. 神对精的关系 张介宾《类经·摄生类·古有真人至人圣人贤人》注："神由精、气而生，然所以统驭精、气而为运用之主者，则又在吾心之神。"心藏脉，脉舍神，人体在心神的主导下，血气循经脉流行，进入肾中，遂化生肾藏之神，是名曰"志"。肾志统于心神，而居于肾精之中，以为肾精之主宰。神守则志安而精固，神散则乱而精失。《灵枢·本神》说："恐惧而不解，则伤精，精伤则骨酸痿厥，精时自下。"

（八）气和津液的关系

1. 气对津液的关系 《血证论·阴阳水火气血论》说："水化于气。"津液在人体内升降循环，输布排泄，实赖三焦元气之统帅、推动和蒸化。张介宾《类经·藏象类·十二官》注："元气足则运化有常，水道自利。"故三焦元气失职，则津液停聚转化为水湿之病，内而为水饮，外而为水肿。《杏轩医案续录·答鲍北山翁》说："气可化水。"正气流行，触物即还原而为水液。故水热互结于膀胱，气化不行，津液不布，则小便不利而口渴欲饮，治以五苓散助气化以行水散邪，膀胱津液得以化气，升腾于上，敷布于藏府口舌而还原为津液，不生津而渴自止。《伤寒论·辨太阳病脉证并治》说："若脉浮，小便不利，微热消渴者，五苓散主之。"即是其义。

2. 津液对气的关系 《杏轩医案续录·答鲍北山翁》说："水可化气。"《血证论·阴阳水火气血论》说："气生于水。"水谷化生的津液，通过三焦元阳的作用，并在各藏府功能活动的配合下，使其精专部分从中焦进入肺脉化为营气，慓悍部分从上焦布于皮肤肌腠化为卫气；水液中上升部分从肺藏经由三焦下入膀胱，下降部分在小肠济泌别汁从下焦渗入膀胱。《素问·灵兰秘典论篇》说："膀胱者，州都之官，津液藏焉，气化则能出矣。"津液藏于膀胱，通过三焦元阳的蒸动，化而为气，升腾敷布于藏府组织，发挥温养作用，以保证藏府组织的正常功能活动。故《素问·经脉别论篇》说："水精四布，五经并行。"临床上，暑病伤耗津液，不仅口渴喜饮，且津液虚少无以化气而见少气懒言，肢体乏力，治以白虎加人参汤之加人参即为生津而益气。

（九）气和神的相互关系

1. 气对神的关系　《脾胃论·省言箴》说："气乃神之祖……气者，精神之根蒂也。"气帅血液在经脉中运行以濡养藏府组织而生神。气血流行，神即应之而生，气至神亦至，故《灵枢·小针解》谓"神者，正气也"。神寓于气，气以化神，气盛则神旺，气衰则神病，气绝则神亡。故张介宾谓"人之生死由乎气"。临床上，正气不足，常见心慌而视昏。《灵枢·决气》说："气脱者，目不明。"故治暴盲证，《张氏医通》主以人参、白术。《素问·逆调论篇》说："荣气虚则不仁，卫气虚则不用，荣卫俱虚则不仁且不用。"荣卫气少，神不能周，故肢体不知痛痒且不为我所使。《伤寒论·辨阳明病脉证并治》说"虚则郑声"，即《素问·脉要精微论篇》所谓"言而微，终乃复言者，此夺气也"之义，是气衰则神乱而妄为言语；还有气衰神乱而为狂者。

2. 神对气的关系　杨上善《太素·痈疽》注："神之动也，故出入息动。"神是气之主而御气之动，气之流行为神所主宰，神住气亦住，神往气亦往，神安则气正，神惊则气乱，神内守则气流布于周身而不已。观日常生活中，导引家运神以御气，呼吸达于丹田，甚至流通任督；武术家运神以御气，气聚于臂则臂能劈石。神悲则气消，恸哭之后，语声低微；神思则气结，忧思不解，时发太息。故《灵枢·口问》说："忧思则心系急，心系急则气道约，约则不利，故太息以伸之。"

（十）津液和神的相互关系

1. 津液对神的关系　《灵枢·本神》说："脾藏营，营舍意。"

《素问·六节藏象论篇》说："………津液相成，神乃自生。"

意亦是神，神在脾为意，意乃脾之神。中焦脾胃化生的水谷津液，入脉中以助血气之营运，流行周身，以濡养藏府组织，化生神气。津液充盛则血旺而神全，津液丧失则血少而神乱。临床上，误用汗、吐、下等法过伤津液则每见神乱惊悸或神昏妄语，故《伤寒论·辨少阳病脉证并治》说："少阳中风，两耳无所闻，目赤，胸中满而烦者，不可吐下，吐下则悸而惊。""伤寒，脉弦细，头痛发热者，属少阳；少阳不可发汗，发汗则谵语。"还有泪出过多，失去神明之照而目盲无见，即《灵枢·口问》所谓"泣不止则液竭，液竭则精不灌，精不灌则目无所见矣"。

2. 神对津液的关系　《素问·解精微论篇》说："宗精之水，所以不出者，是精持之也。"（这里所谓之"精"，是指"神"，观下文"水之精为志，火之精为神"可证）津液在体内不妄溢于体外，是赖神的主持。其津液在体内流布不已，也有赖于神的主持。神内守，持之有权，则津液安流于体内，化精、化气、化血、化神、温肌肉、充皮肤、滑利关节、濡润空窍；神失守，无以主液则津液妄溢，如神遇猝恐则可见汗出、尿遗，神悲则泣涕交流。《灵枢·口问》说："悲哀愁忧则心动（神动），心动则五藏六府皆摇，摇则宗脉感，宗脉感则液道开，液道开，故泣涕出焉。"

总之，饮食水谷在藏府功能活动下化生的津液，流行濡布于全身，一部分进入脉中化为血，一部分进入骨中与髓液化合入肾为精；血聚脉中，随经脉流行，进入肾中与肾精化合变为精，渗于脉外为津液；精藏于肾，进入冲脉化为血，化气触物为津液，津液和血中的精华部分也叫精，故精、血、津液可统称为精，殆即所谓"广义之精"是也。精、血、津液在全身输布流行，若雾露之溉一样，叫作气。气充满周身，帅精、血、津液正常运行，以滋养藏府组织器官，使其产生生命活动，是谓之神。神藏于心，随血脉以达于全身各部，反转来主导藏府活动化生精、气、血、津液和主导精、气、血、津液的正常流行以及滋养藏府组织。

中医学的六淫学说

　　中医学认为，导致人体发生疾病的因素，一般有三类：一是风、寒、暑、湿、燥、火等邪气，叫作"六淫"，自人体外而入，为"外因"；二是喜、怒、忧、思、悲、恐、惊等邪气，叫作"七情"，自人体内而生，为"内因"；三是房室、金刃、虫兽、饮食、劳倦所伤，既不属于六淫，又不类于七情，为"不内外因"。这里简单地探讨一下"六淫学说"的形成过程，这对于整理中医学的基本理论，是有益处的。

　　根据现有文献记载，在春秋时代，出现了"六气病因说"。《左昭元年传》说："天有六气，降生五味，发为五色，徵为五声，淫生六疾。六气，曰'阴阳风雨晦明'也，分为四时，序为五节，过则为菑，阴淫寒疾，阳淫热疾，风淫末疾，雨淫腹疾，晦淫惑疾，明淫心疾。"所谓"阴淫寒疾"，乃"寒邪"为病；所谓"阳淫热疾"，乃"热邪"为病；所谓"风淫末疾"，乃"风邪"为病；所谓"雨淫腹疾"，乃"湿邪"为病；其"风""雨""寒""热"四者自外伤人，为引起疾病发生的外来邪气，属"外因范畴"；所谓"明淫心疾"，是体内产生的情志为病，邪自内生，属"内因范畴"；所谓"晦淫惑疾"，是房劳为病，属"不内外因范畴"。这就说明了"六气病因说"，并不是前人一般所说的"六淫学说"。之后，《管子·度地》说："大寒，大暑，大风，大雨，其至不时者，此谓'四刑'，或遇以死，或遇以生（眚），君子避之，是亦伤人。"也只提出了"风"、"雨"、"寒"、"暑"四种外邪。在战国后半期，吕不韦的门客写成的《吕氏春秋·季春纪·尽数》说："大寒，大热，大燥，大湿，大风，大霖，大雾，七者动精则生害矣。"提出了"寒""热""燥""湿""风""霖""雾"七种外邪。在医学领域里，这时出现了伟大的医学著作《黄帝内经》一书，形成了比较完整的中医学理论体系。《灵枢·口问》说："夫百病之始生也，皆生于风雨寒暑，阴阳喜怒，饮食居处，大惊卒恐。"《灵枢·顺气一日分为四时》说："夫百病之所始生者，必起于燥湿寒暑风雨，阴阳喜怒，饮食居处。"《灵枢·五变》说："余闻百病之始期也，必生于风雨寒暑，循毫毛而入腠理。"《灵枢·百病始生》说："夫百病之始生也，皆生于风雨寒暑清湿喜怒。""风雨寒热，不得虚，邪不能独伤人。"这里谓自外伤人的邪气，或曰"风雨寒暑"，或曰"燥湿寒暑风雨"，或曰"风雨寒暑清湿"，并没有成为"风""寒""暑""湿""燥""火"的所谓"六淫学说"。在《素问·阴阳应象大论篇》里，提出了"天有四时五行，以生长收藏，以生寒暑燥湿风"，而且原则性地论述了"寒""暑""燥""湿""风"这五者为病的临床表现："风胜则动，热胜则肿，燥胜则干，寒胜则浮，湿胜则濡写（泻）。"这里虽然形成了较成熟的外邪病因理论，但它仍然没有成为"风""寒""暑""湿""燥""火"的所谓"六淫学说"。事实上，六淫学说只是到了东汉年间写成的《阴阳大论》之书，即现在《素问》所载的《天元纪大论》《五运行大论》《六微旨大论》《气交变大论》《五常政大论》《六元正纪大论》《至真要大论》等所谓"运气七篇"中才出现的。《素问·至真要大论篇》说："夫百病之生也，皆生于风、寒、暑、湿、燥、火以之化之变也。"这里才具有了"风""寒""暑""湿""燥""火"六种外邪的病因理论，也只有在这个"运气七篇"里才具有"风""寒""暑""湿""燥""火"六种外邪。根据我的考证，《素问》中的"运气七篇"，是在东汉殇帝刘隆的延平前后成书的。详见本书《中医学的运气学说》一文。

本来，《素问·阴阳应象大论篇》提出的"寒、暑、燥、湿、风"，已完善了中医学理论中从肤表侵害人体的外邪病因，《素问》"运气七篇"也完全继承了这个病因理论，如《素问·天元纪大论篇》中所载

"天有五行御五位，以生寒暑燥湿风"之文就是明证。但《素问》"运气七篇"是专论"运气学说"的。它为了符合天道"六六之节"的"六数"需要，把"寒""暑""燥""湿""风"五者之中又加了一个"火"成为"六气"而配"三阴三阳"，以应一岁之中"初之气"到"终之气"的所谓"六节之气"。它对"寒""暑""燥""湿""风""火"这六者的各个特性和作用也均作了原则性的阐述："燥以干之，暑以蒸之，风以动之，湿以润之，寒以坚之，火以温之。"（《素问·五运行大论篇》）它还在《素问·至真要大论篇》中历述了"寒""暑""燥""湿""风""火"六气淫所胜发生的各种变化。于是，六淫之说，即从此产生了。其实，这"寒""暑""燥""湿""风""火"六者之中，"暑"与"火"是同一性质的，属同一类的东西，只是"暑无形"而"火可见"而已，所以，《素问·天元纪大论篇》说："在天为热（暑），在地为火。"《素问·五运行大论篇》说："其在天为热，在地为火……其性为暑。"暑、热、火三者的概念，在中医学病因理论里，从其实质来说，基本上是一个东西，其为病则均用寒凉之药以治疗。《说文·日部》说："暑，热也。"《玉篇·日部》说："暑，热也。"《广韵·上声·八语》说："暑，舒吕切，热也。"《素问·五运行大论篇》说："其性为暑。"王冰注："暑，热也。"《难经·四十九难》说："有伤暑。"虞庶注："暑，热也。"《诸病源候论·妇人妊娠病诸候下·妊娠热病候》说："暑病即热病也。"是暑邪何必挟湿？热入心包则神昏谵语，心火上炎只口糜舌烂，何必热为渐而火为极？

《素问·天元纪大论篇》说："寒暑燥湿风火，天之阴阳也，三阴三阳上奉之；木火土金水火，地之阴阳也，生长化收藏下应之。"说明运气学说为了配合阴阳，配合六节，不仅把"寒""暑""燥""湿""风"五气之中加上一个"火"而成"六"数，而且还把"木""火""土""金""水"五行之中的"火"分之为二，分为"君火"和"相火"而成"六"数。从病因学上讲，这明明是"寒""暑""燥""湿""风"的"五淫"，被运气学说加上一个"火"变成了"六淫"而已。

中医学的七情学说

　　喜、怒、忧、思、悲、恐、惊称为"七情"。《黄帝内经》详细地论述了有关情志的产生及其与疾病的关系。它说："人有五藏化五气，以生喜、怒、悲、忧、恐。"（《素问·阴阳应象大论篇》）心志喜，肾志恐，肺志悲，肝志怒、惊，脾志忧、思，而五藏又都统主于心。因此一切情志表现都是五藏活动的反映。

　　人的情志，是思想活动方面的东西，是客观事物作用于人体，通过人体正气发生作用而产生的，即"人心之动，物使之然也"（《史记·乐书》语）。在不同情志的产生过程中，人体的正气总有不同情况的改变，所以《素问·举痛论篇》说："怒则气上，喜则气缓，悲则气消，恐则气下……惊则气乱……思则气结。"

　　古人说过："喜怒哀乐……发而皆中节，谓之和。"（《礼记·中庸》）所谓"和"，言其于人无害，是谓"正气"。本来，在一般情况下，人体七情的产生，不足以引起人体发生疾病的变化，是无害于人体的，而且还有助于人体对外界事物变化的适应，在某种情况下，还有助于人体战胜疾病、成为治愈疾病的条件。只有七情的急剧发生和持久存在，只有"喜怒不节"（《素问·阴阳应象大论篇》）超过了人体五神藏所能控制的程度，超过了人体适应客观事物变化需要的范围，它才转化为邪气，成为致病因素而导致人体发病。所以《黄帝内经》说："暴怒伤阴，暴喜伤阳。"（《素问·阴阳应象大论篇》）又说："心怵惕思虑则伤神，神伤则恐惧自失，破脱肉"；"脾忧愁而不解则伤意，意伤则悗乱，四肢不举"；"肝悲哀动中则伤魂，魂伤则狂妄不精，不精则不正当人阴缩而挛筋，两胁骨不举"；"肺喜乐无极则伤魄，魄伤则狂，狂者意不存，其人皮革焦"；"肾盛怒而不止则伤志，志伤则喜忘其前言，腰脊不可以俛仰屈伸"；"恐惧而不解则伤精，精伤则骨酸痿厥，精时自下"（均见《灵枢·本神》）。七情中的任何一种情志，都可以在一定的条件下转化为邪气而致人于病，不过七情中的各个情志为病是不等同的，有的情志为病于人的机会较多，有的情志为病于人的机会较少罢了。至于说七情活动到什么程度叫作过节，这是不能以升斗或尺寸斤两来计量的，而是每个人的具体情况决定的。

客观外界的不同事物作用于人体内部的不同藏府，使正气发生不同的改变而产生不同的情志。因而，七情中每一情志都和一定的藏府有着密切的联系，换句话说，五藏的每一藏象都主司着一定的情志。当七情过节转化为邪气伤人的时候，它多"反伤本藏"而出现该藏的病证。心主喜，暴喜过度则伤心；肝主怒、惊，大怒不止、暴惊不已则伤肝；脾主忧思，忧思过度则伤脾；肺主悲，悲哀太甚则伤肺；肾主恐，恐惧不解则伤肾。然而，病邪伤人的规律总是"虚者受邪"，因而亦有本藏不虚，而七情的邪气不伤本藏而伤及他藏。另外，还有两种或两种以上的情志交互伤人，导致人体发病；也有七情邪气与其他邪气一起共同置人于病的。

七情为病，可以出现神志方面的病证，如癫狂、善怒、骂詈、喜笑不休、喜怒无常、多疑善畏、悲伤欲哭、言语不清、惊悸、健忘、失眠、多梦、呓语、夜游、太息、欠伸、颤栗、昏厥、眩晕、烦躁不安以及百合病等；也可以出现非神志方面的病证，如头痛、耳聋、目疾、吐血、噎食、喘气、尿频、阳痿、滑精、月经不调、胸胁胀满、脘腹疼痛、食欲减退、肌肉消瘦、少气懒言、大便溏泄、腰痛胫酸、头发脱落、皮毛枯槁、痈疽、疝瘕、白淫以及奔豚病等，而这两方面的病证又可以交互并见。

在中医学里，七情为病，可以概括为三个方面：

（1）七情过节导致人体的发病；

（2）发病后七情促进人体的疾病恶化；

（3）在疾病发展过程中，气血失常，产生七情疾病的临床证候。

这三个方面，有病因，有病证，古人把它们当作同样的东西看待的，因为：①病因的七情和病证的七情在性质上是有内在联系的。如：怒则气上，喜则气缓，悲则气消，恐则气下，惊则气乱，思则气结。②在疾病的发生发展过程中，病因的七情和病证的七情又常是相互联系，相互影响，不可截然分开的，就是病因的七情在导致人体疾病发生发展后常可产生出七情证候，而证候的七情又可反过来成为病邪促进病情的发展。

由于七情为病，是七情邪气通过人体正气发生作用引起藏府功能活动发生紊乱的结果，所以也可以运用七情并采用必要的其他治疗方法如药物、针灸等以调整藏府的功能活动，来消除七情的邪气，达到治愈人体疾病的目的。所以杨上善《太素·如盅如姐》注："喜怒忧思伤神为病者，先须以理清神明性，去喜怒忧思，然后以针药裨而助之。"当然，在具体临床医疗工作中，有的病人要以情志疗法为主，有的病人则要以药物、针灸等其他疗法为主。

中医学认为，七情中各个情志的性质不同，作用于人体后引起人体气血的变化不同，因而导致人体发生的疾病也不同，治疗时必须根据不同的情志为病采取不同的治疗方法。在药物、针灸等疗法方面，必须是"盛者写（同'泻'）之，虚者补之"（《灵枢·经脉》）；"寒者热之，热者寒之"（《素问·至真要大论篇》）；"高者抑之，下者举之"（《素问·至真要大论篇》）；"坚者削之，客者除之，劳者温之，结者散之，留者攻之，燥者濡之，急者缓之，散者收之，损者温之，逸者行之，惊者平之"（《素问·至真要大论篇》）。

中医学的七情学说，把人和社会联结成一个统一的整体，在阐述七情为病的时候，又对具体的情况作具体的分析。这种在长期的医疗实践中产生，后又在几千年的医疗实践中证明行之有效的辩证法思想，在中医学领域里，有力地排斥着形而上学的错误观点，表现出中医学的特色。七情是在客观物质的基础上产生的，它又可以转过来作用于客观物质，引起客观物质发生变化，它在一定条件下可以造成人体发生病变，在另外的一定条件下又可以成为治疗方法，帮助人体战胜疾病，恢复健康。这就是中医学七情学说的主要内容。

中医学的升降学说

　　升降学说，是中医学理论体系的一个组成部分，是中医学中阴阳学说的一个方面的具体运用。

　　升，谓上升，是升其清阳。降，谓下降，是降其浊阴。升和降，是对立的两个方面。《素问·六微旨大论篇》说："气之升降，天地之更用也。"这两个方面，既互相对立，又互相联结；既互相制约，又互相依赖。"升已而降，降者谓天；降已而升，升者谓地。天气下降，气流于地；地气上升，气腾于天。"（《素问·六微旨大论篇》）气之上升，上升到一定程度，因"降"的作用，使之转化为下降；气之下降，下降到一定程度，因"升"的作用，又使之转化为上升。气之一升一降，一降一升，相互为用，相反相成。正是这一矛盾运动，维持着事物的生命，促使事物不断地变化和发展。《素问·六微旨大论篇》说："高下相召，升降相因，而变作矣。"

　　依据辩证唯物论的观点，任何运动形式，都依赖于物质而存在，升降这一运动形式自然也不例外。

　　《周易·系辞》说："形乃谓之器。"器是指有形的物质。《素问·六微旨大论篇》说："器者，生化之宇。器散则分之，生化息矣。"物质是升降运动的基础，是事物生长发展的根本，没有物质就没有升降运动的存在，也就没有事物的生长和发展。如果一种物质遭到了根本的破坏，升降势必灭，生化就要宣告停顿，生命也就终止了。

　　升降运动，存在于一切有生命活动中。"升降出入，无器不有"

（《素问·六微旨大论篇》），它在一切有生命的活动中是普遍存在的，任何生命活动都依赖于升降运动，都是"非出入则无以生长壮老已，非升降则无以生长化收藏"（《素问·六微旨大论篇》语），都具有升降出入的运动形式，所以《素问·气交变大论篇》说："用之升降，不能相无也。"

根据中医学的观点，人体每一内藏都发出一条经脉，肺藏发出手太阴经，心藏发出手少阴经，心包络发出手厥阴经，脾藏发出足太阴经，肾藏发出足少阴经，肝藏发出足厥阴经，大肠府发出手阳明经，小肠府发出手太阳经，三焦府发出手少阳经，胃府发出足阳明经，膀胱府发出足太阳经，胆府发出足少阳经。十二藏府共发出十二经脉，而这十二经脉中的每一条经脉，都按其所属本藏府的特性在一定部位分布，向一定方向伸延，并又在一定部位和另一条经脉相交接，构成一个经脉循环系统，营运血气，把人体各部组织联结成一个以藏府为中心的统一的整体。

孤阴不生，独阳不长，事物的对立统一，促成事物的矛盾运动。中医学藏府经络的升降运动，是在一定范围内按照阴阳对立统一规律运动的，凡是藏气下降的，它相表里的府气则上升；凡是藏气上升的，它相表里的府气则下降。肺气下降，则大肠气上升；心气下降，则小肠气上升；心包气下降，则三焦气上升；脾气上升，则胃气下降；肾气上升，则膀胱气下降；肝气上升，则胆气下降。这是一方面。

另一方面，凡是手阴阳经脉之气上升的，它同名的足阴阳经脉之气则下降；凡是手阴阳经脉之气下降的，它同名的足阴阳经脉之气则上升。肺手太阴经气下降，则脾足太阴经气上升；心手少阴经气下降，则肾足少阴经气上升；心包手厥阴经气下降，则肝足厥阴经气上升；大肠手阳明经气上升，则胃足阳明经气下降；小肠手太阳经气上升，则膀胱足太阳经气下降；三焦手少阳经气上升，则胆足少阳经气下降。

总之，中医学藏府经络的升降运动，是事物对立的两个方面规定的，这一方面上升，另一方面则下降；这一方面下降，另一方面则上升，这就是升降运动在藏府经络中的总规律。

《灵枢·逆顺肥瘦》说："手之三阴，从藏走手（降），手之三阳，从手走头（升）；足之三阳，从头走足（降）；足之三阴，从足走腹

（升）。"这是说明营气在经脉内运行并荣养周身的规律，也是说明藏府经络升降运动的，是对藏府经络阴阳升降运动规律的总概括。

人体藏府的升降运动，在正常情况下，在对立统一规律支配下，进行着正常的升者自升，降者自降，从一定程度上，保证着藏府功能活动的正常进行，促进着人体的正常发展，保持着人体的健康。十二藏府的升降机能，也是"恶者可见，善者不可得见"的，在正常生理情况下，看不见，摸不着；只有在病变情况下，才能见到它的反常现象。升降运动减弱了，藏府功能即减退而人体发生着虚弱或衰老。如果升降机能失调，藏府就要发生病变。各个不同藏府的升降机能反常所导致的病变，则随各个不同藏府的功能特点而出现各个不同的病证：肺气下降，其气不降而上逆则病喘咳；心气下降，其气不降而上逆则病舌赤舌烂；心包无独立功用，其病与心藏同；大肠气上升，其气不升而下陷则病脱肛；小肠气上升，其气不升而下陷则病阴疝；三焦气上升，其气不升而下陷则病遗尿；脾气上升，其气不升而下陷则病濡泄；肾气上升，其气不升而下陷则病滑精；肝气上升，其气不升而下陷则病少腹急痛，胃气下降，其气不降而上逆则病恶心呕吐；膀胱气下降，其气不降而上逆则病小便癃闭，胆气下降，其气不降而上逆则病呕出苦汁。在临床实践中，对于这些藏府升降失调病证的治疗，则是根据各个不同病因导致各个不同藏府发生的各个不同病变，给以不同的治疗方法，例如胃气上逆而呕吐，有因热邪犯胃者，有因痰饮停胃者，有因食滞上脘者，有因胃虚气逆者，还有肝气犯胃者，等等，必须分别以"清热和胃""化饮降逆""吐越积滞""补中和胃"以及"平肝和胃"等法来治疗；又例如肾气下陷而失精，有因肾虚不固者，有因神虚不摄者，有因肝经湿热者，等等，必须分别以"补肾固精""补心宁神""清泻肝经湿热"等法来治疗，以恢复其藏府升降的正常运动，消除其各个不同的病证。

《素问·六微旨大论篇》说："出入废则神机化灭，升降息则气立孤危。"人体藏府升降机能失常，犹可以法调治而使其恢复正常，如果藏府升降机能完全反常，逆而不已，导致阴阳离决，精气渐绝，则虽卢扁在世，亦莫如之何也已矣，所以《素问·气交变大论篇》说："用之升降，不能相无也。"

中医学的运气学说

　　《黄帝内经素问》中所载《天元纪大论》《五运行大论》《六微旨大论》《气交变大论》《五常政大论》《六元正纪大论》《至真要大论》等七篇，是专门论述古代运气学说的，一般叫作"运气七篇"，它有着丰富的医学内容和宝贵的辩证法思想。汉末张仲景在它和其他古典著作的指导下，总结了当时的医学知识和自己的医疗实践经验，写出了理、法、方、药完备，系统论述辨证施治的《伤寒杂病论》一书，促进了我国医学的发展；宋代刘完素攻治了它的一端，结合自己的医疗实践，写出了《素问玄机原病式》一书，提出了"六气皆可化火"的论点，卓然成为我国医学史上的一大学派，就是突出的两个例子。

一、"运气七篇"的成书年代

　　宋代林亿等说过："《素问》第七卷亡已久矣。……观《天元纪论》《五运行论》《六微旨论》《气交变论》《五常政论》《六元正纪论》《至真要论》七篇，居今《素问》四卷，篇卷浩大，不与《素问》前后篇卷等，又且所载之事与《素问》余篇略不相通，窃疑此七篇乃《阴阳大论》之文，王氏取以补所亡之卷，犹《周官》（当作《周礼》）亡《冬官》以《考工记》补之之类也。"又说："汉·张仲景《伤寒论·序》云：'撰用《素问》《九卷》《八十一难经》《阴阳大论》……'是《素问》与《阴阳大论》两书甚明，乃王氏并《阴阳大论》于《素问》中也。要之《阴阳大论》亦古医经，终非《素问》第七矣。"

（《黄帝内经素问·序》新校正注）据此，则"运气七篇"乃《阴阳大论》一书，而非《黄帝内经素问》之文。然《阴阳大论》之书，现在已别无传本，独《针灸甲乙经》中，有题《阴阳大论》的一篇，但其所载内容，全是《素问·阴阳应象大论篇》之文，而皇甫谧又明谓他的《针灸甲乙经》一书，是根据《素问》《针经》《明堂孔穴针灸治要》等三书编撰而成，没有采用过《阴阳大论》一书。这说明《针灸甲乙经》中的《阴阳大论》这一篇，不是古代的《阴阳大论》，而是"阴阳应象大论"脱落了"应象"二字，或者是皇甫谧写这一篇题时略去了"应象"二字，成为"阴阳大论"。如果不是这里少了"应象"二字，而"阴阳应象大论"就是古代《阴阳大论》之书，张仲景就不会在《伤寒论·伤寒杂病论集》中说他既撰用《素问》又撰用《阴阳大论》的。因此，林亿等所谓"运气七篇"即古代《阴阳大论》之说，是可以采取的。

《阴阳大论》一书，东汉初年班固撰写的《汉书·艺文志》不载，表明它不是东汉建武以前的作品；而且它用了干支纪年，如它说，"天气始于甲，地气始于子，子甲相合，命曰岁立"和"甲子之岁""乙丑岁""丙寅岁""丁卯岁""戊辰岁"（《素问·六微旨大论篇》），以及"甲己之岁""乙庚之岁""丙辛之岁""丁壬之岁""戊癸之岁""子午之岁""丑未之岁""寅申之岁""卯酉之岁""辰戌之岁""己亥之岁"（《素问·天元纪大论篇》）等等，更表明它不是西汉以前的作品。我们知道，在古代，干支只用于纪日，西汉以前，是不以干支纪年的。用干支来纪年，只是从东汉初期光武帝刘秀建武年间才开始的。因此，《阴阳大论》成书年代的上限，不会早于东汉初期刘秀建武以前，而只能在此以后。

《阴阳大论》这一书名，首先见于《伤寒论·伤寒杂病论集》。它说："撰用《素问》《九卷》《八十一难》《阴阳大论》《胎胪》《药录》，并平脉辨证，为《伤寒杂病论》合十六卷。"张仲景写《伤寒杂病论》的时候，就已经把《阴阳大论》一书作为他的重要参考书籍，表明《阴阳大论》一书早于张仲景的《伤寒杂病论》而存在。张仲景为东汉末年灵、献时代人，因而，《阴阳大论》成书年代的下限，不会晚于东汉末年灵、献时代以后，而只能在这以前。

综上所述，我们可以看出，《阴阳大论》即《素问》"运气七篇"的成书年代，是在东汉初期刘秀建武以后和东汉末期灵、献时代以前的东汉时代。

二、《素问》中运气学说的辩证法思想

《素问》"运气七篇"中的运气学说（以下简称"《素问》中运气学说"），总结了我国古代劳动人民在长期生产实践中逐渐产生和发展起来的辩证法思想，论述了辩证法则在中医学中的应用，指导着中医学的实践活动。

中医学早在《黄帝内经》成书的战国时代，就已经认识到自然界一切事物都不是孤立的，人体各部组织是相互联系相互制约的，自然界各种事物也是相互影响的，人体各部组织是一个统一的整体，而人与自然界也是息息相关的。在当时阴阳五行学说的思想指导下，用取象比类的方法，阐明了世界的统一性；并且还指出了自然界一切事物内部都有阴阳对立的两个方面，这两个方面是相互联系、相互为用的，"阴在内，阳之守也，阳在外，阴之使也"（《素问·阴阳应象大论篇》），又是相互斗争的，"阴胜则阳病，阳胜则阴病"（同上），它们总是在"阴阳交争"，同时还在一定条件下向它们自己的对立方面发生转化，所谓"重阴必阳，重阳必阴"，"寒甚则热，热甚则寒"（《灵枢·论疾诊尺》）。事物阴阳对立统一的矛盾运动，推动着事物的不断变化和发展，促使事物进行着"生长壮老已"的过程。"阴阳者，万物之能（能，即'台'字，读为'胎'）始也"（《素问·阴阳应象大论篇》），阴阳对立统一运动，普遍存在于世界万物之中，是世界万物生长发展进行"生长壮老已"的根本动力，所以《素问·阴阳应象大论篇》说："阴阳者，天地之道也，万物之纲纪，变化之父母，生杀之本始，神明之府也。"

《素问》中的运气学说，继承了这份宝贵的思想遗产，并在医学的具体应用上发展了这份宝贵的思想遗产。它提出了"阴阳""刚柔""天地""升降""出入""上下""内外""左右""先后""久新""小大""多少""寒暑""幽显""化变""生杀""成败""终始""盛衰"

"盈虚""损益""气形""邪正（真）""寿夭""吉凶""贵贱""善恶""本标""逆顺""往复""离附（合）""远近""迟速""动静""胜负""卷舒""缓急""奇偶""同异""浅深""厚薄""补泻""有无""微甚""散收"等等相对概念。这些相对概念，以阴阳学说为总纲，受阴阳学说所统辖，是阴阳学说的具体应用。

《素问》中运气学说在论述这些相对概念的同时，明确指出了事物对立的两个方面，不是绝对分离、互不相干的，而是"阳中有阴，阴中有阳"（《素问·天元纪大论篇》），"上下交互"在一起，并且还"上胜则天气降而下"，天气转化为地气，"下胜则地气迁而上"，地气转化为天气（同上），阴阳对立的双方在一定条件下是要向自己对立的方面进行转化的，所以《素问·六元正纪大论篇》说："动复则静，阳极反阴。"

《素问·天元纪大论篇》说："动静相召，上下相临，阴阳相错，而变由生也。"指明事物双方的斗争促进着事物的变化。

"君火之右，退行一步，相火治之；复行一步，土气治之；复行一步，金气治之；复行一步，水气治之；复行一步，木气治之；复行一步，君火治之。"（《素问·六微旨大论篇》）自然界一切事物都是"变动不居"的，从而《素问》中运气学说明确地提出了一个"动而不已"（同上）的辩证新观点，论述了世界万物都是处在不断运动、不断变化过程中。事物内部阴阳的不断运动，使事物得到不断的发展和变化，"曰阴曰阳，曰柔曰刚，幽显既位，寒暑弛张，生生化化，品物咸彰"（《素问·天元纪大论篇》），事物都进行着正常的"生长壮老已"或"生长化收藏"的发展过程，自然界呈现出一片蓬蓬勃勃的繁荣景象。阴阳的对立统一如被破坏，发生"阴阳离决"，失去运动，"出入废则神机化灭，升降息则气立孤危"，事物也就完结，生命也就终止了，所以世界上一切事物，都是"非出入则无以生长壮老已，非升降则无以生长化收藏"（《素问·六微旨大论》篇）的。

任何运动规律都是依赖于物质的存在而存在，阴阳运动也不例外。没有物质就没有运动。《素问》中运气学说根据《周易·系辞上》所谓"形乃谓之器"，提出了"器"这个有形质的物质作为阴阳运动、万物生化的物质基础，它说："器者，生化之宇，器散则分之，生化息矣。"
（《素问·六微旨大论篇》）这就表明《素问》中运气学说认为有形质的
物质，是阴阳运动的基础，是事物生长发展的根本，没有物质就没有阴
阳运动的存在，也就没有事物的生长和发展。从而又表明了运气学说古
代朴素的唯物论观点。

阴阳对立统一的矛盾运动，普遍存在于一切事物中，"是以升降出
入，无器不有"（《素问·六微旨大论篇》），因而任何物质的运动，都
是"无不出入，无不升降"（同上）。

《素问》中运气学说还认为一切事物的发展都不是绝对平衡的，世
界上等同的事物是不存在的，它说："气用有多少，化治有盛衰""病
形有微甚，生死有早晏"（《素问·六元正纪大论篇》），"气味有厚薄，
性用有躁静"，以及"治有缓急，方有大小"，"证有中外，治有轻重"
（《素问·至真要大论篇》）。等等这些，就是表达了这种观点。

在《素问》运气学说里，自然界以及包括医学领域在内的一切事
物，无不处在五运回薄、六气往复的运动过程中，均受阴阳对立统一规
律所支配。掌握阴阳运动的规律，就有利于认识自然和改造自然，解决
医学领域里的一些问题，所以《素问》中运气学说指出："夫五运阴阳
者，天地之道也，万物之纲纪，变化之父母，生杀之本始，神明之府
也，可不通乎！"《素问·天元纪大论篇》强调要通晓阴阳对立统一的
规律，掌握阴阳对立统一的规律，运用阴阳对立统一规律的思想方法去
观察医学世界，改造医学世界。

三、《素问》中运气学说对中医学的贡献

运气学说在古代朴素的辩证法思想指导下，以干支立年为工具，论
述着"肝""心""脾""肺""肾"等五藏和"风""寒""暑""湿"
"燥""火"等六气错综复杂变化为病的规律，以及其相应的治疗原则，
系统地总结了我国东汉以前的医疗经验，发展了《黄帝内经》的医学
思想，为中医学的进一步发展作出了贡献。

运气学说把"在天为气"的自然界风、寒、暑、湿、燥、火等所
谓"六气"与人体三阴三阳经脉紧密联结在一起，把"在地成形"的

自然界木、火、土、金、水等所谓"五行"与人体五藏紧密联结在一起，运用司天在泉、客主加临、淫郁胜复、太过不及等理论，论述了风、寒、暑、湿、燥、火等六气伤人及其风、寒、暑、湿、燥、火相兼为患而导致的人体藏府和经脉的病变规律，论述了人体藏府和经脉的复杂病证，这就发展了《黄帝内经》在这方面的医学理论，更为有效地指导了中医学的医疗实践。它记述了内科方面的疟病，温疟，温病，黄瘅（当作"疸"），风病，寒中，热中，寒厥，痿，痹，善眠，巅疾，癫，溺赤甚则血便，溺白，阴萎，浮肿，首面胕肿，足胫胕肿，厉（），昏惑，目不识人，善惊，谵妄，狂越，忽忽善怒，悲妄，语笑，意不乐，善伸，善欠，烦躁，善太息，督闷懊，心悸，烦心，心痛，头痛，肩胛痛，缺盆痛，腋冲（肿），臂臑痛，颈项强，背痛，胁痛，胁支满，两胁里急，胸满，腰脽痛，腰重，两胁下少腹痛，少腹绞痛，胃脘痛，腹满，腹大，善饥，饥不欲食，食已而督，膈咽不通，中满食饮不化，肠鸣，呕吐，食则吐，愦愦欲吐，呕苦，呕酸，善噫，唾吐清液，积饮，霍乱吐下，便溲不时，大便难，注下赤白，下白，血泄，濡泄，飧泄，泄注，鹜溏，冷泄，溏泄瘕（泄、瘕二字疑误倒），衄衄，唾血，咳血，呕血，痉，惊瘛，瘛疭，肉瘛，筋挛，筋肉拘苛，行（胻）善瘛，戾，关节不利，郁冒，振掉，憎风，恶寒，战栗，鼓颔，骨痛阴痹，骨节变，皮肤痛，肌肉萎，寝汗出，体重，发热，寒热更作，咳嗽，呼吸气喘，息鸣，少气，面赤，面白，面尘色恶，头眩，目转，疝，暴瘖，哕，暴僵仆，衄嚏，出清涕，善渴，否坚，支废，肌腠疮疡（赤斑），皮坼，皴揭，目视等；外科方面的浸淫疮，丹胗，丹熛，痈疽，疿痤，痔，阴中疡，疡疰，疡胗，口疮，脓疮，疮疡血流，寒疡流水等；妇科方面的胎孕不育，妇人少腹肿，血崩等；眼科方面的耳赤，目痛，目眛，泣出等；口齿方面的口糜，舌本强，齿痛肿等；耳鼻咽喉方面的耳痛，耳聋，耳鸣眩转，鼻渊，嗌干，嗌痛颔肿，嗌肿喉痹等，共四百多个病证，丰富和发展了《黄帝内经》所载病证的内容，显示了对医学世界认识的进一步深化。它还由博返约，把这些病证作了归纳，找出了六气为患导致人体发生病变的基本规律，提出了厥阴所至"为里急"，"为支痛"，"为戾"，"为胁痛呕泄"；少阴所至"为疡胗身热"，"为惊惑、恶寒、战栗、谵妄"，"为悲妄、衄蔑"，"为语笑"；太阴所至"为积饮否隔"，"为稸满"，"为中满霍乱吐下"，"为重、胕肿"；少阳所至"为嚏呕"，"为疮疡"，"为惊躁瞀昧暴病"，"为喉痹、耳鸣、呕涌"，"为暴注、瘛暴死"；阳明所至"为浮虚"，"为鼽尻阴股膝髀腨足病"（疑此句文字有误，原文"尻"字错），"为皴揭"，"为鼽嚏"；太阳所至"为屈伸不利"，"为腰痛"，"为寝汗、痉"，"为流泄禁止"（《素问·六元正纪大论篇》）。特别是提出了"诸风掉眩，皆属于肝；诸寒收引，皆属于肾；诸气郁，皆属于肺；诸湿肿满，皆属于脾；诸热瞀瘛，皆属于火；诸痛痒疮，皆属于心；诸厥固泄，皆属于下；诸痿喘呕，皆属于上；诸禁鼓栗，如丧神守，皆属于火；诸痉项强，皆属于湿；诸逆冲上，皆属于火；诸胀腹大，皆属于热；诸躁狂越，皆属于火；诸暴强直，皆属于风；诸病有声，鼓之如鼓，皆属于热；诸病胕肿，疼酸惊骇，皆属于火；诸转反戾，水液浑浊，皆属于热；诸病水液，澄澈清冷，皆属于寒；诸呕吐酸，暴注下迫，皆属于热"（《素问·至真要大论篇》）。所谓"病机十九条"（实际上，当还有燥邪为病之文，今脱落），约两千年来一直脍炙人口，指导着中医学的临床实践，促进着我国古代医学的发展。

《素问》中运气学说根据运用司天在泉、客主加临、淫郁胜复、太过不及等理论所阐明的疾病规律，还相应地规定了治疗这些疾病的原则，例如《素问·至真要大论篇》中所谓"风淫于内，治以辛凉，佐以苦，以甘缓之，以辛散之"，"木位之主，其写（泻）以酸，其补以辛"等等。并根据疾病的一般规律，提出了"寒者热之，热者寒之，微者逆之，甚者从之，坚者削之，客者除之，劳者温之，结者散之，留者攻之，燥者濡之，急者缓之，散者收之，损者温之，逸者行之，惊者平之"等治疗法则和"大毒治病，十去其六；常毒治病，十去其七；小毒治病，十去其八；无毒治病，十去其九；谷肉果菜，食尽养之，无使过之"，以及"大积大聚，衰其大半乃止"的给药原则，丰富了中医学宝库的内容，推动了我国古代医学的前进！

营气的生成、运行和作用

  营气是中医学理论体系的一部分，是藏府组织功能活动的物质基础之一。

  《韩非子·五蠹》说："自环者谓之私。"《说文·厶部》引《韩非子》此文说："自营谓厶。"《素问·举痛论篇》说："环周不休。"《灵枢·营卫生会》说："营周不休。""营""环"二字在古代可以通用。营气者，环气也，环流之气也。营气在人体内循着经脉"常营不已"，环流周身，日夜不休，发挥着滋养人体藏府组织的作用，所以叫它做"营气"。《灵枢·经脉》说"脉为营"，《灵枢·经水》说"经脉者，受血而营之"，正说明了这一点。

  《灵枢·营卫生会》说："中焦亦并胃中，出上焦之后，此所受气者，泌糟粕，蒸津液，化其精微，上注于肺脉，乃化而为血，以奉生身，莫贵于此，故独得行于经隧，命曰营气。"人在生成以后，由于胃的受纳，接受饮食水谷，通过中焦脾胃的熟腐、消磨和肝胆的疏泄作用等，使其饮食水谷得以消化，化生出水谷精微，其中"精专"部分从中焦进入肺脉，在经脉中运行不已，环周不休。在环周运行过程中，一部分化为"气态"而如"雾"一样溉诸藏府组织发挥濡养作用，这就是"营气"，所以《难经·三十一难》说"血为荣（荣、营字同）"，《太素·十二经水》杨注说"营气行经，如雾者也，经中血者，如渠中水也，故十二经受血各营也"。营气以血为基础，没有血，就没有营气存在的可能，但是，血液并不等于就是营气，只是血液运行和化为气态而溉诸藏府经络、四肢百骸、五官九窍，这才叫作"营气"；如血液不行，积而为淤，失去了运行和濡养作用，是不可能叫作营气的。

《灵枢·营卫生会》说："营在脉中。"营气在经脉中，是沿着一定的道路、向一定的方向运行的。《灵枢·营气》中较全面地概述了营气在十四经脉中循行的次序。它说："营气……从手太阴出注手阳明，上行注足阳明，下行至跗上，注大指间，与太阴合，上行抵髀（脾），从脾注心中，循手少阴出腋，下臂，注小指，合手太阳，上行乘腋，出内，注目内眦，上巅，下项，合足太阳，循脊下尻，下行注小指之端，循足心注足少阴，上行注肾，从肾注心，外散于胸中，循心主脉出腋，下臂，出两筋之间，入掌中，出中指之端，还注小指次指之端，合手少阳，上行注膻中，散于三焦，从三焦注胆，出胁，注足少阳，下行至跗上，复从跗注大指间，合足厥阴，上行至肝，从肝上注肺，上行喉咙，入颃颡之窍，究于畜门。其支别者，上额，循巅，下项中，循脊，入骶，是督脉也，络阴器，上过毛中，入脐中，上循腹里，入缺盆，下注肺中，复出太阴。此营气之所行也，逆顺之常也。"而《灵枢·经脉》记述的十二经脉循行道路实际上就是营气运行的方向和次序，更为详细具体。营气沿着这个经脉次序不断运行，终而复始，通行经络，营周内外，与行于脉外的卫气紧密联系着。营气在营周不休的过程中，它"和调于五藏，洒陈于六府"，不断滋养藏府组织，不断受到消耗，这就又有赖于不断从中焦饮食化生的水谷精微中得到补充。只有不断地受纳水谷，才能不断地在中焦化生出水谷精微，并将其"精专"部分输入经脉，变为血液，在经脉内不断运行，化生营气，溉诸人体，所以《灵枢·营气》说："营气之道，纳谷为宝。"

血液在经脉中环流运行，化出营气而如"雾"一样溉诸人体藏府组织，便于其产生"神"的作用，殆即《灵枢·本神》所谓"营舍意"者是也，以保持其藏府组织的正常功能活动，否则，就会失去其各组织的应有功能，如皮肤得不到营血的滋养，就将发生肌肤不仁而不知其寒热痛痒，所以《素问·痹论篇》说："皮肤不营，则为不仁。"

营气运行的理论，说明人体各个藏府升降机能的特征，是针刺疗法"迎随补泻"的理论基础。

营气的生成、运行和作用

　　我们知道,《灵枢·逆顺肥瘦》中所载"手之三阴,从藏走手;手之三阳,从手走头;足之三阳,从头走足;足之三阴,从足走腹"之文,是十二经脉循行规律的概括,实即营气运行规律的概括,它概括了十二藏府的升降规律。所谓"手之三阴,从藏走手"者,是表明手太阴所属之肺,手少阴所属之心,手厥阴所属之心包络,三藏之气均是下降的;所谓"手之三阳,从手走头"者,是表明手阳明所属之大肠,手太阳所属之小肠,手少阳所属之三焦,三府之气都是上升的;所谓"足之三阳,从头走足"者,是表明足阳明所属之胃,足太阳所属之膀胱,足少阳所属之胆,三府之气都是下降的;所谓"足之三阴,从足走腹"者,是表明足太阴所属之脾,足少阴所属之肾,足厥阴所属之肝,三藏之气都是上升的。

　　针刺的"迎随补泻",就是根据营气运行方向即一般所说的经脉走向,采取逆刺方式进针,叫作"追而济之"或"随而济之",是补法。《灵枢·九针十二原》说:"迎而夺之,恶得无虚;追而济之,恶得无实。"《灵枢·小针解》说:"迎而夺之者,写也;追而济之者,补也。"《灵枢·寒热病》说:"刺虚者,刺其去也,刺实者,刺其来也。"都是讨论针刺疗法中迎随补泻的。

　　综上所述,我们可以看到,营气是以血为基础的,是血在十四经脉中沿着一定方向运行而化成"气态"如"雾"样溉诸藏府组织,以维持十二藏府的升降机能,是针刺疗法"迎随补泻"的理论基础。

阴阳经脉各有气血多少

　　阴阳经脉各有气血多少的理论，是中医学经络学说的重要组成部分，是我国古代医学家长期医疗实践的经验总结。阴阳经脉各有气血多少以及与其有关的理论散见于《黄帝内经》、《针灸甲乙经》等著作中（见下表）。

　　尽管这四书七篇中所载有关阴阳经脉各有气血多少的文字不同，但是，可以清楚地看出：①阴阳经脉所具有的气血不是等量的，而是各有多少的不同；②古人是非常重视阴阳经脉各有气血多少这个学说的。

　　古人之所以重视阴阳经脉各有气血多少的学说，是在于这个学说有着客观的物质基础，能够指导实践。在这四书七篇的各个不同的记述里，根据各古典医籍所载有关阴阳经脉的刺治情况和《素问》《灵枢》注家的意见，以及历代医家运用这个学说指导临床活动的治疗经验，当以《素问·血气形志篇》所载之文为是，其余各篇之文则因脱简错落而有误。

　　在《素问·血气形志篇》里记载了阴阳经脉各有气血多少之后，紧接着即论述了阴阳经脉的表里关系，它说："足太阳与少阴为表里，少阳与厥阴为表里，阳明与太阴为表里，是为足之阴阳也；手太阳与少阴为表里，少阳与心主为表里，阳明与太阴为表里，是为手之阴阳也。"这说明十二经脉是一表一里，阴阳相配的六合。《素问·阴阳应象大论篇》说："阴阳者，血气之男女也。"血为阴，气为阳，在阴阳经脉的六合中，太阳常多血少气，少阳常少血多气，阳明常多气多血，少阴常少血多气，厥阴常多血少气，太阴常多气少血，正是阳有余则阴不足，阴有余则阳不足，阴阳相反，盈虚相对，惟阳明为水谷气血之海而气血皆多耳。

书别	篇别	经						别					
		太阳		少阳		阳明		少 阴		厥阴		太阴	
		血					气						
黄帝内经素问	血气形志	+	−	−	+	+	+	−	+	+	−	−	+
灵枢经	五音五味	+	−	−	+	+	+	+	−	−	+	+	−
	九针论 +	−	−	+	+	+	−	+	−	+	−	+	−
甲乙经	十二经水	+	+	−	−	+	+	−	+	+	−	+	−
	阴阳二十五人形性血气不同	+	−	−	+	+	+	+	−	−	+	+	−
黄帝内经太素	任脉	+	−	−	+	+	+	−	+	+	−	+	+
	知形志所宜	+	−	−	+	+	+	−	+	+	−	+	+

　　说明　1. 表中"＋"号代表"多"字，"－"号代表"少"字。
　　　　　2. 各经下面的第一项为"血"，第二项为"气"。

　　关于各个经脉气血多少的解释，杨上善说："手足少阴、太阳多血少气，以阴多阳少也；手足厥阴、少阳多气少血，以阳多阴少也；手足太阴，阳明多血气，以阴阳俱多谷气故也。此又授人血气多少之常数也。"高士宗说："太阳常多血少气者，阳至于太，阳气已极，阳极阴生，血，阴也，阴生，故常多血；气，阳也，阳极，故常少气。少阳常少血多气者，阳始于少，阳气方生，阴气未盛，故常少血；阳气方生莫可限量，故常多气。阳明常多气多血者，有少阳之多气，有太阳之多血，以征太少相合而成阳明也。……少阴阴未盛，故常少血；少阴为生气之原，故常多气。厥阴肝脉下合冲任，故常多血；厥阴为一阴而生微阳，故常少气。太阴为三阴，阴极则阳生，故常多气；阴极当衰，故常少血。"二人虽然所据经文不同，注释有异，但均以阴阳微盛为说则是一致的。是古人通过长期医疗实践的认识，对人体生理活动、病理变化以及治疗机制所作出的理论概括。

《灵枢·经水》说："……十二经之多血少气，与其少血多气，与其皆多血气，与其皆少血气，皆有大数，其治以针艾，各调其经气。"阴阳经脉各有气血多少的理论，是辨证施治的重要依据之一，病在不同的经脉，施以不同的治疗方法。因此，我们在治病过程中，认真考虑各经气血多少的特点以决定治法是非常有益的。《素问·血气形志篇》指出："刺阳明出血气，刺太阳出血恶气，刺少阳出气恶血，刺太阴出气恶血，刺少阴出气恶血，刺厥阴出血恶气。"《灵枢·经水》也指出："足阳明，五藏六府之海也，其脉大，血多气盛，热壮，刺此者，不深弗散，不留不写也，足阳明刺深六分，留十呼；足太阳深五分，留七呼；足少阳深四分，留五呼；足太阴深三分，留四呼；足少阴深二分，留三呼；足厥阴深一分，留二呼。手之阴阳，其受气之道近，其气之来疾，其刺深者皆无过二分，其留皆无过一呼。其少长大小肥瘦，以心撩之，命曰法天之常，灸之亦然。灸而过此者，得恶火则骨枯脉涩；刺而过此者，则脱气。"这虽讲的是针刺方法，但已充分说明在治疗上各个气血多少不同的经脉须用各个不同的治法，而一定的治法只适用于一定的气血的经脉，不能千篇一律。这个学说，在外科治疗上，也有非常重大的指导价值。历代外科医家都以自己的实际经验证实了这个学说的正确性，他们的经验都证明：疮痈生在少气经脉上的难以起发，生在少血经脉上的难以收敛，生在气血两充经脉上的易于起发易于收敛，因此，他们在外科治疗的原则上提出：疮痈生在多气经脉上的，治当用行气法；疮痈生在多血经脉上的，治当用破血法；疮痈生在少气经脉上的，治当用补托法；疮痈生在少血经脉上的，治当用滋养法；疮痈生在气血两多经脉上的，治疗初宜内消法，终则容易收功。他们认为，人之十二经脉有气血多少之分，多则易愈，少则难痊，外科医生懂得这点，临证可以预知痈疽疮疡的始终难易、善恶吉凶，而用药的消、补之法始可得当，不致有犯禁颓败坏逆之失。《外科理例·痈疽当分经络二十六》中说："一人年三十，左腿外廉红肿，一人年四十，肋下红肿，二人皆不预防本经少阳血少，孟浪用大黄攻里而死；一人年六十，左膊外侧一核，一女髀骨中痛，二人皆不预防本经血少，孟浪用五香十宣散表而死。"

由此可以看出，阴阳经脉各有气血多少的这个学说指导临床的重要性了。

补法和泻法的辩证关系

在中医学里，古人认为：物得一气之偏，人得天地之全，药物治病，就是利用"物之偏"，以"矫正人体"因某种原因所造成的疾病的"一气之偏"。古人在长期医疗实践活动中，创造了各种不同的治疗方法，运用各种不同性质的药物，以治疗各种不同原因的疾病。这些方法总起来讲，不外乎"补"和"泻"两大方法。

一、什么是"补""泻"

"补"和"泻"，是中医学治疗方法的两个方面。这两个方面是相反的，是互相对立的。它们各自的具体含义是：补法，是对正气而言，有增益、扶植、匡助的意义，是运用补养药物或一定针刺手法，以增强和补益人体气血阴阳，从而达到恢复正气、战胜疾病的目的，用于治疗虚证。泻法，是对邪气而言，有倾泻、消除、削损的意义，是运用攻邪药物或一定针刺手法以排除邪气，从而达到驱逐病邪、维持正气的目的，用于治疗实证。所以《灵枢·终始》说："补则实、写（同'泻'，下同）则虚。"《灵枢·背腧》说："气盛则写之，虚则补之。"所谓"正气"，《灵枢·九宫八风》说："风从其所居之乡来为实风，主生长、养万物。"《诸病源候论·风病诸候下·风邪候》说："人以身内血气为正。"说明正气是促进人体生长发育，维护人体生命活动的东西。所谓"邪气"，王冰注《素问·藏气法时论篇》说："邪者，不正之目。风寒暑湿，饥饱劳逸，皆是邪气，非唯鬼毒疫疠也。"说明一切不正之气都是邪气，诸如"六淫"的"风""寒""湿""热""燥""火"，"七情"的"喜""怒""忧""思""悲""恐""惊"，以及"饥""饱""劳""逸""瘀血""滞气""戾气疫毒"等有害于人体的东西，均是邪气。然而，什么是"虚""实"呢？《素问·通评虚实论篇》说："邪气盛则实，精气夺则虚。"《灵枢·刺节真邪》说："虚者不足，实者有余。"阐明了这个问题。

根据中医学发病学的观点，任何疾病的过程，都是正邪斗争的过程，没有正、邪的任何一方，都不可能构成人体的疾病。

因此，治疗疾病就是扶植正气，消除邪气，恢复人体的健康。为了达到这一目的，在医疗实践活动中，必须了解和根据正邪虚实的不同情况，采用或"补"或"泻"的不同方法。

二、补泻法的运用

人体的疾病，是一个正邪斗争的过程，在这个过程中，其正邪矛盾有一个方面是主要的，另一方面是次要的，换句话说，在任何疾病发展的任何过程中，疾病的性质不是偏重于正气虚，就是偏重于邪气实。治疗时，偏重于正虚的就用补法扶正以驱邪，即寓泻法于补法之中，偏重于邪实的就用泻法攻邪以安正，即寓补法于泻法之中。由于疾病的性质不同，采取的治疗方法虽然也有不同，但达到治愈疾病，恢复健康这一结果则是相同的。清代陈念祖在《伤寒论·论阴病篇》注中说："邪去则正自复，正复则邪自去，攻也，补也，一而二，二而一也。"

三、补泻法的相互关系

中医学中治疗方法的补泻两个方面，虽然是互相对立的，但并不是绝对分离互不相关，而有着一定的联系，互相依赖着、联结着，即泻中有补，补中有泻。张仲景治"心气不足，吐血衄血"，用"泻心汤"泻火止血以益心气之不足（《金匮要略·惊悸吐衄下血胸满瘀血病脉证治》），是"泻中有补"；治"妇人年五十所，病下利，数十日不止，暮即发热，少腹里急，腹满，手掌烦热，唇口干燥……此病属带下……曾经半产，瘀血在少腹不去"，用温经汤温经补虚以行少腹之瘀血，是

"补中有泻"。所以《神农本草经》对蒲黄"治心腹膀胱寒热，利小便，止血，消瘀血"的作用，不说是泻病邪，而说是"益气力"；对人参"补五藏，安精神，定魂魄，止惊悸"的作用，不说是补虚羸而说是"除邪气"《金匮要略》用攻血破瘀的大黄丸治疗"五劳虚极羸瘦，腹满不欲饮食……内有干血，肌肤甲错，两目黯黑"的瘀血病症，不说是泻而说是"缓中补虚"；用"益气生津"的麦门冬汤方治疗"大气上逆，咽喉不利"的肺痿病证，不说是补而说是"止逆下气"，都是有深刻道理的。《寓意草·袁聚东痞块危证治验》载喻昌用"理中汤少加附子"以散袁聚东之"痞块拒按"（以补为泻），《名医类案·痰》载陈医用"导痰汤加入硝、黄"以愈己身之"暮热形瘦"（以泻为补），都说明了补泻二法的内在联系。

在中医学里，治疗方法中补泻双方的作用，在一定的条件下，可以向自己的对立方面转化。补法，本来是补益正气的，但在某种情况下用之不当就会助长邪气损伤正气；泻法，本来是消除邪气的，但在某种情况下用之不当就会耗伤正气而带来不良后果。它们对于人体正气的损益都是相对的，不是绝对的，所以中医学特别强调：在治疗中，只能"补不足，损有余"（《金匮要略·藏府经络先后病脉证第一》），而不能"实实虚虚，损不足而益有余"（《难经·八十一难》）。并且指出：治疗疾病要做到"大毒治病，十去其六，常毒治病，十去其七，小毒治病，十去其八，无毒治病，十去其九，谷肉果菜，食尽养之，无使过去，伤其正也。"（《素问·五常政大论篇》）治疗疾病必须按照"毒药攻邪，五谷为养"（《素问·藏气法时论篇》）的原则进行。

中医学在长期的医疗实践活动中，通过长期观察和反复实践，还认定一切药物（包括食物，下同）的性质，不仅在一定条件下，在补正、助邪或驱邪、耗正的作用方面可以相互转化，而且在一定条件下，在补、泻方面也会相互转化，即某些药物对这一藏器是补，对另一藏器则是泻；某些药物对这一藏器是泻，对另一藏器则是补，所以《素问·藏气法时论篇》说"肝欲散，急食辛以散之，用辛补之，酸写之"；"心欲耎，急食咸以耎之，用咸补之，甘写之"；"脾欲缓，急食甘以缓之，用苦写之，甘补之"；"肺欲收，急食酸以收之，用酸补之，辛泻之"；"肾欲坚，急食苦以坚之，用苦补之，咸写之"。这说明酸味对肺是补，对肝则是泻；苦味对肾是补，对脾则是泻；甘味对脾是补，对心则是泻；辛味对肝是补，对肺则是泻；咸味对心是补，对肾则是泻。同时，五味对本藏——即酸对肝、苦对心、甘对脾、辛对肺、咸对肾的补泻，在一定的条件下也是可以发生转化的，如上面说"肝欲散，急食辛以散之，用辛补之，酸写之"，而《金匮要略·藏府经络先后病脉证第一》则说"夫肝之病，补用酸"，就是一例。从这里可以看出，如孤立地把一切药物绝对地分为补药和泻药，并从而推论出所谓补药只有益于人体，而对所谓泻药畏如蛇蝎，是不正确的，是一种形而上学的非科学观点。

四、怎样认识和对待补药

补药，在中医学里对人体正气有补益和扶助的作用，用于治疗各种虚惫羸极的病证，可以收到治疗疾病、恢复正气、保障健康的效果。但是，任何一种补药都不是包治百病的万能药。它们对人体正气的匡辅是有条件的，没有一定的条件，都不能有益于人体，甚至在一定条件下会转化为对人体有害的东西。葛稚川说：："五味入口，不欲偏多，故酸多伤脾，苦多伤肺，辛多伤肝，咸多则伤心，甘多则伤肾，此五行自然之理也。凡言伤者，亦不便觉也，谓久则损寿耳。"（《抱朴子·内篇·极言》）张仲景说："人体平和，惟须好将养，勿妄服药，药势偏有所助，令人藏气不平，易受外患。"（见《备急千金要方·食治·序论第一》引）孙思邈更叙述他自己亲身遭遇说："余生平数病痈疽，得效者，皆即记之，考其病源，多是药气所作。"（《备急千金要方·痈疽》）由此可见，用药贵在得当。所以《素问·至真要大论篇》说："夫五味入胃，各归所喜，故酸先入肝，苦先入心，甘先入脾，辛先入肺，咸先入肾。久而增气，物化之常也，气增而久，夭之由也。"

在我国古代，曾经有人千方百计地寻觅过"长生不死"的"仙药"，但是，客观事物发展的结果，却与他们的主观愿望完全相反，他们的寿命不是延长了而是缩短了。历史上有无数的事例证明，不当服用补药而服用补药，常使扶助正气的补药变为戕伐正气而危害健康的毒药。由此可见，我们必须正确使用补药。